画像所見から絞り込む！

# 頭部画像診断

やさしくスッキリ教えます

編集 山田 惠

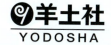

**謹告**

　本書に記載されている診断法・治療法に関しては，発行時点における最新の情報に基づき，正確を期するよう，著者ならびに出版社はそれぞれ最善の努力を払っております．しかし，医学，医療の進歩により，記載された内容が正確かつ完全ではなくなる場合もございます．

　したがって，実際の診断法・治療法で，熟知していない，あるいは汎用されていない新薬をはじめとする医薬品の使用，検査の実施および判読にあたっては，まず医薬品添付文書や機器および試薬の説明書で確認され，また診療技術に関しては十分考慮されたうえで，常に細心の注意を払われるようお願いいたします．

　本書記載の診断法・治療法・医薬品・検査法・疾患への適応などが，その後の医学研究ならびに医療の進歩により本書発行後に変更された場合，その診断法・治療法・医薬品・検査法・疾患への適応などによる不測の事故に対して，著者ならびに出版社はその責を負いかねますのでご了承ください．

# 序

　画像診断は苦手なので誰かに任せてしまいたい．そもそも国家試験の画像問題も嫌いだった．そう感じている人も多いのではないでしょうか．確かに医療安全を考えるとスペシャリストに委託した方がよいに決まっています．しかし現実問題としてわが国の放射線科医の人口あたりの数は欧米の半分以下しか存在しないのが実情です．そうするとすべての画像検査にレポートがついてくる，という理想的なシナリオは想定困難です．ましてや夜間・週末の緊急検査では放射線科医に意見を求めることは困難をきわめることでしょう．もちろん人工知能（AI）の実用化により状況が改善する可能性は残ってはいます．しかし実情として研究は期待したほどには進んでおらず，下手をすると第三次AIブームも夢幻に終わってしまう可能性も危惧されます．

　このように理想と現実の大きな乖離を考えると，安心安全の医療を遂行するためには可能な限り多くの医師が画像に慣れ親しんでおく必要があります．最低でもキーとなる所見については拾えるように鍛練を積んでおく価値があります．ただこれを試行錯誤による独学で乗り切ることは不合理です．可能な限り体系的に画像診断を身につけられるよう平易な使いやすい教材が必要とされています．本書はそのような初学者に向けて，画像所見を見てから診断をつけるまでの道筋がわかるようデザインされています．特に救急の現場では判断が急がれますので，それら疾患の診断につながる所見を中心に編集してあります．内情を言いますと当初，本書は救急に軸足を置いた企画からスタートしています．目次を見てもらうとわかりますように随所に「救急」という言葉が出てくるのは，それが理由です．

　一方で昨今の報道で話題になっているように画像診断報告書には偶発所見や陰性所見も含まれております．これらを丹念に拾い上げて読影レポートを完成させることは大変骨の折れる作業です．画像から得られる情報を網羅的にカバーする公文書ですので片手間にチャレンジできる代物ではありません．本書はそのような専門家に向けたものではありません．随所に大幅に単純化された記載も存在します．この点はご了承を願いたいと思います．執筆者は日本中のエキスパートに声をかけて募りました．従いまして地域的なバイアスは最少化してあると自負しています．ぜひ一度は通読されることをお勧めいたします．それでは，どうぞ本書をお楽しみください．

2018年7月

京都府立医科大学大学院 放射線診断治療学講座

山田　惠

# 画像所見から絞り込む！頭部画像診断 やさしくスッキリ教えます

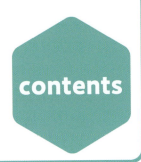

- ● 序 ............................................................................................. 山田 恵 ... 3
- ● 執筆者一覧 ......................................................................................... 7
- ● Color Atlas ....................................................................................... 8
- ● 本書の使い方 ..................................................................................... 10

## Chapter 1 読影の前に

| 1 | 救急現場における検査適応を考える ......................... 武部 弘太郎，太田 凡 ... 12
| 2 | Choosing Wisely ............................................ 隈丸 加奈子 ... 18
| 3 | 医療被ばく 〜最近の知見 ........................................ 宮嵜 治 ... 23
| 4 | 最低限必要な読影環境 ........................................ 松島 成典 ... 28
| 5 | 救急で最低限必要な大脳の解剖 ................................. 小西 淳也 ... 33
| 6 | 救急で最低限必要な後頭蓋窩の解剖 .............................. 豊田 圭子 ... 38
| 7 | 動脈の解剖 .................................................. 竹内 香代 ... 42
| 8 | 静脈の解剖 .................................................. 田岡 俊昭 ... 47
| 9 | 脳室・脳槽の解剖 ............................................ 内山 雄介 ... 51
| 10 | 救急における画像診断の戦略 ..................................... 山田 恵 ... 57

# Chapter 2　CT所見からのアプローチ

## 《A. 基本的な所見》

1. 脳実質内：高吸収 ……………………………………………… 井上 明星　66
2. 脳実質内：低吸収 …………………………………… 松木 充, 浜川岳文　71
3. 脳実質外の異常所見 ……………………………………………… 坂本 亮　80
4. 単発性の腫瘤 …………………………………………………… 岡本 浩一郎　89
5. 多発病変 ………………………………………………………… 明石 敏昭　96
6. 正中病変・対称性病変 ………………………………………… 中塚 智也　102
7. 脳室開大 〜水頭症, 萎縮 ……………………………………… 赤澤 健太郎　109
8. ヘルニア・シフト ……………………………………………… 與儀 彰　116
9. 病変は血管支配域に一致するか？ ……………………………… 増本 智彦　122
10. 脳以外のチェックリスト ……………………………………… 山本 憲　128
11. アーチファクト 〜後頭蓋窩を観察しにくい ………………… 村山 和宏　134

## 《B. CTの次の一手》

1. 造影剤を使うべきか？ 〜造影CTの適応とは？ ……………… 早川 克己　138
2. MRIを考慮すべきか？ ………………………………………… 中村 尚生　145
3. 血管造影を考慮すべきか？ …………………………………… 宮坂 俊輝　149
4. 死後CT …………………………………………………………… 白田 剛　154

# Chapter 3　MR所見からのアプローチ

## 《A. 基本中の基本》

1. 拡散強調画像で高信号 ………………………………………… 篠原 祐樹　160
2. FLAIR画像で脳脊髄液を見る ………………………………… 髙須 深雪　167
3. T2*強調画像, SWIの威力 …………………………………… 掛田 伸吾　172
4. flow voidは必ず確認 …………………………………………… 塚部 明大　178
5. 髄膜の異常所見 ………………………………………………… 德丸 阿耶　184
6. 所見のでない疾患だって存在する …………………………… 森 墾　194
7. MRIのアーチファクト ……………………………… 横山 幸太, 野口 智幸　201

《B. ハイレベルな判断》

1 造影剤を使うべきか？ ........................................... 中條 正典 206
2 次の一手：MRA・wall imaging ........................................... 横田 元 211
3 次の一手：造影後 FLAIR・MRV ........................................... 野口 京 216
4 次の一手：灌流画像 ........................................... 工藤 與亮 221

## Chapter 4 来院時の状況からのアプローチ

1 頭部外傷 ........................................... 東 美菜子 226
2 頸椎外傷 ........................................... 齋藤 尚子 230
3 顔面部外傷 ........................................... 外山 芳弘 235
4 これは虐待？ ........................................... 藤田 和俊 238
5 意識障害 ........................................... 木下 俊文 241
6 上肢麻痺 ........................................... 池田 耕士 245
7 頭痛・発熱 ........................................... 鈴木 卓也 248
8 頸部痛・背部痛 ........................................... 藤間 憲幸 253
9 めまい ........................................... 北島 美香 257

## Chapter 5 常に頭においておく重要な疾患

1 脳梗塞 ........................................... 関根 鉄朗 262
2 脳動脈瘤破裂 ........................................... 坂本 真一 268
3 ニューロインターベンションの実際 〜急性期血栓回収術 ........................................... 井手 里美 272
4 感染症 ........................................... 鹿戸 将史 278
5 代謝性疾患・中毒 ........................................... 岡崎 隆 282

● 略語一覧 ........................................... 288
● 索引 ........................................... 289

# 執筆者一覧

## 編　集

山田　恵　　京都府立医科大学大学院 放射線診断治療学講座

## 執　筆 (掲載順)

| | |
|---|---|
| 武部　弘太郎 | 京都府立医科大学 救急医療学教室 |
| 太田　凡 | 京都府立医科大学 救急医療学教室 |
| 隈丸　加奈子 | 順天堂大学医学部 放射線診断学講座 |
| 宮嵜　治 | 国立成育医療センター 放射線診療部 |
| 松島　成典 | 京都府立医科大学大学院 放射線診断治療学講座 |
| 小西　淳也 | NPO法人 神戸画像診断支援センター |
| 豊田　圭子 | 帝京大学医学部 放射線科学講座 |
| 竹内　香代 | 福井大学医学部 放射線医学研究室 |
| 田岡　俊昭 | 名古屋大学医学部附属病院 放射線科 |
| 内山　雄介 | 久留米大学医学部 放射線医学講座 |
| 山田　恵 | 京都府立医科大学大学院 放射線診断治療学講座 |
| 井上　明星 | 国立病院機構東近江総合医療センター 放射線科 |
| 松木　充 | 近畿大学医学部放射線医学講座 放射線診断学部門 |
| 浜川　岳文 | 近畿大学医学部放射線医学講座 放射線診断学部門 |
| 坂本　亮 | 神戸市立医療センター中央市民病院 放射線診断科 |
| 岡本　浩一郎 | 新潟大学脳研究所生命科学リソース研究センター トランスレーショナル研究分野 |
| 明石　敏昭 | 東北大学病院 放射線診断科 |
| 中塚　智也 | 東邦大学佐倉病院 放射線科 |
| 赤澤　健太郎 | 京都府立医科大学大学院 放射線診断治療学講座 |
| 與儀　彰 | 琉球大学医学部附属病院 放射線部 |
| 増本　智彦 | 筑波大学 医学医療系 画像診断・IVR学 |
| 山本　憲 | 京都大学医学部附属病院 総合臨床教育研修センター |
| 村山　和宏 | 藤田保健衛生大学医学部 放射線医学教室 |
| 早川　克己 | 京都第一赤十字病院 放射線診断科 |
| 中村　尚生 | 聖マリアンナ医科大学 放射線医学 |
| 宮坂　俊輝 | 奈良県立医科大学附属病院 中央放射線部 |
| 白田　剛 | NTT東日本関東病院 放射線部 |
| 篠原　祐樹 | 鳥取大学医学部 病態解析医学講座 画像診断治療学分野 |
| 高須　深雪 | 広島大学大学院医歯薬保健学研究科 放射線診断学研究室 |
| 掛田　伸吾 | 産業医科大学 放射線科学教室 |
| 塚部　明大 | 大阪国際がんセンター 放射線診断・IVR科 |
| 徳丸　阿耶 | 東京都健康長寿医療センター 放射線診断科 |
| 森　墾 | 東京大学大学院医学系研究科 生体物理医学専攻 放射線医学講座 |
| 横山　幸太 | 国立国際医療研究センター 放射線診断科 |
| 野口　智幸 | 国立国際医療研究センター 放射線診断科 |
| 中條　正典 | 鹿児島大学大学院 医歯学総合研究科 先進治療科学専攻腫瘍学講座 放射線診断治療学分野 |
| 横田　元 | 千葉大学医学部附属病院 放射線科 |
| 野口　京 | 富山大学医学部 放射線診断・治療学教室 |
| 工藤　與亮 | 北海道大学病院 放射線診断科 |
| 東　美菜子 | 宮崎大学医学部 放射線医学教室 |
| 齋藤　尚子 | 埼玉医科大学国際医療センター 画像診断科 |
| 外山　芳弘 | 高松赤十字病院 放射線科 |
| 藤田　和俊 | 神奈川県立こども医療センター 放射線科 |
| 木下　俊文 | 秋田県立脳血管研究センター 放射線科診療部 |
| 池田　耕士 | 東京慈恵会医科大学 放射線医学講座（前・関西医科大学総合医療センター 放射線科） |
| 鈴木　卓也 | 聖隷横浜病院 放射線診断科 |
| 藤間　憲幸 | 北海道大学病院 放射線診断科 |
| 北島　美香 | 熊本大学医学部附属病院 中央放射線部 |
| 関根　鉄朗 | 日本医科大学付属病院 放射線科 |
| 坂本　真一 | 大阪市立大学大学院医学研究科 放射線診断学・IVR学（現・大阪市立弘済院附属病院 放射線科） |
| 井手　里美 | 大分大学医学部附属病院 放射線科 |
| 鹿戸　将史 | 山形大学大学院医学系研究科 放射線医学講座 |
| 岡崎　隆 | 東海大学医学部 専門診療学系 放射線診断科 |

# Color Atlas

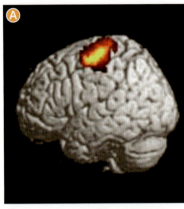
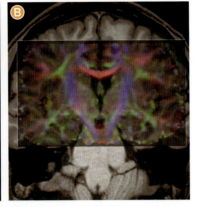

❶ functional MRI と拡散テンソル画像（p34 図2参照）

ⓐ functional MRI（外側面）．左手指を動かしながら検査を行うことで，賦活化された左運動野（特に手指の領域）を描出することができます．

ⓑ 拡散テンソル画像（冠状断面）．T1強調画像と拡散テンソル画像を重ね合わせています．

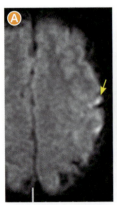
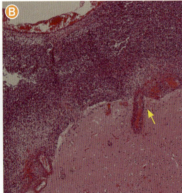
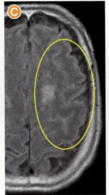
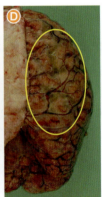

❷ 細菌性髄膜炎②（p187 図4参照）

80歳代女性，意識障害で救急搬送．

ⓐ 拡散強調画像で，左前頭葉，頭頂葉脳表に高信号を認めます（→）．

ⓑ 左前頭葉HE染色では，髄膜に炎症細胞浸潤を高度に認め，脳表血管周囲に沿って炎症細胞浸潤が進展し，血球漏出，小梗塞を伴っています．脳表の拡散強調画像の高信号は，脳炎と小さい虚血性梗塞に相当する可能性があります（→）．

ⓒ FLAIR画像で，左優位に脳溝には高信号が生じています（◎）．

ⓓ 剖検，硬膜をはずしたマクロ像では，脳表に黄緑色の膿が覆っており（◎），重症髄膜炎を示しています．

（德丸阿耶，他：画像で診る感染症：中枢神経系④ 高齢者の中枢神経感染症．感染症，37：100，113-115，2007より改変して転載）

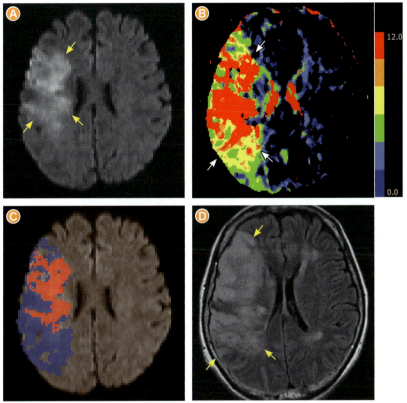

❸ DSC法でのDWI/PWIミスマッチ（p223 図2参照）
右中大脳動脈領域に拡散強調画像で高信号を認めます（Ⓐ➡）．DSC法のMR灌流でのTmaxマップでは，Tmaxが6秒より大きい部分（黄色〜赤色）を灌流異常域と考えます（Ⓑ➡）．拡散異常域と灌流異常域を重ね合わせたDWI/PWIミスマッチマップでは拡散異常域（赤色）よりも灌流異常域（青色）の方が広く，虚血ペナンブラが広い範囲で存在することがわかります（Ⓒ）．本症例は非開通症例であり，3日後のFLAIR画像で高信号として認められる最終梗塞の範囲は，灌流異常域にほぼ一致しています（Ⓓ➡）．

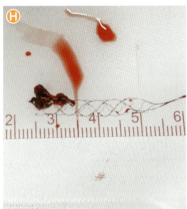

❹ 血栓回収デバイスを用いた症例（p276 図5 Ⓗ参照）
Ⓗ回収された血栓．ステントに赤褐色の血栓を補足しました．

# 本書の使い方

● 本書では，救急・外来の場面を軸にすべての医師がまず押さえておくべき，画像所見ごとの診断の考え方を見ていきます．

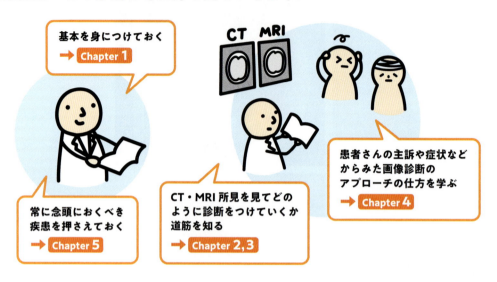

● まずは，診断のアプローチを読み，エキスパートの思考回路をじっくり学ぶ．いざというときはフローチャート・鑑別疾患の表で，パッと見て確認！

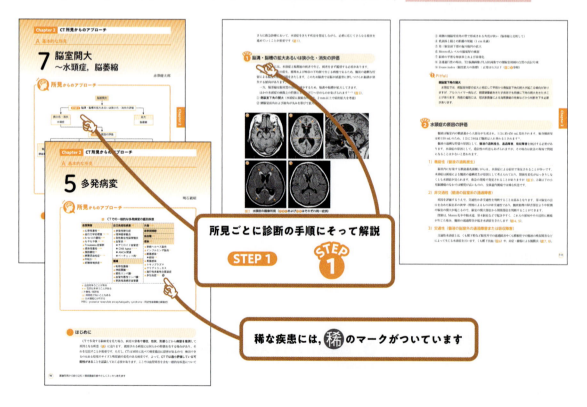

# Chapter 1

# 読影の前に

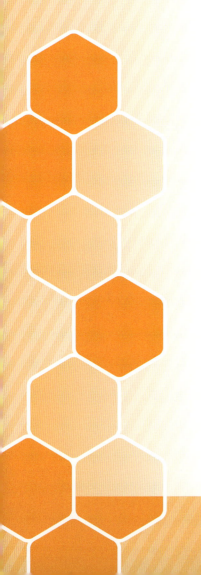

# Chapter 1 読影の前に

# 1 救急現場における検査適応を考える

武部弘太郎, 太田 凡

## はじめに

　救急現場において画像検査が果たす役割は大きく，治療戦略を立てるうえで非常に重要な存在となっています．一方，適切な画像検査を選択しなければ，結果の判断を誤る可能性が生じるだけではなく，放射線被ばくなどの必要のない侵襲や余計な費用負担を患者に強いることとなります．ここでは，救急現場での検査適応について考えてみたいと思います．

## 1 救急現場における画像検査の位置づけ

　救急現場で画像検査を行う場面として，以下の4つが想定されます．

① 診断をつけたいとき（rule in）
　例：頭部単純CTでくも膜下出血の診断を確定したい．
② ある疾患を除外したいとき（rule out）
　例：頭部単純CTでくも膜下出血を除外したい．
③ 経時的変化をみたいとき
　例：頭部単純CTで外傷性くも膜下出血の経過をみたい．
④ 解剖学的な詳細を知りたいとき
　例：くも膜下出血と診断された後，頭部CT angiographyで脳動脈瘤の有無，位置，大きさを確認したい．

　③・④の場合，すでに診断がついており検査適応に迷うことはほとんどありません．救急現場では，緊急性の高い疾患・致死的な疾患を診断する（rule in），除外する（rule out）ことが求められ，本稿では①・②の場合に留意すべきポイントを述べます．

## 2 鑑別疾患と画像検査

　診療では病歴聴取と身体所見が重要であり，そこから抽出されるプロブレムリストに対してアセスメントとプランを考えることで診断や治療に結びつけます．救急の現場では診断より治療介入（いわゆる救急のABC，A：airway，B：breathing，C：circulationの確保など）が先になることや，外傷初期診療などの診療アルゴリズムのなかに画像検査が含まれていることもありますが，救急現場でも通常の臨床現場でも基本となる思考回路は同じです．画像検査は診療初期のプランの1つになりますが，適切なアセスメントを行い，適切に鑑別疾患をあげることができなければ，適切なプラン（画像検査のオーダー）には結びつきません．

研修医：頭痛の患者さんですが，頭部CTで出血はなく，帰宅可能と考えます．
指導医：じゃあCTを確認するね．そもそもどういう鑑別疾患を考えて頭部CTをオーダーしたの？
研修医：えっと…脳出血は嫌だな〜と思って…ほかには…
指導医：はぁ，もう1回病歴と身体所見に戻ろうか．

　救急現場において致死的疾患を想定することは必要です．しかし，「頭痛」＝「頭部CT」のように短絡的な思考回路ではなく，頭痛の鑑別疾患としてどういったものがあがり，目の前の患者の病歴や身体所見からどういった疾患を想定するかによって，画像検査の必要性を検討し具体的な画像検査の選択に至ることが大切です．

## 3 検査前確率と検査後確率

　画像検査を選択する場合には，その検査が診療のなかでどういった役割を果たすのかを十分に理解する必要があります．例えば，右下腹部痛で救急受診した患者に対して急性虫垂炎の可能性を考えるとします．この場合，画像検査を選択することでその患者が急性虫垂炎である可能性（確率）は，①高くなる（確定診断に至ることもある），②低くなる（ある疾患を除外できる場合もある），③変わらない，のいずれかになります．理想的な検査は，その検査が陽性（または陰性）になることで確定診断に至る（あるいはある疾患を完全に除外できる）ものですが，そういった検査は多くなく，実臨床では，検査前確率（検査前に急性虫垂炎をもつ確率）と検査後確率（検査結果により変化した急性虫垂炎をもつ確率）を考えながら診療を進めなければ判断ミスにつながります．また，③にあげた「変わらない」検査は，スクリーニング目的以外には不要であり，その選択には十分な吟味が必要です．

## 4 検査特性

　上述の検査前確率と検査後確率の変化は，想定する疾患や検査によって異なります．検査を行うことで確率を高くする/低くする性能を検査特性といい，より変化の大きい検査がよい検査とされています．ここでは検査特性を考えるうえで重要な，感度・特異度，陽性尤度比（LR＋）・陰性尤度比（LR－）について述べます．

研修医：検査が陰性だったので急性虫垂炎ではありません．
指導医：その検査，特異度は高いんだけど，感度は低いんだよね．
研修医：そうなんですね．（げっ！？ 特異度…感度…なんだっけ？）

## 1）感度・特異度

感度・特異度はそれぞれ以下のように定義され，横軸に疾患のあり・なし，縦軸に検査の陽性・陰性をプロットする4分割表（図）から説明されます．

- 感度 sensitivity（真陽性率）：疾患をもつ者で検査が陽性に出る確率
  ＝真陽性／（真陽性＋偽陰性）
- 特異度 specificity（真陰性率）：疾患がない者で検査が陰性に出る確率
  ＝真陰性／（偽陽性＋真陰性）
- 陽性予測値 positive predictive value（陽性的中率）：検査が陽性に出る者のなかで，実際に疾患をもつ者の割合．検査陽性のときの検査後確率．
  ＝真陽性／（真陽性＋偽陽性）
- 陰性予測値 negative predictive value（陰性的中率）：検査が陰性に出る者のなかで，実際に疾患がない者の割合．検査陰性のときの検査後確率．
  ＝真陰性／（偽陰性＋真陰性）

感度の高い検査は陰性予測値が除外診断に有用となり，特異度の高い検査は確定診断に有用な検査となります．

陽性予測値（陽性的中率），陰性予測値（陰性的中率）は，検査前確率・感度・特異度から導かれ，検査前確率が高ければ陰性予測値は低下し，検査前確率が低ければ陽性予測値は低下します．したがって**検査結果の判断には，検査の感度・特異度ばかりではなく，検査前確率を意識することも重要です．**

## 2）陽性尤度比（LR＋）・陰性尤度比（LR－）

尤度（likelihood）とは，尤もらしさの度合という意味で，陽性とは検査の陽性を，陰性とは検査の陰性を指します．陽性尤度比（LR＋）の値が高い検査は確定診断に有効な検査とされ，陰性尤度比（LR－）の値が0に近い検査は除外診断に有効とされています．

|  |  | 疾患 | |
|---|---|---|---|
|  |  | あり | なし |
| 検査 | 陽性 | 真陽性 | 偽陽性 |
|  | 陰性 | 偽陰性 | 真陰性 |

→ 陽性予測値
→ 陰性予測値
↓感度　↓特異度

図　検査特性を示す4分割表

- 陽性尤度比：疾患をもつ者で検査が陽性に出る確率（感度）を，疾患がない者で検査が陽性に出る確率（1−特異度）で割ったもの．疾患のある人はない人に比べて何倍くらい検査結果が陽性になりやすいかを表す．

    ＝感度／（1−特異度）

- 陰性尤度比：疾患をもつ者で検査が陰性に出る確率（1−感度）を，疾患がない者で検査が陰性に出る確率（特異度）で割ったもの．疾患のある人はない人に比べて何倍くらい検査結果が陰性になりやすいかを表す．

    ＝（1−感度）／特異度

上記は，式まで覚えられなくてもよいかもしれませんが，正しい解釈ができていないといけません．

検査のLR＋が高ければ高いほど疾患をより肯定する根拠になり，検査のLR−が0に近づけば近づくほど否定する根拠になります．また，LR＋，LR−が1の（または1に近い）検査は確率を変化させないため診断的価値は低いと言えます．

### 病歴や身体所見でも検査特性を考える

感度・特異度，陽性尤度比（LR＋）・陰性尤度比（LR−）は検査に限って使用されるものではなく，病歴や身体所見においても使用されます．病歴のなかで検査前確率・検査後確率があり，身体所見のなかで検査前確率・検査後確率があり，検査のなかで検査前確率・検査後確率があり，最終的に診断や除外に至ります．

### 参考としている文献は適切か？

検査の感度・特異度，陽性尤度比（LR＋）・陰性尤度比（LR−）を考えるときには，目の前の患者が，参考としている研究や報告と同じ患者背景か，検査そのものが同じ方法か，なども検討しなければいけません．

### 除外診断に有効な検査

感度の高い検査，陰性尤度比（LR−）の値（0〜1）が0に近い検査
→ SnNout（sensitivity negative rule out）：感度が高い検査が陰性のとき，除外できる

### 確定診断に有効な検査

特異度が高い検査，陽性尤度比（LR＋）の値（1以上）が大きい検査
→ SpPin（specificity positive rule in）：特異度の高い検査が陽性のとき，確定できる

## 5 検査オーダー

　画像検査をオーダーするときには，目的をはっきりとさせることが重要で，それによって撮影方法が変わることもあります．CTなのかMRIなのかという違いだけでなく，撮影範囲は適切か（例：頭部外傷患者のCTで頭部のみでよいのか頸椎まで撮影するのか），特殊項目の追加が必要か（例：頭部MRIでBPASを追加するのか）など細かく意識しないと得たい情報が得られないこともあり，当然ながら必要な検査がなされなければ，診断も除外もできなくなります．また，放射線科医に相談できる場合は患者情報を共有したうえで目的をしっかりと伝えることで適切な撮影方法を提示してもらえることもあります．放射線科医と患者情報を共有することは適切な画像検査を選択できるだけでなく，読影の助けにもなり診療の質を高めることにつながります．筆者も検査依頼を書く場合は発症時刻や症状，外傷では受傷機転や受傷部位などを明記することを心がけており，直接放射線科医と相談することもしばしばあります．日頃から相談しやすい関係を築いておくことで，緊急性のある所見や一見分かりにくい所見を電話で報告してもらえることもあり，何度も助けてもらっています．

## 6 緊急性

　ここまでの話を総括すると，病歴や所見から検査前確率を見積もり，検査特性を考え，適切な検査オーダーをするという流れになります．ただし，これはあくまで基本的な流れであり，救急の現場では緊急性や患者の全身状態を考慮する場面も多く，その通りにいかないこともしばしばあります．

研修医：脳出血が疑われるので，頭部CTが必要だと思います．緊急性のある疾患なので，急いでCT室に行ってきます！
指導医：ちょっと待って！CT室で急変する可能性を考えて，気道確保目的に気管挿管をしてから行こうか．
研修医：なるほど．嘔吐したら危険ですもんね．
患　者：ウッ，ウッ，ウェ！
指導医：ほら，身体を横に向けて！

　優先されるのは患者の生命・安全であり，それを前提として検査を選択しないといけません．**緊急性があるから検査を急ぐというだけではなく，状態の安定化や安全確保も意識しないといけません．**

## 7 セッティング

　検査前確率・検査後確率を十分に吟味して画像検査を選択しようとしても，時間帯や施設によっては制限がある場合もあります（特にMRIは医療機関によっての差が大きいようです）．このような場合，他院に紹介してでもその画像検査を迅速に行うべきか，あるいは想定される疾患や病態を推測しながら時間的余裕の有無や先行しての治療介入の可否を検討し検査の可能な時間帯まで待てるかを判断しなければなりません．必ずしも画像検査ができないという理由だけで診療を拒む必要はなく，必要であれば他医療機関と連携して診療を行います．画像検査ができないときには地域や施設間で連携を行うなど事前にルールづくりができている場合もありますが，そうでない場合が大半であろうと思います．少なくとも自施設ではどういった時間帯にどういった画像検査が行えるのかを把握しておくことは必要で，もし自施設に制限がある場合は，同じ地域のどの病院ではそれを補うことができるのかを把握しておくことも大切です．施設によっては救急外来などに紹介病院先の一覧のようなものを設置してわかりやすくする工夫をしているところもあります．

## おわりに

　本稿では救急現場での検査適応について考えてきました．検査が必要かどうか，どういった検査が必要なのか，その検査の検査特性はどうか，適切な検査オーダーかどうか，患者の状態や緊急性はどうか，を吟味し検査適応について思考を深める必要があります．過剰な検査は患者への侵襲や医療費負担の増大につながり，過少な検査は見逃しや治療の遅れにつながります．だからこそ，目の前の患者に対する個々の検査適応を考える必要があり，病歴・身体診察・緊急性の評価も含めた判断能力が救急現場では求められるのです．

### 文献

1）野口善令：診断と検査．「診断に自信がつく検査値の読み方教えます！」（野口善令/編），pp15-19，羊土社，2013
2）「マクギーの身体診断学 改訂第2版」（McGee SR/原著，柴田寿彦，他/訳），pp6-16，診断と治療社，2014
3）「サパイラ 身体診察のアートとサイエンス 原著第4版」（Sapira JD，他/著，須藤　博，他/監訳），pp12-21，医学書院，2013

Chapter 1　読影の前に

# 2 Choosing Wisely

隈丸加奈子

## はじめに

「画像検査には必ずメリットがあるか？」という質問に対しては，適切なモダリティとプロトコルにおいて良好な画質で撮影されている限り，答えは「YES」です．検査の結果，たとえ異常がなくとも「所見がなかったという情報」が，あるいはたとえ前回と同じ所見であっても「変化がないという情報」が得られ，このような情報が得られることは間違いなく検査のメリットです．しかしながら「そのメリットは検査の施行に伴うデメリットに見合うだけの価値があるかどうか」という質問に対しては，すべての画像検査でYESになるわけではありません．

本稿では，医療行為のメリットとデメリットを認識し，メリットがデメリットを上回る医療行為，すなわち「高価値医療（high-value care）」を積極的に選択することを推奨する国際的キャンペーン活動であるChoosing Wiselyを含め，高価値な画像検査を賢く選択していくことに関する世界の潮流を紹介したいと思います．

## 1 世界におけるChoosing Wiselyキャンペーン

Choosing Wiselyキャンペーンは，2012年に米国の内科専門医認定機構財団（American Board of Internal Medicine：ABIM）が開始しました．医療者と患者が，対話を通じて，その患者さんにとって真に必要で，かつ科学的なエビデンスがあってデメリットの少ない医療行為の「賢い選択」をめざすものです．キャンペーンでは，各領域の学会が，メリットよりもデメリットの方が大きく低価値であると考えられる医療行為を公開しています（表）．このほとんどがガイドラインにて推奨されていない医療行為になりますが，慣習や訴訟対策などさまざまな社会的要因により，頻繁に施行されている医療行為です．リストアップされている検査の多くは，「検査前確率が低い集団に対して適用される，健康被害（被ばくや疑陽性など）が比較的大きな検査」であるという特徴があります．また，費用対効果の分析結果をもとにガイドライン上で非推奨となり，それがChoosing Wiselyリストに載っているものもあります．Choosing Wiselyはあくまで「キャンペーン」ですが，現在までに欧米先進国に広がっており[1]，日本でも活動がはじまりつつあります．

表　米国のChoosing Wiselyで取り上げられているもののうち，頭部画像検査にかかわるリスト

| 学会 | リスト内容 |
|---|---|
| 米国家庭医療学会<br>American Academy of Family Physicians | 無症候性の成人患者に頸動脈狭窄の検査をしない |
| 米国神経学会<br>American Academy of Neurology | 単純性失神において，ほかの神経症状がない場合には頸動脈の画像診断を行わない |
| 米国小児科学会<br>American Academy of Pediatrics | 小児の単純熱性発作で神経画像検査（CT，MRI）は必要でない |
| | 軽症の頭部外傷の即時評価においてCTスキャンは必要でない；臨床所見とPECARN（Pediatric Emergency Care Applied Research Network）の基準から判断し画像検査をするか決定する |
| 米国神経外科学会および神経外科会議<br>American Association of Neurological Surgeons and Congressof Neurological Surgeons | 脳動脈瘤，くも膜下出血または動脈瘤形成の素因になる可能性がある遺伝病の家族歴または既往歴がない場合，無症候性の患者に漫然と脳動脈瘤の検査をしない |
| | 小児の軽度頭部外傷において，漫然とCT検査をしない |
| 米国救急医学会<br>American College of Emergency Physicians | 失神と軽度の外傷の無症候性の患者において，神経学異常がない場合，救急治療室でのCT検査を控える |
| | 信頼できる基準においてリスクが低いと判断される軽症頭部外傷の患者の救急治療室でのCT検査を控える |
| 米国内科学会<br>American College of Physicians | 単純性失神の評価において，神経学的異常がなければ，脳のCTあるいはMRI検査をしない |
| 米国放射線医学会<br>American College of Radiology | 合併症のない頭痛では画像検査をしない |
| 米国頭痛学会<br>American Headache Society | 頭痛において，MRIが使用可能なとき，緊急時を除いてCT検査をしない |
| | 偏頭痛の基準を満たしている，状態が安定した患者において神経画像検査をしない |
| 米国臨床スポーツ医学会<br>American Medical Society for Sports Medicine | 進行性の神経症状と限局的な神経学的所見がない，あるいは頭蓋骨骨折の可能性がなければ，急性の脳震盪の評価に脳のCT検査あるいはMRI検査を行うことは控える |
| 核医学・分子イメージング学会<br>Society of Nuclear Medicine and Molecular Imaging | 認知症患者において，その分野専門家によって評価されていなければ，PET検査はしない |

（文献2より抜粋）

## 2　高価値な画像検査とは

　画像検査におけるコスト以外のデメリットとしては，放射線被ばくがありますが，被ばくに関しては別稿「Chapter1-3 医療被ばく」にて詳細を扱うのでここでは割愛します．そのほかのデメリットとして，脊椎領域では，red flagsのない腰痛に対する早期のMRI検査によって，患者の「病気であるという意識」が強まり，生活の質への影響があることが報告されています[3]．また，腰痛発症早期のMRI検査は手術を増加させ，しかもアウトカムの改善がないことも報告されています[4]．救急領域では，検査時間そのものが検査のデメリットになることもあるでしょう．そのほか画像検査総数が増えることで放射線科医が1件の検査にあてる読影時間が減少し，結果的に診断の感度・特異度が下がることも考えられます．

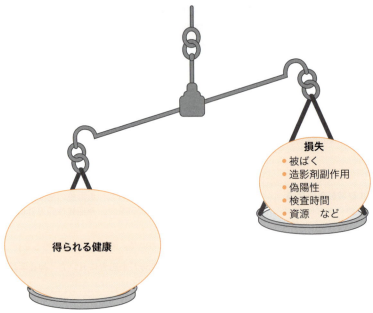

図　高価値な画像検査
画像検査のメリット（得られる健康）がデメリット（検査による損失）を上回る検査

　高価値な画像検査とは，画像検査を行うことによって得られる健康というメリットが，上記のようなデメリットを上回る検査のことです（図）．画像検査の適応を考えるとき，**検査を施行することによるメリットがデメリットを上回らない検査がありうる**，という視点を備え，それを患者さんとも共有し，個々の患者さんごとに検査適応を考えていく共有意思決定（shared decision making：SDM）が求められています．

## 3　高価値医療の推進のための各国の施策

　Choosing Wiselyを国の施策の1つとして，高価値医療を推進している先進国も増えてきました．増大する医療費の削減が大きな原動力の1つとなっています．医療費が国内総生産の約20％を占める米国では，保健福祉省が施設別に医療の質の指標を一般公開し[5]，各施設の内省を促すとともに，SDMを推進しています．頭部領域の画像検査にかかわるものとしては，高価値医療の指標として「脳血管障害を疑う症状で救急外来を受診した患者のうち，受診から45分以内に頭部画像の結果が得られていた患者の割合」があげられています．また，低価値医療行為として「外来にて頭部CTと副鼻腔CTの2検査の同時施行」が一例としてあげられています．また米国の高齢者向け公的医療保険では，2019年1月より，外来の高額画像検査（CT，MRI，核医学検査）のうち，特定の疾患・症状に該当するものに関しては，認可された検査適応ガイドラインを確認した後の施行でなければ支払いはしないという制度が開始されようとしています．頭部領域においては「頭痛」が該当症候として指定されています．
　英国では，NICE（National Institute for Helth and Care Excellence）という組織が医薬品や医療技術のガイダンスを発行し，それが公的医療制度での償還の可否に用いられています

が，ここでは有効性，安全性に加えて費用対効果が積極的に採用されています．具体的には，旧技術Aを新技術Bで置き換えることで追加される健康効果は，どの程度の追加のコストのもとに達成されるのか，という増分費用効果比（incremental cost-effectiveness ratio：ICER）を計算します．NICEでは生存年数と生活の質の両方を考慮した質調整生存年数（quality adjusted life year：QALY）が，健康効果の指標として採用されています．どの程度のICERであれば「健康効果はコストに見合う」と判断できるのか，1QALYを追加で獲得するために支払ってもよいと考えられる医療費（公的医療の視点）を考慮する点がNICEの特徴と言えます．

このように，医療技術評価に費用対効果の概念を取り入れようとする動きは，カナダ，オランダ，スウェーデン，オーストラリア，韓国，タイ，フランスなどでもみられます．日本でも中央社会保険医療協議会（中医協）にて費用対効果の試行的導入がはじまっています．

## 4 今後の日本では

日本では人口の急減と少子高齢化の急速な進展が現実のものとなり，医療者には，限られた労働力や資源を適正かつ効率よく使用する役割が求められるようになりました．と同時に，情報化社会によって国民の「医療の質」に対する要求水準もかつてないほど高まっています．すなわち私たち医療者は，エビデンスに基づいて自らの医療を説明し，「質の高さ」と「効率のよさ」の両方を証明することが求められます．このような時代を乗り切るためには，薄利多売医療からの脱却と高価値医療の推進が1つの道であると考えられます．

### 1）現状評価と質の指標の測定

米国保健福祉省で実施しているように，各施設の検査の現状を集計し，適切な形で，適切な指標を公開する試みが今後日本でも必要と考えられます．検査状況はその施設を受診する患者の特性に左右されるため，単純な施設間比較はときとして適切ではありません．しかし，2015年に日本でも医療被ばくの診断参考レベルが公開され，それが契機で検査プロトコルや被ばく量が改善された例があるように[6]，他施設との比較によって改善策が見出せることがあります（Chapter1-3 医療被ばく 参照）．検査適応に関しても同様に，現状評価と指標の公開によって，自律的な改善が期待されます．そのためには，画像検査の専門家が，どのような指標を設定してどのように測定すべきか，検討して発信していかなくてはならないと筆者は考えています．

### 2）検査依頼システム改善

実際の診療現場において，この患者さんには今どのような画像検査が高価値であるのか，即座に判断することは決して容易ではありません．メリット・デメリットの判断には，ガイドラインや指針を含む科学的エビデンス，その患者さんの過去検査情報，その患者さんの検査前確率などの情報が必要です．患者さんを目の前にして，いま画像検査が必要かどうかを考えている医師が，このような情報を即座に利用できるように，電子オーダリングシステム等のICT環境を改善することが高価値医療の推進につながると考えます．

### 3) 高価値医療を行う医療者を報いるように支払い制度を改革

　　高価値医療を行う医療者により多くの支払いを行おうという支払い制度改革が米国，英国などで試みられています．まだ試行錯誤の状態ですが，今後日本においても，出来高払いや単純な包括払いからの脱却が必要かもしれません．

## ❺ おわりに

　　救急現場の，しかも頭部領域では一刻を争う画像検査が多いですが，そのような状況のときにこそ，検査のメリットがデメリットを確実に上回るのかどうかを冷静に判断したうえで，高価値の検査や撮像法を奨励・推進し，そうではない検査を抑制する役割を担う必要が，画像検査の専門家には求められていると考えられます．

### ■ 文献

1）Levinson W, et al：'Choosing Wisely': a growing international campaign. BMJ Qual Saf, 24：167-174, 2015
2）Choosing Wisely：Clinician Lists
　　http://www.choosingwisely.org/clinician-lists
3）Modic MT, et al：Acute low back pain and radiculopathy: MR imaging findings and their prognostic role and effect on outcome. Radiology, 237：597-604, 2005
4）Jarvik JG, et al：Rapid magnetic resonance imaging vs radiographs for patients with low back pain: a randomized controlled trial. JAMA, 289：2810-2818, 2003
5）Medicare.gov：Hospital Compare
　　https://www.medicare.gov/hospitalcompare/search.html
6）Kumamaru KK, et al：A strategy to optimize radiation exposure for non-contrast head CT: comparison with the Japanese diagnostic reference levels. Jpn J Radiol, 34：451-457, 2016

Chapter 1 読影の前に

# 3 医療被ばく ～最近の知見

宮嵜 治

## ● はじめに

周知のように日本は世界一のCT大国です（Memo参照）[1]．軽微な頭部外傷においても気軽にCTが行われているのが現状です．その一方で小児は放射線感受性が成人に比し高いこと，その後の人生が長いことなどから医療被ばくに起因する将来の発がんリスク増加が問題視されています．全世界共通の医療被ばく低減方法の基本は検査の"正当化"と"最適化"を正しく行うことです．本稿では検査の正当化と最適化について最近の知見を紹介し解説します．

### Memo

Ideguchiらは原著論文のなかで日本のCTスキャンの台数はコンビニエンスストアの店舗数とほぼ等しいと述べています（図1）[1]．とりわけ日本のCT台数は全国のFamily MartやLawsonの店舗数とほぼ近似しています．

## 1 検査の正当化とは？

検査の正当化（justification）とは，臨床的に正当な理由がある症例に対してのみ検査を行うこと，不必要なCT検査は行わないことです．ではどのような場合に正当なCT検査の適応があるのか？その適応を決定するために参照されるのが画像診断ガイドラインです．

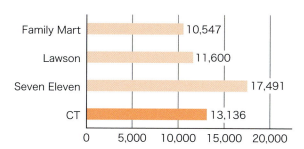

図1　日本のCTスキャンの台数
CTの台数は2014年のデータ，コンビニエンスストアの店舗数は2017年のデータより．
（文献1より引用）

## 1）外国と日本のガイドライン

　　**画像診断ガイドライン**は欧米では1990年代から利用されており，米国のACR（American College of Radiology）appropriate criteria[2]や，英国のThe Royal College of Radiologists（RCR）iRefer[3]が有名です．米国のACR appropriate criteriaはインターネットから閲覧，ダウンロードが可能です．英国の画像診断ガイドラインRCR iReferは，医療被ばく研究情報ネットワーク（J-RIME）・放射線医学研究所監修で，日本語訳され「臨床放射線の最適利用のために」[4]が2014年に出版され購入可能です．同書の小児検査の適応はボリュームも多く充実しています．また日本医学放射線学会では2013年に「画像診断ガイドライン」の第1版を，2016年には第2版を刊行しました[5]．これらのガイドラインを活用し，適応の低い検査を極力行わないことで医療被ばくの低減が実践できます．

## 2）ガイドラインにより20％の被ばく低減

　　Oakeshottら（1994）は上記英国RCRのガイドラインの初期に調査をし，実際に行われた画像診断の20％は不必要な検査であったと述べています[6]．またLenhnertら（2010）は米国のプライマリケア医師の調査を行い26％のCT，MRI検査はガイドラインの適応外であったと述べています[7]．このような文献からガイドラインに従い検査を行えば，約20％の不必要な被ばく低減が実現できそうです．

　　藤井ら（2012）は英国のNICEクリニカルガイドラインを用いた小児頭部外傷CT抑制効果を報告しています[8]．小児頭部外傷患者187人中，CTが撮影されたのは26人（全体の14％）であり，前年の同じ時期をみてみると全体の34％で，つまり3人に1人CTをとっていたものが，NICEガイドライン導入後には7人に1人に減少したと述べられています．やはりこの結果からも20％の低減が実現できていることがわかります．

## 3）軽度の小児頭部外傷は緊急CT検査の適応となるか？

　　前述の日本の「画像診断ガイドライン2016年版」には「軽度の頭部外傷を有する小児患者においてCTを推奨するか？」の項目を設けており，その回答として「発がんの可能性を根拠に適応のない症例にCT検査は行ってはいけない」と断定しています．

　　ではどのような症例に適応があるかが問題になります．同ガイドラインではCHALICE ruleとPECARN ruleの2つの診断基準を紹介しています．

　　CHALICE ruleでは5分以上の意識消失，5分以上の健忘，傾眠傾向，3回以上の嘔吐，虐待の疑いなど12項目があげられています．PECARN ruleでは年齢により異なり，2歳未満ではGCS＝14，意識変容，頭蓋骨骨折の触知，前頭部以外の皮下血腫，5秒以上の意識消失など，そして2歳以上では，GCS＝14，意識変容，頭蓋骨骨折の所見，意識消失，嘔吐などがあります．詳細は「画像診断ガイドライン2016年版」でご確認ください．

# 2 検査の最適化とは？

検査の最適化（optimization）とは，患者の体格に見合うように線量を調節することです．ではどのようにして患児に見合った線量に被ばく低減を行うか？自分たちの施設の小児CT線量設定は妥当か？他施設と比較し線量過多ではないか？といった疑問が湧いてきます．これに対する最も基本となるチェック方法は診断参考レベル（diagnostic reference level：DRL）の活用です．

## 1）診断参考レベル（DRL）とは？

DRLとは，放射線診断で通常用いられる標準的な線量を調査し，これに基づいて導入された標準的な値です．導入されたDRLは，それぞれの医療機関で診断に用いる放射線量と比較され，それと大きく違わないことを確認することにより最適化を進めるツールとして使用されます．

## 2）DRLの使用方法

CTでは**CT線量指標（CTDI$_{vol}$）**の値とそれに距離を乗じたdose length product（DLP）がDRLとして使用されます．

過去の小児CT検査の広域調査の結果，CTDI$_{vol}$が仮に図2Ⓐのような正規分布だったと仮定すると，1/4値，中央値，3/4値が求められます．通常は調査結果の3/4値がDRL値として公表されています．もしも自施設のCTDI$_{vol}$がこの3/4値のDRL値よりも高い場合，各施設はルーチンの撮影条件を自主的にこの値以下に設定するようにします[9]．

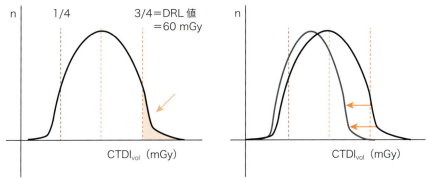

**図2 診断参考レベル（DRL）の考え方（日本の6〜10歳の小児頭部CTの例）**

通常は過去の広域調査結果の線量分布の3/4値がDRL値として公表されています．もしも自施設のCTDI$_{vol}$がこのDRL値よりも高い場合（Ⓐの赤色部分），各施設はルーチンの撮影条件をこの値以下に設定するように自主規制します．その結果，数年後の調査でこの正規分布の上方凸のカーブは全体に左方にシフトし，国全体で低線量化が行われます（Ⓑ）．
（文献9より引用）

表 日本の小児CT検査のDRL 2015（J-RIME）

|  | 1歳未満 | | 1～5歳 | | 6～10歳 | |
| --- | --- | --- | --- | --- | --- | --- |
|  | CTDI$_{vol}$ | DLP | CTDI$_{vol}$ | DLP | CTDI$_{vol}$ | DLP |
| 頭部 | 38 | 500 | 47 | 660 | 60 | 850 |
| 胸部 | 11 (5.5) | 210 (105) | 14 (7) | 300 (150) | 15 (7.5) | 410 (205) |
| 腹部 | 11 (5.5) | 220 (110) | 16 (8) | 400 (200) | 17 (8.5) | 530 (265) |

単位 CTDI$_{vol}$：mGy，DLP：mGy・cm
表中の数値は16cmファントム，（ ）内は32cmファントムによる値．
（文献11より引用）

### 3）DRLがめざすもの

このような自主規制が多くの施設で行われると，数年後の調査でこの正規分布の上方凸のカーブは全体に左方にシフトし，国全体で低線量化が行われます（図2➌）．そこで再度，今度は新しい分布における3/4値がDRL値に設定され，これをくり返すうちに集団での線量の最適化が可能となります[9]．

### 4）Japan DRL 2015

日本のDRL（Japan DRL 2015）は2015年6月にJ-RIMEによりリリースされました．これは小児のCT（表）に限らず成人のCT，単純撮影，核医学，IVRも含まれJ-RIMEのホームページからダウンロード可能です（http://www.radher.jp/J-RIME/index.html）．

日本の小児CTのDRLはTakeiらがPediatric Radiology誌に2016年に報告した全国調査結果がベースとなっており[10]，現在その後の追跡調査の計画中です．前述のごとく分布が左方移動していることを祈っています．

## ❸ 近年の小児CT被ばくの動向

2001年を境に北米を中心に小児CT被ばくに対し"可能な限り低線量で撮影しよう"という趣旨のALARA（as low as reasonably achievable）のキャンペーンがはじまりました．また米国小児放射線学会を中心に全世界的な小児低被ばくキャンペーンImage Gentlyもスタートし，こちらは「小児に優しく撮影しよう」という運動です（http://www.imagegently.org/）．Image Gentlyの主旨に賛同した世界中の100近い学会などがalliance memberとして同盟を結んでいます．日本小児放射線学会も2017年より東アジア地区からの初のメンバーとして加盟しました．WHOは小児医療被ばくに対するリスクコミュニケーションのための冊子「Communicating Radiation Risks In Paediatric Imaging」を2016年にリリースし，この日本語訳版（図3）をJ-RIMEが作成しいずれも無料でWHOのホームページからダウンロード可能です（http://apps.who.int/iris/handle/10665/205033）．最新の小児医療被ばくの情報が満載されていますのでぜひご活用ください．

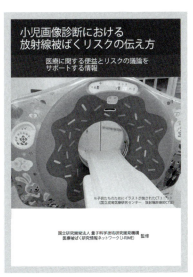

図3 WHO『小児画像診断における放射線被ばくの伝え方』日本語版

### ■ 文献

1) Ideguchi R, et al：The present state of radiation exposure from pediatric CT examinations in Japan–what do we have to do? J Radiat Res, supplement–Highlight Articles of the First International Symposium, p1-7, 2018
2) American College of Radiology：ACR Appropriateness Criteria
https://www.acr.org/Clinical-Resources/ACR-Appropriateness-Criteria
3) 「RCR iRefer guidelines: making the best use of clinical radiolgy 8th ed」(iRefer Working Group of The Royal College of Radiologists ed), Royal College of Radiologists, 2017
4) 「iRefer：臨床放射線の最適利用のために 第7版 2012」(The Royal College of Radiologists/著, 独立行政法人 放射線医学総合研究所, 医療被ばく研究情報ネットワーク実態調査・SmartCard ワーキンググループ/監), インナービジョン, 2014
5) 「画像診断ガイドライン 2016年版」(日本医学放射線学会/編), 金原出版, 2016
6) Oakeshott P, et al：Randomized controlled trial of the effect of the Royal College of Radiologists' guidelines on general practitioners' referrals for radiographic examination. Br J Gen Pract, 44：197-200, 1994
7) Lehnert BE & Bree RL：Analysis of appropriateness of outpatient CT and MRI referred from primary care clinics at an academic medical center: how critical is the need for improved decision support? J Am Coll Radiol, 7：192-197, 2010
8) 藤井佳美, 他：NICE クリニカルガイドラインを用いることによる小児頭部外傷CT抑制の効果. Emergency Care, 25：192-197, 2012
9) Miyazaki O：ABCs of Pediatric CT radiation：Recommended reading for pediatric radiology residents. AOfPR, 4: 11-17, 2017
10) Takei Y, et al：Nationwide survey of radiation exposure during pediatric computed tomography examinations and proposal of age-based diagnostic reference levels for Japan. Pediatr Radiol, 46：280-285, 2016
11) 医療被ばく研究情報ネットワーク（J-RIME）：最新の国内実態調査結果に基づく診断参考レベルの設定
http://www.radher.jp/J-RIME/report/DRLhoukokusyo.pdf

# Chapter 1 読影の前に

# 4 最低限必要な読影環境

松島成典

## はじめに

10〜15年ほど前までは，読影と言えば暗い部屋でフィルムをシャウカステンにかけて行うことが一般的でした．しかし，近年は医療現場でもIT化が急速に広がっており，特に放射線科ではその影響は著しいものとなっています．このため，現在ではフィルムではなくモニタ診断を行うことが一般的となり，照明を落とした部屋とシャウカステンさえあれば読影できる時代ではなくなりました．さらに，CTやMRIなどの進歩，PET検査の普及に伴い，読影すべき画像枚数も飛躍的に増えています．フィルム時代では，CT1検査あたり20〜60枚の画像ですんでいたのが，現在では1検査あたり1,000枚以上の画像を見ることも少なくありません．放射線科医には，これら大量の画像を見落としなく迅速に読影することが求められていますが，読影環境が整っていないと非常にストレスの多いものとなります．

本稿では，読影するにあたって準備すべき最低限の環境や，筆者の所属する施設での工夫を述べますので，皆さまの参考にしていただければ幸いです．

## 1 読影環境に関連するガイドライン

読影環境に関するガイドラインは学会や業界団体よりいくつか発行されています．ここでは，主なガイドラインの概略を述べますが，詳細に関しましては各ガイドラインや本稿末尾にあげた文献を参照してください．

まず，モニタに関しては2つのガイドラインがあり，1つは日本画像医療システム工業会（JIRA）から，もう1つは日本乳がん検診精度管理中央機構（精中機構）より発行されています（表）．JIRAからは「医用画像表示用モニタの品質管理に関するガイドライン（JESRA X-0093B）」[1]が発行され，読影用モニタとして満たすべき仕様が定められています．また，マンモグラフィーに関しては，精中機構より「ソフトコピー施設画像評価の概要とその実施方法について」告知されており[2]，施設画像評価（ソフトコピー）受検の必須要件として，表に示す基準を満たすモニタや適切なマンモビューアソフトがインストールされた画像診断端末を備えること[3]，モニタの精度管理体制[4]を整備することが求められています．

モニタ診断全般については，日本医学放射線学会からは「デジタル画像の取り扱いに関するガイドライン3.0版」[5]が発行され，表に示した管理グレード1に相当するモニタを利用する

**表　読影用モニタに関する代表的なガイドライン**

| 発行元 | 一般社団法人 日本画像医療システム工業会 | | | | NPO法人 日本乳がん検診精度管理中央機構 |
|---|---|---|---|---|---|
| 名称 | 医用画像表示用モニタの品質管理に関するガイドライン（通称：JESRA X-0093B_2017） | | | | デジタルマンモグラフィ品質管理マニュアル（2009・2015修正） |
| 特徴 | 業界団体にて制定した品質管理ガイドライン | | | | 精度管理を適切に行うことを目的とした内容 |
| 拘束力 | なし | | | | 本機構によるマンモグラフィ施設画像評価【デジタル（ソフトコピー）】認定の必須要件 |
| 分類・用途 | 管理グレード1 | | | 管理グレード2 | マンモグラフィ |
| | A | B | | | |
| 必須要件 解像度 | 1,000×1,000以上 | | | | 5Mピクセル以上（解像度2,560×2,048, 画像ピッチ165μm相当） |
| 必須要件 構成 | - | - | - | | マンモグラフィモニタ2面＋サブモニタ1面 |
| 必須要件 階調特性 | GSDF | | | | GSDF |
| 必須要件 推奨輝度 | - | - | - | | 500cd/m²以上 |
| 目視試験 テストパターン | ○ | ○ | ○ | | ○ |
| 目視試験 基準臨床画像 | ○ | ○ | ○ | | - |
| 測定試験 最大輝度 | 350cd/m²以上 | 170cd/m²以上 | 100cd/m²以上 | | 500cd/m²以上 |
| 測定試験 コントラスト応答 | ±10％以下 | ±15％以下 | ±30％以下 | | ±15％以下 |
| 測定試験 輝度比 | 250以上 | | 100以上 | | 250以上 |
| 測定試験 マルチモニタ間の輝度偏差 | ±10％以下 | | | | ±10％以下 |

GSDF：grayscale standard display function（グレースケール標準指数関数）
（文献1，2，4を参考に作成）

こと，ならびに管理体制について記載されています．**最近はノートパソコンやタブレット端末が普及していますが，読影端末としては不適切であり，画像参照や緊急用に限定すること，照明などに十分留意して利用すること**なども注意喚起されています．

　放射線科医は医療職のなかでもモニタを見る時間が最も長く，VDT症候群※の起きやすい環境にありますので，作業時間および作業環境の管理・改善が重要であることは言うまでもありません．これに関しては，厚生労働省より「VDT作業における労働衛生管理のためのガイドライン」[6]が出されており，作業環境管理（照明，モニタ，机・椅子，温度・湿度や換気など），作業管理（読影時間や休憩間隔），健康管理（健康診断），機器および環境維持，労働衛生教育などについての方針が記載されています．

　いずれのガイドラインもモニタ診断を行ううえで満たすべき条件が記載されており，これらを参考に読影環境を整備することが重要です．

※VDT症候群：パソコンのディスプレイなどのVDT（visual display terminal）機器を長時間使用した作業により眼精疲労やドライアイ・首・肩・腰の痛み，イライラなどの症状を呈し，心身に支障をきたすこと

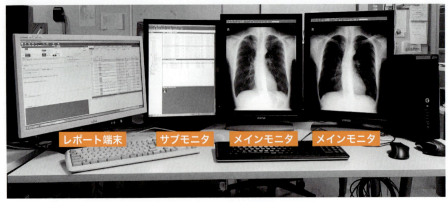

**図1　一般的な読影レポートシステム**
一般的には2Mピクセル以上のメインモニタ2台と1Mピクセル以上のサブモニタを設置します．レポーティングシステムはサブモニタに相乗りさせる場合と別編集として設置する場合があります．

## ② 読影に最低限必要とされる環境

　ガイドラインについて述べてきましたが，実際にはそれだけでは十分な読影環境を準備することはできません．そこで，よい読影環境を構築するための注意点について述べたいと思います．

### 1) 読影室の要件

　読影室は，各検査室へアクセスしやすい放射線科の中央付近に設けるのが理想的です．また，読影室内の照明は間接光を主体とし，照度調節可能であることが必要です．そのほか，室温調整や換気の可能な空調設備，十分な静粛性を備えることにも留意する必要があります．

　なお，CTやMRIの操作室に読影端末を設置せざるを得ない場合もありますが，照明や静粛性などの点で不適切ですので，コンパートメントを設けるなどの工夫を心がけてください．

### 2) 画像表示端末が備えるべき機能

　画像表示端末は長時間にわたり接することになりますので，その選択は非常に重要となります．一般的には2Mピクセル以上のメインモニタ2台に1Mピクセル以上のサブモニタ1台を備えることが基本となります（図1）．最近ではメインモニタ2台の代わりに4Mピクセル以上の大型モニタ1台とすることもあります．

　また，ビューワーソフトウェアは多くのメーカーより提供されていますが，高速な画像表示ができるだけでは不十分であり，少なくとも下記に示すような機能を有しているか確認してください．

- 画像のシリーズ間同期ならびにスタディ間同期機能．可能であれば，自動位置合わせ機能．
- 豊富な計測機能（最低でも距離，角度，円形ROI，矩形ROI，ヒストグラム，心胸郭比など）．
- 表示レイアウトの変更や並び替え，レイアウトの保存機能．
- 個人ごとのショートカットやレイアウト設定のカスタマイズ機能．

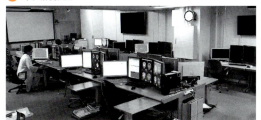 **Ⓐ 中央読影室**
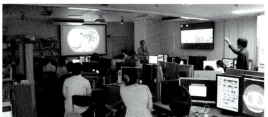 **Ⓑ カンファレンス風景**

**図2　読影環境の工夫**
Ⓐ大きな中央読影室を整備し，大人数が1カ所に集まれるようにしています．
Ⓑ大型モニタやプロジェクタを設置し，カンファレンスやレクチャーを行えるようにしています．

### 3) レポーティングシステムの要件

　レポーティングシステムは，画像表示端末と同等もしくはそれ以上に使い勝手のよさが求められます．レポート作成は私たちの生産性の大半を占めるため，求められる機能はそれだけ多くなります．特に音声入力装置は今や必須と言え，ほかにも定型文や過去所見のコピー機能も欠かせません．また，主治医のレポート参照を確認・通知する機能も最近では重要性が増しています．そのほかにも，下記にあげるような機能が必要と言えます．

- ビューワーと連携し，キー画像がワンクリックで貼付できる．
- 貼付画像の拡大・縮小やアノテーションなどの編集が行える．
- ブックマークやワークリストの作成・編集，保存が行える．
- さまざまな項目（ID，患者名，モダリティ，検査日，検査依頼コメント，読影所見，診断など）に対応する検索機能．
- 改訂履歴の保存，履歴の閲覧機能．

### 4) その他の環境など

　机や椅子はすでにある物が流用されることが多いですが，身体的ストレスに大きくかかわってくるため，避けた方が無難です．最近ではパソコン利用を前提としたエルゴノミックス対応の机や椅子も多くの販売されており，そのなかでも使いやすいものを選ぶようにしてください．また，空気清浄機やサーキュレーターなども室内環境を維持するために有用です．

## ❸ 読影環境改善の工夫

　筆者の所属する施設では先ほど述べた最低限必要とされる環境に加え，次のような工夫を加えることで，読影環境の改善を図っています．
　まず，読影室にかかわる工夫ですが，小さな読影室を分散配置せず，大きな中央読影室を整備することで大人数が1カ所に集まり読影できるようにしています（図2Ⓐ）．こうすることで，症例の相談や情報共有が容易となり，読影医師間のコミュニケーションも良好となります．また，読影室には壁掛の大型モニタやプロジェクターを設置しており，これを利用してカンファレンスやレクチャーを効率的に行っています（図2Ⓑ）．集中読影室のもう1つのメリットとし

ては，他科の医師がコンサルトに来やすいこともあり，症例の相談や臨時検査の依頼などで多くの医師が読影室に足を運んでいます．

　次の工夫としては，ティーチングファイル機能をレポーティングシステムに統合することで，研修医や学生向けの問題症例の作成効率化を図っています．豊富なティーチングファイルを用意することで，研修医や学生が能動的に画像診断に携わる機会を増やし，放射線科への興味をもってもらうのに一役買っています．

　他の工夫としては，レポーティングシステムに症例の自動割り振り機能を導入することで，読影負担が一部の人に集中することを防ぐと同時に，全体の読影スピードの改善にもつながっています．

　以上のような工夫をすることで，読影医の負担を減らすだけでなく，他科医師や研修医・学生にも親しみやすい読影室を構築することができています．

## ❹ おわりに

　近年の放射線機器ならびにITの進歩は，私たち放射線科医の仕事に非常に大きな変化をもたらしました．しかしながら，放射線科を取り巻く環境の変化はこれで終わりではありません．最近ではdeep learningをはじめとするAI技術が急速に進歩しており，高度な診断支援・自動診断システムもそれほど遠くない将来に出てくるでしょう．放射線科は今後もIT化の影響を一番受けるのは間違いありませんが，これらを脅威と捉えるのではなく，新たな技術を貪欲に取り込んでいき，よりよい診療に結びつけていくことが重要になってくると思います．

### ■ 文献

1）日本画像医療システム工業会：医用画像表示用モニタの品質管理に関するガイドライン（JESRA X-0093B），2005年制定，2010年，2017年改正
　http://www.jira-net.or.jp/publishing/files/jesra/JESRA_X-0093B_2017.pdf
2）NPO法人 日本乳がん検診精度管理中央機構：ソフトコピー施設画像評価の概要と実施方法について
　https://www.qabcs.or.jp/archives/001/201312/sc_evaluation.pdf
3）「マンモグラフィガイドライン 第3版増補版」（日本医学放射線学会／日本放射線技術学会／著），医学書院，2014
4）「デジタルマンモグラフィ品質管理マニュアル 第2版」（NPO法人 日本乳がん検診精度管理中央機構／著），医学書院，2017
5）日本医学放射線学会電子情報委員会：デジタル画像の取り扱いに関するガイドライン3.0版，2015
　http://www.radiology.jp/content/files/20150417.pdf
6）厚生労働省：VDT作業における労働衛生管理のためのガイドライン（基発第0405001号 平成14年4月5日）
　http://www.mhlw.go.jp/file/06-Seisakujouhou-11200000-Roudoukijunkyoku/0000184703.pdf

| Chapter 1 | 読影の前に |

# 5 救急で最低限必要な大脳の解剖

小西淳也

## ● はじめに

　救急ではさまざまな症状をもった患者さんが来られます．言葉が出にくい，力が入らない，視野が狭いなどの特定の症状を有する場合には，関連する領域つまり機能解剖を十分に把握したうえで読影に臨む必要があります．軽微な所見でも神経所見との関連を考慮しなければなりませんし，重要な領域を侵す病変はすみやかに治療に移らなければならず，迅速で的確な読影が求められます．
　本稿では大脳のうち機能的に特に重要な領域に絞って画像解剖を解説していきます．

## 1 脳構造の基本

### 1）大脳皮質

　大脳皮質には新皮質，古皮質・旧皮質（辺縁系など）がありますが，ここでは主に新皮質を解説します．大脳皮質は6層構造から構成されています．その層構造は機能によって違いがあり，ブロードマンは組織と機能の面から大脳皮質を52の領域に分けています（ブロードマン野，図1）．通常の画像ではこの機能領域を見ることはできませんが，functional MRIという特殊な撮像を行うと運動野などを見ることができます（図2Ⓐ）．

### 2）大脳白質

　神経細胞の軸索（神経線維）を主体とする構造で，離れた部位との間で情報を伝達するために多数の線維路が存在します．通常の画像では白質構造は一様に見られ内部構造の区別はつきませんが，拡散テンソル画像などを用いれば線維路を推定することもできます（図2Ⓑ）．臨床的には運動路が重要です．

### 3）深部灰白質

　大脳半球の深部にある灰白質で基底核や視床を指します．基底核は錐体外路系を構成し，骨格筋の緊張を調整する役割を有します．視床は種々の核を含み，感覚系および運動系の情報の中継基地として働いています．

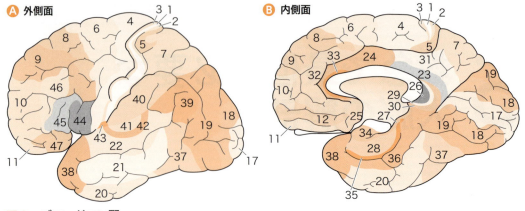

図1 ブロードマン野
(文献1 p24より引用)

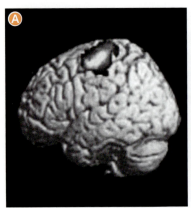
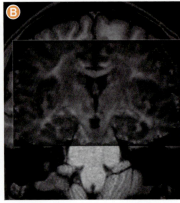

図2 functional MRIと拡散テンソル画像

**A** functional MRI（外側面）．左手指を動かしながら検査を行うことで，賦活化された左運動野（特に手指の領域）を描出することができます．
**B** 拡散テンソル画像（冠状断面）．T1強調画像と拡散テンソル画像を重ね合わせています．
〈p.8 Color Atlas ❶ 参照〉

## ❷ 押さえておきたい機能領域と大脳解剖

　皮質の機能局在は，脳溝や脳回などの解剖学的構造とは必ずしも一致するものではなく，脳溝・脳回をまたがって広がっています．したがって，われわれが機能局在を画像で見るときには，解剖学的な指標を設定し，それを中心に機能局在を推定することになります．

### 1）言語領域

　運動性言語野（ブローカ野）と感覚性言語野（ウエルニッケ野）があり，**救急現場では"話したいのに言葉がでない"といった運動性失語が症状として現れます**．運動性言語野はブロードマン第44・45野に相当し，下前頭回に主座があります．一方の感覚性言語野は第22野に相当し，上側頭回後部にその主座があります．これらの領域はシルビウス裂に面していますので，これを指標にすることで局在の推定が可能です（図3）．つまり**シルビウス裂の腹側の前頭葉に運動性言語野が存在します．またシルビウス裂の背側の側頭葉に感覚性言語野が存在します**．ただし言語野は優位半球に存在します．

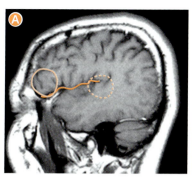 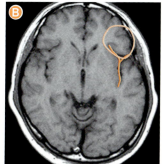 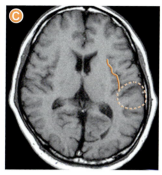

**図3　言語領域（優位半球を左側と想定）**
―：シルビウス裂，―：運動性言語野，……：感覚性言語野
シルビウス裂の腹側の前頭葉に運動言語野，背側の側頭葉に感覚性言語野が局在します．

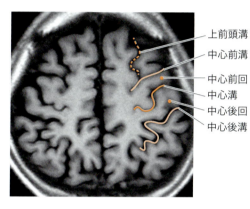

**図4　中心溝の同定**
頭頂部のスライス面で上前頭溝をまず見つけ，この溝が背側でつながる中心前溝を見つけます．その後ろが中心溝になる．ここから尾側へ中心溝を追うと運動野を指定できます．
（文献2より改変して転載）

## 2）運動領域

　自分の意思によって行われる随意運動には複数の領域が関与します．その中核を成すのが一次運動野です．一次運動野は前頭葉の最背側の中心前回を主座とします．よって**前頭葉と頭頂葉を隔てる中心溝を指標にすることで一次運動野を推定することができます**．横断像で中心溝を同定するにはコツが必要です（図4）．頭頂部のスライス面で前後に走行する溝（上前頭溝）をまず見つけます．その溝が背側でつながるのが中心前溝になるので，その後ろが中心溝となります．ここから尾側へ中心溝を追っていくことで運動野を推定できます．なお運動野には体の各部に対応した体性局在が存在し，それを描いたペンフィールドのホムンクルスの図は有名です（図5右上）．

　また，"力が入りにくい"などの運動障害を認める場合には，運動野以外にも運動路（錐体路もしくは皮質脊髄路）の走行を推定しながら病変の有無を確認していく必要があります．一次運動野からでた運動線維は，半卵円中心を走行し，内包後脚に向かって収束していきます（図5）．さらに中脳の大脳脚，橋の腹側部分，延髄の錐体を走行します．通常の画像に錐体路は表れていませんが，その走行を知識としておくことが大切です．

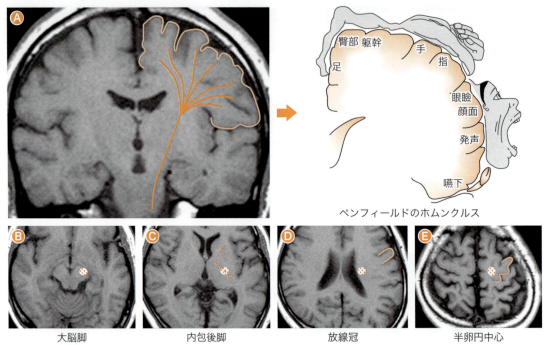

**図5 運動領域(運動野と運動路)**
―――：運動野, ――・・・◎：運動線維
運動野には体性局在が存在し,ペンフィールドのホムンクルスはその局在を表しています.運動路は画像に表れませんが,一次運動野からでた運動線維が半卵円中心を走行し,内包後脚に向かって収束,さらに中脳の大脳脚,橋の腹側部分,延髄の錐体を走行していることを推定します.
(右上の図は文献1より引用)

### 3) 視覚領域

　網膜で感知した視覚信号は,視神経,視交叉,視索を伝わって外側膝状体に到達します.さらにそこからは視放線を伝わって後頭葉の一次視覚野に到達します.一次視覚野はブロードマン第17野に相当し,後頭葉の内側から後端(後頭極)にかけて存在します.後頭葉内側には鳥距溝があり,一次視覚野はその周囲を主座としています.この鳥距溝は横断像ではスライス面と平行になることが多いので同定が難しいですが,矢状断像では容易に同定できます(図6Ⓐ).
　視放線は外側膝状体からはじまり,側脳室の下角から後角に沿うようにその外側を走行し視覚野に到達します.視放線はMRIではT2強調画像で軽度高信号,T1強調画像で軽度低信号を呈する構造として見ることができます(図6ⒷⒸ).

## ❸ 押さえておきたい横断面

　Monro孔レベルの横断像では,基底核,視床といった深部灰白質が明瞭に見られ,言語野や視覚野,錐体路も含まれています(図7).そのため読影には重要な断面であり,機能を意識した画像解剖を押さえておきたいところです.

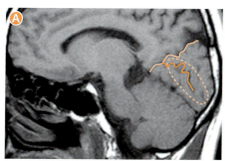
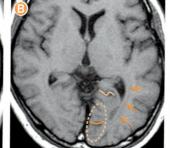
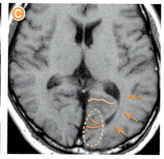

#### 図6 視覚領域

───：鳥距溝，───：頭頂後頭溝，┈┈┈：一次視覚野，→：視放線

鳥距溝は矢状断像で容易に同定でき（Ⓐ），その周囲が一次視覚野と推定できます．視放線はT1強調画像で側脳室に沿った軽度低信号として見られ，一次視覚野へ向かうのが確認できます（ⒷⒸ）．
（文献2より改変して転載）

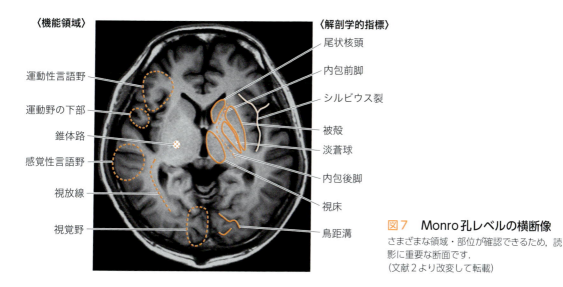

#### 図7 Monro孔レベルの横断像

さまざまな領域・部位が確認できるため，読影に重要な断面です．
（文献2より改変して転載）

## ❹ おわりに

　救急の現場ではできる限りすみやかに診断し，治療に移らなければなりません．迅速で的確な画像診断を行うためには，機能局在を意識した見かたが必要です．機能局在は十分な知識があればそれらが目に浮かび上がってきます．画像診断では見えないものも見るのが極意だと思います．

### ■ 文献

1）高橋昭喜：大脳皮質．「脳MRI 1．正常解剖」（高橋昭喜/編著），pp14-40，秀潤社，2005
2）小西淳也：脳の正常画像解剖．「特集 わずかな異常も見逃さない！救急での頭部画像の読み方」（山田　恵/編），レジデントノート（増刊），16：1433-1440，2014
3）「頭部画像解剖徹頭徹尾：疾患を見極め的確に診断する」（蓮尾金博/編），pp2-41，メジカルビュー社，2013

Chapter 1　読影の前に

# 6 救急で最低限必要な後頭蓋窩の解剖

豊田圭子

## はじめに

後頭蓋窩とは脳幹や小脳が入る頭蓋後部の陥凹を指し，主に後頭骨から形成されます．頭尾方向の高さでは小脳テントから大孔までの範囲です．

本稿では主として脳幹・小脳および後頭蓋窩を形成する骨の解剖に関して解説します．

## 1 脳幹三部位の区分

脳幹は大脳と脊髄の間に位置し，上方では中脳が大脳に，下方では延髄が脊髄に移行します．延髄と脊髄の境界は錐体交叉下端で，環椎上縁レベルに存在します．橋は延髄と中脳の中間に位置し，延髄とは橋延髄溝で，中脳とは橋中脳溝で境界されます（図1）．

### 1）延髄

**延髄背側**には重要な神経核が存在します．三叉神経（V）の一部と舌咽・迷走・副・舌下神経（IX〜XII：下位脳神経）の神経核は中心管/第4脳室周囲に配列します．**延髄腹側**には下オリーブ核や白質路が存在し，なかでも重要なのは皮質脊髄路で錐体部にて交叉していることです．オリーブ核と脳神経核の間に延髄網様体が存在します．延髄外側に存在する重要な構造物として脊髄視床路や脊髄小脳路があがり，外側延髄症候群（ワレンベルグ症候群）で問題となる領域です．

### 2）橋

内側毛帯で**橋底部**と**被蓋部**に分けられ，その後面に第四脳室が存在します．被蓋部には神経核が存在し，三叉・外転・顔面・聴神経（V〜VIII）が脳室近くに配列します．橋底部は主として白質で構成され，前出の皮質脊髄路もこの領域を通過します．

### 3）中脳

**大脳脚**，**中脳被蓋**，**中脳蓋**の3部位に分けられます．大脳脚には内包を通過した下行性投射線維が走行し，前出の皮質脊髄路もその一部を形成します．

被蓋は黒質前縁から中脳水道までの間と定義されます．赤核や上小脳脚交叉はこの領域に存

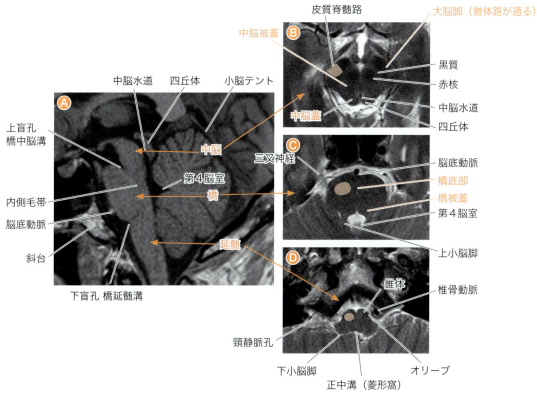

#### 図1　脳幹の解剖
Ⓐ MRI T1強調像正中矢状断，Ⓑ〜Ⓓ MRI T2強調画像軸位断．
脳幹の各レベルとそれぞれの主要な解剖を示します．また，脳底動脈，椎骨動脈および頸静脈孔の位置を示します．
内耳道，舌下神経管の位置は図2ⒸⒹを参照のこと

在しMRIで視認可能です．脳神経核は中脳水道周囲に存在します．動眼神経（Ⅲ）は中脳内を前方へ向かって横断して大脳脚間から脳外へ出ます．滑車神経（Ⅳ）は脳幹背側から出る唯一の脳神経です．細い脳神経であるため特殊な撮像を行わない限り直接画像で観察できることはありません．

中脳蓋には**四丘体**があり左右上下の丘があります．上丘は視覚反射，下丘は聴覚反射に関与し，それぞれ外側膝状体，内側膝状体に連なります．

## ❷ 小脳

小脳は前庭神経系の中枢で平衡機能に関与し，その主たる機能は運動調節にあります．小脳は正中ほど古く，古皮質，旧皮質（前葉），そして新皮質（後葉）からなります（図2）．古小脳は最も古い機能を有し，小脳下面にある**小脳片葉**がこれに相当します．この領域は前庭小脳とも呼ばれます．旧小脳は正中にある**小脳虫部**と中間帯からなります．新小脳は両側の小脳半球を指します．小脳は3つの脚（上，中，下）で脳幹につながっています．脚で最大のものは

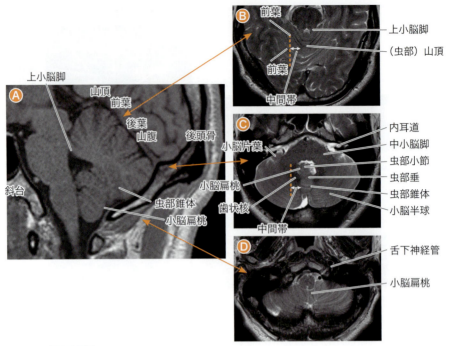

**図2 小脳の解剖**
Ⓐ MRI T1強調像 傍正中矢状断，Ⓑ～Ⓓ MRI T2強調画像 軸位断．
小脳中心に小脳虫部，小脳の核の主たるものを示します．Ⓐは正中に近いので前葉（旧皮質）が見られ，外側に行くにつれ後葉（新皮質）が多くを占めます．
中小脳脚，上小脳脚，内耳道，舌下神経管などが同定されます．
下小脳脚は図1Ⓓを参照のこと．

**中小脳脚**です．小脳の神経核は正中側に3つあり，いずれも第4脳室周囲存在します．これらのうち**歯状核**が最も新しく，MRIでも容易に同定可能です．

## ③ 後頭蓋窩の前正中構造

後頭蓋窩の下方正中に大孔があり，延髄，副神経脊髄根，椎骨動脈が通過します．

**斜台**は2つの骨で形成されており上方が蝶形骨，下方が後頭骨で，両者は蝶後頭軟骨結合によって結合されます．斜台の頭蓋内側面は硬膜で覆われ，斜台と硬膜の間には脳底静脈叢が存在します．脳底静脈叢は海綿静脈洞や脊柱管静脈叢に連なる一連の静脈叢を形成します．

動脈系では椎骨・脳底動脈が後頭蓋窩腹側を走行します．**椎骨動脈**は大孔から硬膜を貫通して後頭蓋窩へ入ります．椎骨動脈のV4レベルは環椎横突孔を出て，椎骨動脈合流部までを指します．椎骨動脈はMR angiographyで観察可能であり，血管解離が好発する場所なので常に意識して観察する必要があります．椎骨動脈から分岐する主要な分枝は前脊椎動脈と**後下小脳動脈（PICA）**があり，後者は延髄外側および小脳下面に供血します．

# 4 後頭蓋窩の前側方構造

後頭蓋窩の側方は**後頭骨**と側頭骨岩様部で形成され，両者の間には錐体後頭裂が存在します．**側頭骨岩様部**は後頭蓋窩の前外側部における直立した壁を形成します．

## 1）内耳道

**側頭骨錐体**（狭義の岩様部）の後面に内耳孔があり，これに連続して**内耳道**が錐体の後面を貫きます．内耳道は硬膜で覆われ，くも膜が入り込み脳脊髄腔の一部を成しています．内耳道には顔面神経（Ⅶ）と内耳神経（Ⅷ）が走行します．血管支配としては**前下小脳動脈**（AICA）の分枝である迷路動脈が内耳道を通って内耳へ分布します．

## 2）頸静脈孔

前出の錐体後頭裂は，その後下方で**頸静脈孔**に連続します．すなわち頸静脈孔は後頭骨と側頭骨の両者で囲まれた孔です．ダンベル状の形を呈し，その特徴的形態は頸静脈孔内突起に起因します．この突起と，それに付着する靱帯によって前方部と前方部に分かれます．前方部は**神経部 pars nervosa** と呼ばれ下錐体静脈洞と舌咽神経（Ⅸ），Jacobson 神経（舌咽神経鼓膜枝）が通過します．後方部は**血管部 pars vascularis** と呼ばれ頸静脈球が走向するほか，後硬膜動脈，上行咽頭動脈の硬膜枝，迷走神経（Ⅹ），副神経（Ⅺ）が通過します．

頸静脈孔は大きさと形態に多くの正常変異があり，左右非対称であることも多いです．**後頭蓋窩の静脈にはバリエーションが豊富であり静脈系の疾患により生じる画像所見は多彩な分布を呈する点には注意を払う必要があります．**

## 3）舌下神経管

**舌下神経管**は大孔の前外側縁やや上方にあり内同部を舌下神経（Ⅻ）および静脈叢が通ります．この静脈叢はS状静脈洞と内頸静脈とを連絡します．大孔のすぐ外側の後頭骨の顆管という孔があり，顆導出静脈はこの孔を通じて，S状静脈洞と連絡します．

■ 文献
1）「脳 MRI 1．正常解剖 第2版」（高橋昭喜／編著），pp204–219, pp234–262，秀潤社，2010
2）「すぐ役立つ救急のCT・MRI」（井田正博，他／編著），秀潤社，2012
　▶本書は第2版が出版されています．

# Chapter 1　読影の前に

# 7　動脈の解剖

竹内香代

## はじめに

脳動脈の基本的な解剖はの通りです．

内頸動脈（ICA）と椎骨脳底動脈は前・後交通動脈により脳底部で輪状に吻合し，それはWillis動脈輪と呼ばれますが，それを構成する動脈の発達には個人差があり，正常でも低形成な場合があります．

具体的には①前交通動脈（Acom），②片側の前大脳動脈水平部（ACA A1），③片側あるいは両側の後交通動脈（Pcom）は低形成でも臨床的に問題はありません．

また後大脳動脈（PCA）は通常，脳底動脈支配ですが，内頸動脈から起始する場合もあり，その場合，後大脳動脈交通前部（PCA P1）は，低形成のことが多いです（胎児型という正常変異）．

椎骨動脈も一方が描出されないことがあります．その場合，解離，閉塞の否定が必要です〔STEP ❶-4）参照〕．

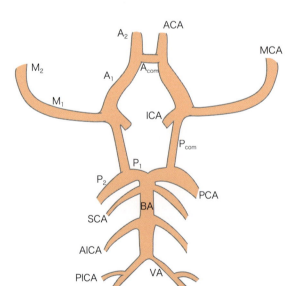

図1　脳動脈の解剖
ICA：internal carotid artery（内頸動脈）
ACA：anterior cerebral artery（前大脳動脈）
A1：前大脳動脈水平部
A2：前大脳動脈脳梁下部
MCA：middle cerebral artery（中大脳動脈）
M1：中大脳動脈水平部
M2：中大脳動脈島部
PCA：posterior cerebral artery（後大脳動脈）
P1：後大脳動脈交通前部
P2：後大脳動脈大脳脚部
Acom：anterior communicating artery（前交通動脈）
Pcom：posterior communicating artery（後交通動脈）
BA：basilar artery（脳底動脈）
VA：vertebral artery（椎骨動脈）
SCA：superior cerebellar artery（上小脳動脈）
AICA：anterior inferior cerebellar artery（前下小脳動脈）
PICA：posterior inferior cerebellar artery（後下小脳動脈）

# 1 脳動脈の見かたのポイント

### 1) 動脈瘤はないか

くも膜下出血の症例はもちろん，全例で動脈瘤の有無を確認してください．好発部（図2）を重点的に，MIP画像で全体を見た後に元画像をじっくり見てください．

### 2) 狭窄，閉塞はないか（図3）

内頸動脈（ICA）閉塞や中大脳動脈（MCA）の起始部狭窄などは簡単ですが，分枝閉塞や前下小脳動脈（AICA），後下小脳動脈（PICA）閉塞などは意識的に見ないと，見つけにくいです．病変の血管支配域を念頭におき探すと効率的です．

### 3) 広汎な壁不整はないか（図4）

全体的に病変があるとそれが病変であることに気がつきにくくなります．このような病態があるという知識と正常像を見慣れていることが必要です．

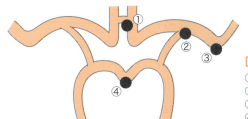

**図2　脳動脈瘤の好発部と頻度**
①Acom（30％）
②内頸動脈-後交通動脈分岐部（IC-PC）（30％）
③MCA M1末梢分岐部（20％）
④椎骨脳底動脈系（10％）

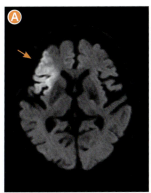 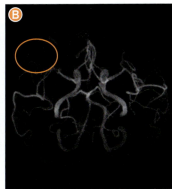 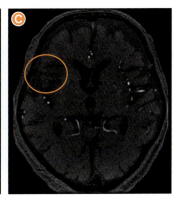

**図3　脳梗塞**
ⒶFLAIR画像，ⒷMRAのMIP画像，ⒸMRAの元画像
80歳代男性．意識障害，右共同偏視を認め，右前頭葉の急性期梗塞を認めました（Ⓐ→）．MRAで右MCAの腹側の分枝の閉塞を認めます．MIP画像のみではわかりにくいですが（Ⓑ〇の領域），元画像の左右差を比べると病変が指摘できます（Ⓒ〇の領域）．

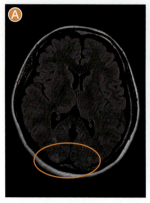
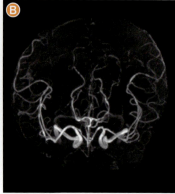
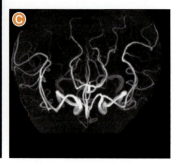

**図4　PRES/RCVS**
Ⓐ発症時のFLAIR画像，Ⓑ発症時のMRAのMIP画像，Ⓒ1カ月後のMRAのMIP画像
40歳代女性．後頭部痛，閃輝暗点，痙攣で発症しました．FLAIRで両側後頭葉に淡い高信号域を認め，MRAでびまん性の広狭不整を認めました．拡散強調画像では所見なし（未掲載）．両側PCAの所見が比較的わかりやすいです．1カ月後の経過フォローでMRAの所見はなくなりました．背景因子は子宮筋腫加療のためのリュープロレリンによるものでした．
PRES：posterior reversible encephalopathy syndrome（可逆性後頭葉白質脳症）
RCVS：reversible cerebral vasoconstriction syndrome（可逆性脳血管攣縮症候群）

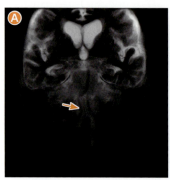
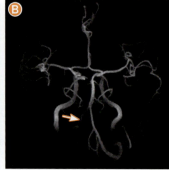

**図5　椎骨動脈解離**
ⒶBPAS，ⒷMRAのMIP画像
80歳代男性．嚥下障害精査で指摘されました．BPASでは太い右椎骨動脈が描出されていますが（Ⓐ➡），MRAでは右椎骨動脈は描出されていない部分があります（Ⓑ⇨）．

## 4）脳動脈解離はないか（図5）

　T2強調画像やBPAS（Memo参照）で見える外径とMR angiography（MRA）で見える内径に解離がないかを見ます．FIESTAやCISSスライス厚の薄いT2強調画像でflapが見えることもあります．

> **Memo**
> 　BPAS（basi-parallel anatomical scanning）とはビーパスと読み，斜台に対して平行に撮影した20 mm厚のheavy T2強調画像のことで，血流の影響を受けずに血管の外観を観察できます．

## 5）余計な血管はないか（図6）

　病変が太いとわかりやすいですが，細いと病変を見落としやすいです．

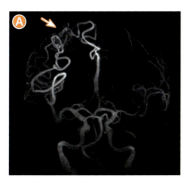
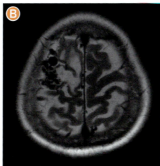

図6 AVM
Ⓐ MRAのMIP画像，Ⓑ T2強調画像
60歳代女性．右IC-PC動脈瘤破裂によるくも膜下出血発症時，右前頭葉にAVMを認めました（Ⓐ⇨）．周囲の脳実質は萎縮しています（Ⓑ）．
AVM：arteriovenous malformation（脳動静脈奇形）

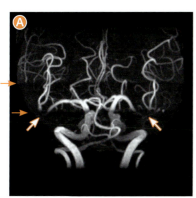
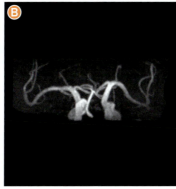

図7 MRAのアーチファクト
Ⓐ 3スラブのMRAのMIP画像，Ⓑ 1スラブのMRAのMIP画像
80歳代女性，脳ドックにて撮影．3スラブの撮影では両側MCAのM1遠位がスラブの境目で（Ⓐ→，背景の信号のグラデーションで境目がわかる），信号が減弱していますが（Ⓐ⇨），1スラブで撮影するとそのアーチファクトがなくなります（Ⓑ）．

### 6）拡張した血管はないか

痙攣後脳症やミトコンドリア脳筋症（mitochondrial myopathy, encephalopathy, lactic acidosis, and stroke-like episodes：MELAS）などでは脳動脈の拡張を認めます．

## ❷ 脳動脈を見るときのピットフォール

### 1）MRAのアーチファクト（図7）

スラブの境目は信号が減弱して狭窄病変様に見えるので注意が必要です．

### 2）タイミング次第で見にくいCT（図8）

造影CTのCT angiography（CTA）はタイミングが遅いと静脈がかなり描出されるので難易度が上がります．

### 3）血管奇形の拾い上げ

通常撮影しているMRAでは頭側の脳血管は一部撮影範囲外なので，病変をとり逃がさないためには全脳撮影する必要があります（図6Ⓐ参照）．
MIP画像は放射線技師が不要な部分を手動で削除しているので，稀に病変まで削除されていることがあります．元画像を確認してつくり直してもらいましょう．

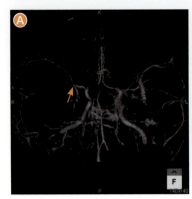 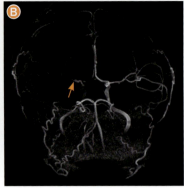

**図8　もやもや病**
Ⓐ造影CTのVR画像，ⒷMRAのMIP画像
40歳代男性，脳室出血の原因精査で指摘されました．造影CT，MRAともに右MCA起始部で閉塞を認めます（ⒶⒷ➡）．

■ 文献

1）高橋昭喜：第10章 脳血管．「脳MRI 1. 正常解剖 第2版」（高橋昭喜/編），pp263-302，秀潤社，2005
2）「知っておきたい頸部〜頭部動脈破格 MRAとCTAの読影が楽しくなる！」（内野 晃/著），金原出版，2015
3）「画像診断別冊KEYBOOK よくわかる脳MRI 第3版」（青木茂樹，他/編），学研プラス，2012

▶より詳細な解剖については1）を，今回触れていない破格については2），それぞれの疾患については3）を参照してください．

Chapter 1　読影の前に

# 8　静脈の解剖

田岡俊昭

## 1　静脈は「脇役」か？

　頭蓋内静脈の具体的な解剖に関しては，多くの教科書や文献が出ています[1〜3]．本稿では紙幅の都合上，頭蓋内静脈の解剖を網羅することはできませんので，静脈解剖のエッセンスについて述べます．静脈は動脈と比べると「地味」な印象をもつかもしれませんが，静脈の解剖を知ることにより理解が容易になる疾患や病態も数々あります．分布の特徴に関して大枠を把握しておくだけでも，病態や病変の局在を推測していく手がかりとなります．

## 2　頭蓋内静脈を評価するための画像法

　一般に頭蓋内の比較的大きな静脈の描出に用いられるのは，造影time of flight（TOF）法と，phase contrast（PC）法です．PC法で静脈を描出するには流速エンコードを通常5 cm/秒程度に設定します．PC法と比較して，造影TOF法の方が多くの静脈が描出できますが，得られるのは形態情報です．それに対して，PC法は流速情報を含んだ画像であり，静脈の閉塞の有無などの評価が容易です．

　脳実質内の微細な静脈の描出には磁化率強調画像が有用です．また，通常画像でのflow voidの所見が静脈に関連した病変の診断に有用なことがあります．より分析的に静脈の走行などを評価する場合には3D-gradient echo系の造影MRIも有用です．

　静脈洞の閉塞の有無の診断に拡散強調画像が有用となることもあります．拡散強調画像は少しでも流れがある部位は信号がなくなりますので，**拡散強調画像で静脈洞に一致して信号が見えた場合，血栓による信号である可能性を考えることになります．**

## 3　留意すべき頭蓋内静脈の解剖

　大脳表面の架橋静脈は脳表から硬膜静脈洞までのくも膜下腔から硬膜下腔を走行する静脈です．頭部外傷の際に破綻して硬膜下血腫の原因となることはよく知られています．この脳表の架橋静脈は個体間の変異も多く，初学者は，原則としてテント上の上半部は上矢状洞に，下半部は横静脈洞などに還流することを把握していればいいです．一方，深部静脈は個体間の変異

が少なく，その偏位の様式によって脳内病変の局在の決定に用いることができます．知っておくと役立つ静脈としては，視床線条体静脈（図1），内大脳静脈，脳底静脈，前中心小脳静脈などがあがります．

　硬膜静脈洞は硬膜の骨膜層と髄膜層の間に形成されています．上矢状洞や横静脈洞内部にはくも膜顆粒があり，静脈洞内の欠損像として描出されることがあります．これを腫瘍や静脈洞内の血栓と見誤ってはいけません（図2）．また，横静脈洞からS状静脈洞の発達は左右差があることが多く，一方の描出が不良であっても，病的なものなのか，生来の変異なのかを見極める必要があります．

　頭蓋内動脈を描出する通常のTOF法MR angiographyで，ときに海綿静脈洞やS状静脈洞などの静脈洞が描出されることがあります．多くの場合，これは主に行ったり来たり（to and fro）の静脈流によるもので，病的な所見ではないことがほとんどです．ただ，ときに硬膜動静脈瘻などの短絡疾患を示す所見であることもあります．このような所見が見られたときには，外頸動脈系などからの流入動脈の有無や，静脈圧の上昇を疑う所見（皮質静脈の拡張，静脈洞の変形など）をチェックします．

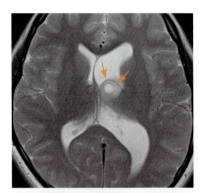

**図1　視床線条体静脈**
視床前核付近を中心とした毛様細胞性星細胞腫．腫瘤の前方に接して視床線条体静脈（→）が走行していることから，腫瘤は分界条の後方，つまり視床の病変であることがわかります．

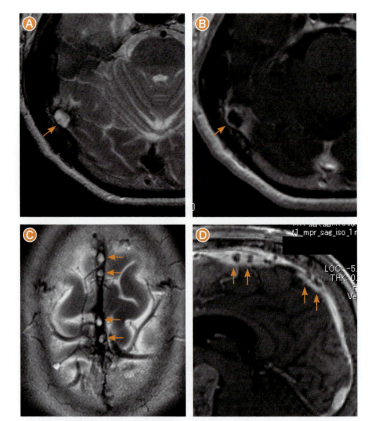

**図2　静脈洞内のくも膜顆粒**
上矢状洞や横静脈洞内部にはくも膜顆粒があり，T2強調画像で高信号，造影MRIでは造影欠損として描出されます．腫瘍や血栓と見誤らないように注意する必要があります．

脳実質内の静脈は髄質静脈と呼ばれます．表面に還流するものと，深部に還流するものがあり，深部に還流する髄質静脈は最終的には脳室壁の上衣下静脈などに流入するので，脳室壁周囲には多数の髄質静脈が扇状に収束します．髄質静脈と髄質動脈はよく似た走行や分布を示しますが，この脳室上衣下の領域は髄質動脈の分布は少ないです．

## 4 救急で遭遇しうる静脈関連の病態

### 1）静脈性梗塞

硬膜静脈洞を含む静脈の血栓性閉塞では，単純CTでの血栓自体の高濃度像や，造影CTでの静脈洞内の造影欠損であるempty delta signが有力な所見です．**MRIでは血栓の信号は経時的に変化することもあり，流れによる信号と混同しないことが重要です**．むしろMRIは組織の信号変化の評価に有用です．流域組織ではうっ血にともない浮腫性変化，出血をきたします（図3）．その分布は動脈の支配域と一致しません．拡散強調画像では静脈性浮腫と細胞障害を反映した信号が混在した形をとることがあります．ADC画像やb＝2,000 s/mm² 程度の高b値画像では所見が明瞭となります．

### 2）外傷によるびまん性血管損傷（diffuse vascular injury）

高エネルギー頭部外傷ではびまん性軸索損傷が有名な病態ですが，びまん性血管損傷も比較的よくみられる変化であり，脳室壁に向かって収束するように配列する微小出血が特徴的です．

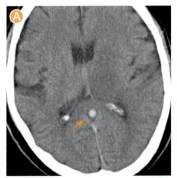
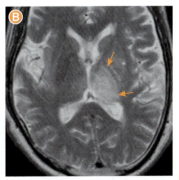
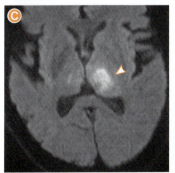
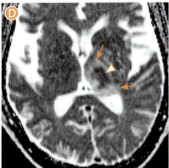

**図3　直静脈洞閉塞による視床の静脈性梗塞**

直静脈洞からGalen静脈の閉塞では，両側視床のうっ血をきたすことが多いですが，片側性のこともあります．
Ⓐ単純CTでは左視床の低濃度のほか，静脈血栓自体が高濃度として描出されています（→）．
ⒷT2強調画像では左視床の浮腫像（→）がみられます．
Ⓒ拡散強調画像では中央部分が高信号（▷）で，細胞障害の存在が示されます．
ⒹADC画像では静脈性浮腫による高値（→）と細胞障害を示す低値（▷）の分布が明瞭です．

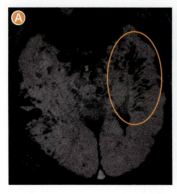
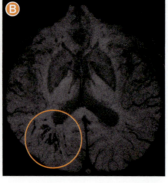

**図4　交通外傷によるびまん性血管損傷**
磁化率強調像（ⒶⒷは別の症例）で髄質静脈の分布に沿って配列する出血像（◯）が描出されています.

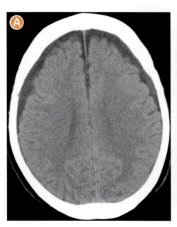
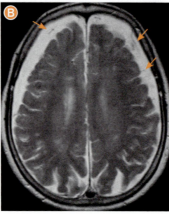

**図5　脳脊髄液腔の拡大**
単純CT（Ⓐ）では脳と頭蓋の間隔が開いていますが，T2強調画像（Ⓑ）を見ると同部には架橋静脈のflow void像（→）が認められ，このスペースがくも膜下腔であり，硬膜下出血や液貯留ではないことがわかります.

びまん性軸索損傷の局在とは必ずしも合致せず，脳室壁付近の静脈の損傷によるうっ血から髄質静脈に沿った出血をきたすのではないかと推測されています[4]（図4）.

### 3) 脳脊髄液腔の拡大と硬膜下血腫の鑑別

　高齢者の脳では，ときに前頭部で頭蓋骨内板と脳の距離が離れて描出されることがあります．その際に硬膜下血腫あるいは水腫と短絡的に診断してはいけません．脳表と内板の間に動脈あるいは静脈の像が見えていないかどうかを確認します．**圧排されることなく走行する脈管があれば，それは脳脊髄液腔が拡大しただけの状態です**（図5）．

### ■ 文献

1) 「Radiologic Anatomy of the Brain」（Salamon G & Huang YP），Springer, 1976
2) Fukusumi A：Normal Anatomy of Intracranial Veins: Demonstration with MR Angiography, 3D-CT Angiography and Microangiographic Injection Study.「Neurovascular Imaging: MRI & Microangiography」（Takahashi S, ed），pp255-283, Springer, 2010
3) Taoka T, et al：Structure of the Medullary Veins of the Cerebral Hemisphere and Related Disorders. Radiographics, 37：281-297, 2017
4) Iwamura A, et al：Diffuse vascular injury: convergent-type hemorrhage in the supratentorial white matter on susceptibility-weighted image in cases of severe traumatic brain damage. Neuroradiology, 54：335-343, 2012

# Chapter 1　読影の前に

# 9 脳室・脳槽の解剖

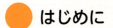

内山雄介

## ● はじめに

　頭蓋内において硬膜直下には内・外くも膜からなる"くも膜下腔"と呼ばれる空間と脳槽が存在します．さらに脳内には脳表や脊髄表面のくも膜下腔と互いに交通する脳室が存在し，これらの空間は内部を脳脊髄液（髄液）によって満たされ，脳を保護しています．
　本稿では，この緩衝剤の役目を果たしているくも膜下腔や脳槽，脳室，およびその周辺の解剖学的構造や正常変異などについて概説します．

## 1　脳室の発生と解剖

　脳は神経管の前端部から発生し，神経管内の空洞は発達に伴って変化します．特に脳胞が膨大する部位では内腔も広くなり最終的に脳室になります．終脳胞は一対の半球胞を形成し，側脳室へ，前脳胞では内腔が第3脳室，後脳胞では第4脳室となります[1]．
　側脳室と第3脳室はMonro孔で連続，また第3脳室は中脳水道によって，橋・延髄・小脳で囲まれた第4脳室と連続しています（図1）．

## 2　各脳室の解剖

### 1）側脳室

　側脳室は部位によって前角・体部・三角部・後角・下角に分けられます．また側脳室の前角と体部は脳梁と脳弓体の間に存在する透明中隔によって左右に隔てられます（図2）．

#### a）前角

　Monro孔よりも前方の前頭葉側に伸びる部分です．前角部の上外側部で脳室腔が小さく非対称性，嚢胞状になった状態がときに観察されますが，これは脳室上衣層が癒着したcoarctationと呼ばれる正常変異です．

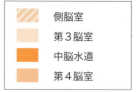
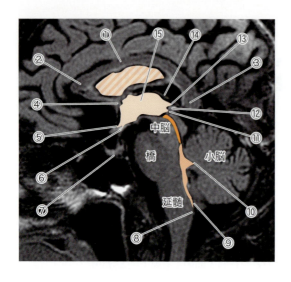

**図1　MRI矢状断像で見た脳室の概観**
3D FLAIR矢状断像．Magendie孔は小脳延髄裂の後下方に開口しているため通常の横断像では観察が困難ですが，後下小脳動脈が延髄背側部より小脳延髄裂に向かって上行する部分（posterior medullary segment）で，第4脳室脈絡叢への分枝が出るレベルが一応の目安になります．

① 脳梁体部
② 脳梁膝部
③ 脳梁膨大部
④ 前交連
⑤ 視交叉陥凹
⑥ 漏斗陥凹
⑦ 下垂体
⑧ 閂
⑨ Magendie孔
⑩ 室頂
⑪ 後交連
⑫ 松果体・松果体陥凹
⑬ 松果体上陥凹
⑭ 脳弓ヒモ
⑮ 視床間橋

凡例：側脳室／第3脳室／中脳水道／第4脳室

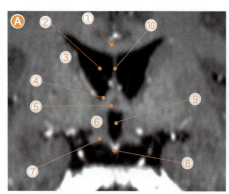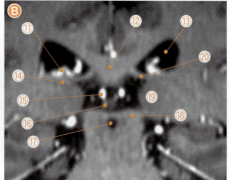

**図2　側脳室・第3脳室のMRI冠状断像**
Ⓐ前交連を通る断面，Ⓑ中脳水道を通る断面（ともに造影T1強調画像）
①脳梁体部，②側脳室前部，③尾状核，④脳弓柱，⑤前交連，⑥視床下部，⑦視索，⑧下垂体漏斗部，⑨第3脳室，⑩透明中隔，⑪側脳室脈絡叢，⑫脳梁膨大部，⑬側脳室体部，⑭脈絡裂，⑮内大脳静脈，⑯松果体，⑰中脳水道，⑱上丘，⑲視床枕，⑳脳弓脚

## b）体部

　　Monro孔より後方から視床後端までの部分で，内側壁は透明中隔と脳弓で構成されますが，体部後方では脳梁体部と脳弓が接しながら通常は消失します．ときにこれが癒合せず内腔が残った状態が透明中隔腔やVerga腔と呼ばれる正常変異です（図3）．
　　下壁は脳弓体〜脳弓脚，外側が視床と接しますが，これらの間には脈絡裂が存在します（Memo参照）．脈絡裂は側脳室脈絡叢の付着部で，脈絡叢に分布する動脈分枝や，脳室外で内大脳静脈と連続する上衣下静脈などの通路となります[2]．

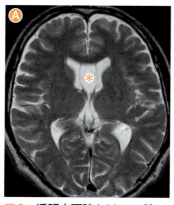
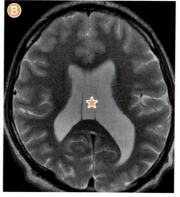

**図3 透明中隔腔とVerga腔**
Ⓐ透明中隔腔,Ⓑ Verga腔(ともにT2強調横断像)
透明中隔腔(＊)は通常横断像でMonro孔よりも前方に限局するもので,透明中隔腔が側脳室体部より後方へ延長したものをVerga腔(★)と呼びます.

### c) 三角部

側脳室体部の後方に位置し,体部,後角,下角が合流して内腔が広くなった部分です.CTやMRIで三角部を観察すると,側脳室脈絡叢の生理的石灰化や脈絡叢嚢胞などがよく見られます.

### d) 後角

三角部から後頭葉に伸びる部分で,サイズや形状には個人差や左右差が大きいことが知られています.また,三角部〜後角移行部では脳室壁が癒合し,ときに後角後端が囊胞状に分離して見える状態が観察され,これは副後頭室(後角分離)と呼ばれる正常変異です.

### e) 下角

三角部から側頭葉内へ向かって伸びる部分で内側壁には脈絡裂が存在し視床と海馬采を分けます.下角のサイズや形態にも個人差があります.

## 2) 第3脳室

第3脳室は間脳(視床)を正中で隔てる扁平な空間で,前上方でMonro孔を介し左右の側脳室と,尾側では中脳水道を介し第4脳室と交通しています(**図1, 2**).

> **Memo**
>
> **脈絡叢および脈絡裂**
> - 脈絡叢:脳軟膜で裏打ちされた脈絡組織が,豊富な血管を伴って脳室上衣層で覆われた脳室内腔面に向かって陥入した構造物のこと.
> - 第3脳室脈絡叢:第3脳室脈絡組織の下葉が第3脳室内へ陥入したもの.
> - 側脳室脈絡叢:第3脳室脈絡組織の上葉が第3脳室吻側端近くで後外側に折り返り,脳弓〜視床の間を通って側脳室内へ突出したもの.また,側脳室内に移行する境界の軟膜間隙が脈絡裂と呼ばれる部分.

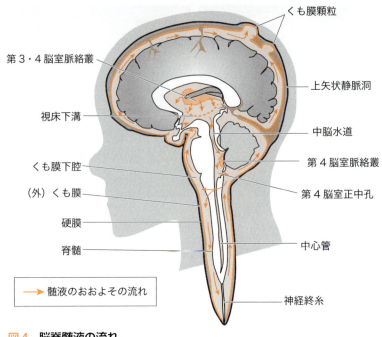

図4 脳脊髄液の流れ

### 3）第4脳室

　第4脳室は小脳と橋・延髄の脳幹部で囲まれたひし形の空間で，小脳側の第4脳室蓋，脳幹側の第4脳室底から構成されます．Magendie孔下縁に位置する閂（obex）と呼ばれるところで急激に細くなります（図1）．第4脳室蓋正中部に上髄帆，その外側に上小脳脚があり，上髄帆を下方に辿ると第4脳室蓋の後方に向かう菱形の頂点（室頂）に達し，さらに下方へ辿ると下髄帆へと移行します．
　第4脳室脈絡組織の内側部は後下小脳動脈，外側部は主に前下小脳動脈で灌流されます．

## ❸ 脳脊髄液の循環

　髄液量は成人でおよそ150 mLとされ，1日では約500 mL産生されます．この液体は脳室内やくも膜下腔を常に循環し，1日に約3〜4回入れ替わります[3]．
　側脳室や第3，4脳室の脈絡叢でつくられた髄液は，脳室内からくも膜下腔（脳槽）へと連絡し，脳表や脊髄表面を灌流した後にくも膜顆粒より吸収されます（図4）．また，大孔（大後頭孔）より脊柱管に入った髄液は，脊髄をとり巻く静脈叢から静脈に入るか，脊髄神経の神経鞘の内部を灌流し，最終的にはリンパ流に入るとされます[4]．
　上述の髄液の流れが何らかの原因（髄液の産生過多や吸収障害，腫瘍や炎症細胞の浸潤，リンパ排液路障害など）で障害を受けると水頭症の状態となります．

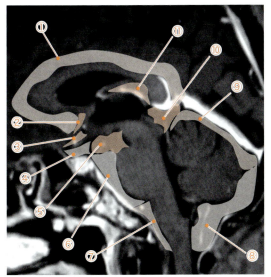

図5　MRI T1強調矢状断像で見た脳槽の外概

① 脳梁周囲槽
② 終板槽
③ 視交叉槽
④ 鞍上槽
⑤ 脚間槽/脚槽
⑥ 橋前槽
⑦ 延髄（前/周囲）槽
⑧ 大槽
⑨ 上小脳槽
⑩ 四丘体槽
⑪ 中間帆槽

## 4 脳槽（くも膜下槽）の解剖

くも膜下腔が局所的に広くなった空間を"脳槽"と呼び，頭蓋内にはおよそ20の脳槽が存在しています（図5）．

## 5 くも膜小柱とLiliequist膜

くも膜下腔には多数のくも膜小柱とくも膜小柱膜と呼ばれる結合組織が存在し，内部を走行する血管や神経を支持しながら多数の脳槽を区分しています．代表的なくも膜小柱膜はLiliequist膜と呼ばれ，テント切痕前方で鞍上槽の背側から橋・中脳腹側の脚間槽内に存在し，テント上下のくも膜下腔を境界しています．通常のMR画像では観察困難ですが，MR cisternography（3D CISSやFIESTA，b-FFEなどの撮像法を用いた高分解能T2強調像）で観察可能です[5, 6]（図6）．

閉塞性水頭症の治療で行われる内視鏡的第3脳室開窓術や破裂脳動脈瘤によるくも膜下出血の開頭治療などでは，Liliequist膜の開窓が髄液循環の改善に有用とされています[7]．

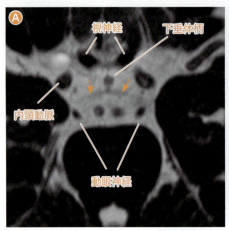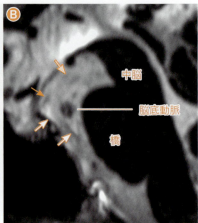

**図6 MRIで見たLiliequist膜の描出**
造影CISS：Ⓐ横断像，Ⓑ矢状断像
Liliequist膜は上下二葉の膜構造で境され，鞍背から両側乳頭体に向かうsellar segment（→）とdiencephalic segment（⇨），および脳底動脈前面に向かうmesencephalic segment（⇨）で構成されます．
Liliequist膜のsellar segmentは比較的厚く，どの撮像面でも終板と同程度の厚さで同定されますが，diencephalic segmentの乳頭体側やmesencephalic segmentでは非常に薄く，撮像条件によっては同定困難です．

■ 文献

1）「神経解剖学」（新見嘉兵衛/著），p.13，朝倉書店，1976
2）高橋昭喜：脳室と脳槽．「脳MRI 1．正常解剖 第2版」（高橋昭喜/編著），pp92-144，秀潤社，2005
3）石井一成：脳脊髄液の循環動態とMRI．「脳のMRI」（細矢貴亮，他/編），pp749-752，メディカル・サイエンス・インターナショナル，2015
4）Greitz D & Hannerz J：A proposed model of cerebrospinal fluid circulation: observations with radionuclide cisternography. AJNR Am J Neuroradiol, 17：431-438, 1996
5）Fushimi Y, et al：Liliequist membrane: three-dimensional constructive interference in steady state MR imaging. Radiology, 229：360-5; discussion 365, 2003
6）宇都宮英綱：Blake's pouch cyst．「よくわかる脳MRI 第3版」（青木茂樹，他/編著），pp342-343，学研メディカル秀潤社，2012
7）西山健一，他：水頭症の内視鏡手術に必要な解剖と知識．脳神経外科ジャーナル，22：349-356，2013

Chapter 1　読影の前に

# 10 救急における画像診断の戦略

山田　惠

## ● はじめに

　筆者は長年にわたって大学病院に勤務し，教育者の道を歩んで参りました．そうしますと，ほぼ毎年，くり返して新人に教えている事柄が存在するのに気づきます．それはさまざまな局面における画像診断の戦略です．当然ながら「戦略」は扱う疾患やモダリティによって大きく異なります．そこで本稿では，研修医にとってまず重要となる救急領域における画像診断の進め方（アルゴリズム）について放射線科医の考え方をご紹介します．ここで提示する戦略はあくまでも1つのサンプルであり，ほかに何通りも方策があると想像しますので，参考程度に捉えていただければ幸いです．

## 1　ミッションの重要度を意識

　治療方針に大きな間違いが生じないよう，方向づけをするのが放射線科医の役割です．画面の向こう側にいる患者が現在どのような介入を必要としているか，については常に意識しながら判断を進めていく必要があります．もう少し平たく言うと，救急においては「生死を分ける所見」を探すことに，まずは注力するべき，と言い換えることができます．

### ● クリティカルな所見の発見に注力する

　患者にとってクリティカルな所見とはどういうものでしょう？例えば出血（Chapter2-A-1 脳実質内：高吸収 参照）やシフト，そしてヘルニアはその1つです（Chapter2-A-8 ヘルニア・シフト 参照）．シフトのなかでもミッドラインシフトであれば脳の左右対称性が失われますので，医学生でも見落とすことはありません．しかし頭尾方向に生じるようなシフトは意外に気づかれにくいことがあります．また急性水頭症による脳室拡大も萎縮と間違われて見逃されている場合があります（Chapter2-A-7 脳室開大 参照）．脳を俯瞰的に観察することも忘れてはいけません．PACS（picture achiving and communication system）を用いた読影になってからは画像をスタックとして扱い1スライスごとにめくるようにして観察する方法（ページング）が現在は一般的になっています．しかし筆者がタイル表示を必ず一度は観察するようにしているのは鳥瞰図を得るためです[1,2]．

## ❷ 電話をする前提で読影開始

　救急という分野は時間との勝負です．したがって画像診断に携わるものは結論を早く出して主治医とコミュニケーションをとる必要が生じます．「迷ったら電話せよ」という教えは多くの教育現場で伝わっているものと信じますが，一様に初学者にとってはハードルが高いようです．例えば次のような会話に遭遇したことはないでしょうか？

　指導医：あ，これ大変なことになっとるね．すぐに主治医に電話しといて．
　研修医：わかりました，レポート書いたらすぐに電話しておきます．
　指導医：あほ，今すぐ電話せんかい．

　研修医君の気持ちはよくわかります．考えを文章にまとめてから電話する方が先方（多くの場合，他科のえらいさん）とまともな会話ができるのは自明です．しかし，それでは介入する好機を逸して手遅れになってしまうこともありえます．文章が一方向性の情報伝達手段であるのに比べ，電話は双方向性であり，そこに最大のベネフィットが存在します．会話をしながら，その都度，新たに加わる情報をもとにして，判断を練り上げていく過程が重要なわけです．最終判断には流動性が存在することを前提として，自ら思考過程に参画する姿勢が大切です．

　加えて言えば救急室に直接出向いて話をすることも大いに推奨されます．というのも，直接，顔を見ながら話をする方が明らかに効果的だからです．またコミュニケーションの内容は何らかの形で記録に残しておくのが定石です．例えばレポートの最後に「上記内容は主治医○○医師に口頭で伝達した」といった具合です[3]．

## ❸ 判断に至るまでのスピードが命

### 1）初学者と熟練者の差

　初学者と熟練者の最も大きな違いは判断に至るまでのスピードです．熟練者が見れば結論に至るまで0.1秒もかからない症例でも，初学者にとっては1時間も考え込んだ挙げ句，間違った判断に至るような症例も決して少なくありません．この差はどこからくるのでしょう？　一言で言うと場数です．心理学ではinattentional blindness[4]と呼ばれます．能動的に注意を向けなければ見えてこないもの，というものが存在しうるわけです．逆に事前に異常の出現する場所を知っていれば，所見の方が勝手に目に飛び込んできます．このような瞬時の判断を行うことができるようになるには，とにかく画像に慣れ親しんでおくことが大切です．

### 2）脳内にテンプレートをつくる

　電車で通学をしたことのある人は以下のような経験をしたことはないでしょうか？　時速100 kmで流れ去る車窓の風景をぼんやり眺めながら，昨日はなかった新しいラーメン屋が開店しているのに気づいた，といった経験です．ごくわずかな変化でも毎日見ていると，集中して観察していなくても，はっと気づきやすい訳です．即ち「**普通の病気**」あるいは「**正常例**」をたくさん見ることにより自分の脳内にテンプレートをつくり上げていくわけです．

### 3）書籍だけでは不十分

　随分前にあるレジデントが次のような愚痴をこぼしました．「毎日，業務量が多くて本を読む時間がありません」と．言いたいことはわからない訳ではありません．しかし筆者はその姿勢に賛意を表すことはできませんでした．本さえ読んでいれば自然に仕事が身につくはず，という考えは，そもそも誤っています（本を執筆している私が言うのもナンですが）．書籍には異常な症例，しかも派手な所見を呈する症例しか載っていません．限りある紙面で1枚だけ画像を掲示して，症例を説明しようとすると，どうしてもそういう症例が選ばれてしまいます．本書のような書籍で考え方を学んだり，辞書的に鑑別疾患を調べたりするとともに，書籍では取り上げられないcommon diseaseや正常例は筋肉トレーニングのつもりで淡々と数をこなしましょう．これがスピードアップへの唯一の近道です．

## ❹ 直感と分析を使い分ける

　救急の現場で大急ぎの判断を下すにあたっては「直感」に頼らざるをえません．ところが「直感的判断」と「エラー」は表裏一体です．この大いなるリスクにはどのようにして対処すればよいのでしょう．それは**「直感」と「分析」を相補的に使い分ける**ことです．名前がついていてdual process modelと呼ばれます．診断学の領域ではこれを専門とする人もいるくらいです．興味のある人はこのキーワードで調べてみることをお勧めします．

　それでは分析的に見るとはどういうことを指すのでしょう？ 以下に放射線科医の業務になぞらえて，いくつかの項目に分けて考察していきたいと思います．似たような概念をくり返し述べることによる冗長感は少々我慢してお付き合いください．

### 1）チェックリストを使う 〜その1 病変探索〜

　決められた手順に則って情報を処理するのが最も安全な分析的読影法の1つと言えます．例えば，解剖をベースにしたチェックリストをつくることは可能です．1つの例をあげると，脳を見た後は眼窩，副鼻腔，乳突蜂巣，頭蓋骨，頸部といった順番で見ていくことが，これに相当します．画像の外から内へ向かって順番に見ていくという人もいます．このあたりの手順は各個人が自分にあったリストをつくればよいと思います．

　なお，上記のチェックリストに頭蓋骨も入っている理由は悪性腫瘍を探索するためです．脳梗塞の背景因子に悪性疾患を有する人は必ず一定数います（Chapter5-1 脳梗塞 参照）．したがって骨病変は確認の価値があります．眼窩がチェックリストに入っているのはMRIに運ばれる場合，金属の有無を確認しておく価値があるからです（Chapter3-A-7 MRIのアーチファクト 参照）．ちなみに筆者はCTスキャンの読影時に冒頭にあげたチェックリストを使っていますが，1つの特長を追加するとすれば内頸動脈サイフォン部の石灰化を見ることを心がけていることです．この部分が重要なのは患者の動脈硬化の状態が大ざっぱにわかるからです．

### 2）チェックリスト 〜その2 鑑別を考える〜

　以上のプロセスを経て病気の検出が終わった段階で，次はetiology（病因）に関するチェックリストを活用することになります．病変を見たときに頭に最初に浮かぶ診断はさておき，第

2第3の可能性について考えることは習慣とすべきです．平易な言葉で言えば鑑別診断を考えましょう，と換言可能です．**単一の推論に満足するのではなく，必ず代替案を準備しておく**という思考様式は医学者が長年かけてあみ出した定石の1つです．初学者ほど最初に頭に浮かんだアイデアに囚われがちですが経験を積んでいくに伴い「たいていの予想外のことは起こりうる」ということを学びます．外傷性の硬膜下血腫だと直観的に思ったとしても一応，腫瘍内出血である可能性も少しは考えておく，といった感じで若干の幅をもたせた判断を下すほうがよいということです（Chapter2-A-3 脳実質外の異常所見 参照）．鑑別診断の考え方の詳細については各項目にゆだねたいと思います．

## ❺ 画像の上を二度歩く

前述の「❹ 直感と分析を使い分ける」とかなり共通点があることは承知で，次の概念を提示したいと思います．即ちエラーを減らすためには画像を2通りの異なる目線から観察する方が安全だという点です．具体的には第1に臨床情報に軸足をおいた臨床家目線で，そして第2に画像所見により重きをおいた放射線科医の目線です．両者のうち，どちらからスタートするかは個人の好みもあるでしょう．人によっては臨床情報を完全に伏せた状態で読影を始めるようですが私は臨床情報を見てから読影を開始します．特に救急においては最初にエッセンシャルな情報をつかむ必要がありますので臨床情報を見た後で読影を始めるのがリーズナブルかもしれません．

## ❻「想像力」の重要性

若手医師と読影していると，ときに次のような場面に遭遇します．

指導医：この所見は多分，○○○という病気やね．
研修医：へぇー，そうなんですか．こういう症例ご覧になったことあるんですね．
指導医：いや見たことない．
研修医：あ，はい…（言外に，じゃあ何でわかるの？）．
指導医：（雰囲気を察して）ん？ いや想像や．

ここで述べられる「想像」は多くの場合，単なる妄想や当てずっぽうではなく，その背景には病理学や生理学といった基礎医学的根拠，ないし経験則から獲得した病気に関する体系的知識などがあります．病気の数は無数にあります．また同じ病気でも表現型が無数に存在します．全てを把握することは人智を越えています．過去の報告も全てを網羅しているわけではありません．また既報であったとしても，それら全てを記憶することは不可能です．知識と現実のギャップを埋めるのが想像力ということになります．

## 7 見たものすべてを信じない

前述の「想像力」の話と若干の共通項がありますが，目に映るものを全て信じてはいけないということも時間をかけて学びとる必要があります．

初学者ほど画像所見が真の姿であると思い込む傾向があるようです．「画像は嘘をつかない」と信じている人もいるようですが，実際には大いに嘘をつきます．卑近な例としてはpartial volume effect（部分容積効果）があがります（Chapter2-A-10 脳以外のチェックリスト，Chapter2-A-11 アーチファクト 参照）．スライスの厚みによる偽像は初学者にとっては直感的な理解をしにくい領域かもしれません．単純写真でも合成影が大きな問題となります．これら偽像を目の当たりにしても，それに気づくのにはそれなりの鍛錬が必要です．数をこなさなければいけない理由はここにあります．

## 8 カンファレンスにおける姿勢

放射線科医の仕事は読影室で完結するものではありません．冒頭にも述べたように電話をする場合や救急室へ出向くこともありますが，より日常的な情報交換の場所はカンファレンスだろうと想像します．我々が画像から取得した情報をどのように臨床家に伝え，効果的に共有するかに関して，以下に少し考察を進めてみたいと思います．

### 1）悪い方のシナリオを想定する

楽観的な観測を述べて主治医を安心させるのが放射線科医の職務ではありません．注意喚起が主たる仕事です．したがって判断に迷う症例で，間違う可能性があれば，悪い方のシナリオに軸足をおいて間違えるべきでしょう．自分が下した悲観的判断が間違っていることを願いながら最終判断を伝えるべきだと思います．

一方で同僚でもある他科医師を無意味に窮地に追いやるような言動は不必要だと思います．例えば主治医が「硬膜下血腫のsubtotal removalをしました」と若干甘目の見立てをしているところへ，放射線科医が「全然取れてないよ．シフトが残ってんじゃん」などと申し述べる必要はないということです．症例ごとに放射線科医として知りえないさまざまな背景因子があるのかもしれません．患者の状態さえ改善に向かっていれば画像所見などどうでもよい場合だってあるわけです．我々の画像による観察が全てであるという立場はとらないほうがよいと思います．逆に過剰な迎合をして同僚のミスを隠蔽するようなことがあってはいけません．両者の間のバランスを上手にとりましょう．

これらは放射線科医だけでなく，救急外来を担当する全ての医師に必要な考え方かもしれません．

### 2）経験に頼ってはいけない

ときどきカンファレンスで「私の経験では…」といった枕言葉を聞きますが，そのときに発言者が若手だと，吹き出してしまいそうになるのは私だけでしょうか？ かなりの年季が入った後なら別かもしれませんが，若い間は可能な限りこのセリフは多用しないほうがよいと思いま

す．上にも書きましたが，どれだけ努力したとしても無数にある病気の一部しか自身で経験することはできません．経験した症例も大半は証明を伴わない種類のものです．すなわち我々は自身の浅薄な経験に依存して判断してはいけないと思うわけです．日常の他愛のない会話であれば内容にファジーなところがあってもよいと思います．しかし，臨床の現場ではこれを徹底的に排除できることが好ましいと思います．これは概念として次の「3）伝達は簡潔に（そして正直に）」にもつながります．

### 3）伝達は簡潔に（そして正直に）

カンファレンスで人の発言を傍から観察していてときに気づくことがあります．それは「わからない」あるいは「知らない」という事実を隠し，長々とコメントをする人がいることです．何らかの意味のある結論に到達できない，とわかっているのにムダな演説で他者の貴重な時間を埋めてしまうようなことは避けた方がよいと思います．直球を投げる習慣を普段からつけておきましょう．特に救急の現場ではメッセージがシンプルであることは重要です．熟練した放射線科医が見て「さっぱりわからない」というコメントを投げかけたとしても，それ自体が救急医にとって貴重な情報でありうると思います．無論，わからないことをストレートに認めるのは初学者にとっては悔しいことかもしれません．しかし医療という職務は自身のプライドを保全するためにやっている訳ではありません．あくまでも画像の向こう側にいる患者のためにスキルを発揮しようと努力しているわけです．したがって真摯な気持ちで自身の無知を認める勇気をもつべきです．

## ❾ 画面に向かって毒づかない

最後にいくつか我々放射線科医の陥りがちな盲点について考えてみたいと思います．頭部のCTをずっと見ていると正常例が続きがちです．このときに「また正常か！正常なのにCTを撮って！」と画面に向かって文句を言いたくなることはありませんでしょうか？筆者自身も昔はそう思っていました．しかし，これは放射線科医の圧倒的な弱点（あるいは盲点）です．大きな構造のなかでの放射線科医の立ち位置を考えてみるとそれがわかります．臨床家は頭部CTをオーダーするに際して何もないことを願いながら依頼します．放射線科医側は「何もなくてよかったね」と答えてあげるのが仕事なのです．もちろん被曝低減の観点から臨床家に小事を言うのは職務の範囲内にあります．特に乳幼児・小児への頻回のCTのオーダー，というのは厳重なる注意喚起を行うべきです（Chapter1-3 医療被ばく 参照）．この種の例外を除けば検査が正常であったことを過度に批判的に見ることは避けた方がよいと思います．

## ❿ 人間は失敗からしか学べない

悲しい事実ですが人間が何かを学びとるに際して，最も強烈な印象を脳に刻み込む瞬間というのは自分自身が手痛い過ちを犯したときです．このようなエラーを少なくするには他人と経験を共有する作業が必要になります．見落とし症例を議論することができる部内のカンファレ

ンスは最低でも週に1回は開催するべきです．またお互いに見落としを指摘し合えるフランクな職場環境をつくるべく努力する必要があります．見落とし症例をティーチングファイルにしておくことも重要です．これを折りに触れて見直すことでエラーを最低限にとどめることができるからです．ティーチングファイルがPACSと連動していると日常臨床での活用が容易となり，なおさら使い勝手は良いでしょう（Chapter1-4 最低限必要な読影環境 参照）．

## ⑪ 口述筆記ノススメ

　口頭でのコミュニケーションが最も大事であることは冒頭に述べましたが，救急の現場においては迅速なレポートの発行も必要となります（Chapter1-4 最低限必要な読影環境 参照）．それに際してディクテーションを行うことができる人は分単位でレポートを早く仕上げることができるというアドバンテージがあります．

　筆者の観察する限り口述筆記ができるか否か，というのは個人の獲得した読影スキルとほぼ正比例しています．すらすらと口述ができるというは必要不可欠なチェックリストがしっかりと頭に入っていることを意味します．普段の診療のなかで自身の熟練度を測る方法の1つとしては口述筆記を目標の1つに入れておくことは決して悪いことはないと思います．

## ⑫ おわりに

　本稿では救急における画像診断のアルゴリズムを考えて参りました．このなかで臨床家と放射線科医という2つの大きな対立軸を設定したうえで話を構築しました．しかし現実問題として救急医療に放射線科が深く関わっていない病院もたくさん存在します．この場合，救急医が画像診断領域まで網羅せざるをえないことは容易に想像可能です．実はメディアを賑わすような「投薬・治療のエラー」と比べると「診断上のエラー」の方が遥かに多いとされています．「診断」という初段階でのエラーを限りなく小さくするには，画像診断の精度向上が不可欠です．そのためには相補的な役割分担をするチームの形成が必要となります．これを構築していくのが次の世代の医師に委託された重要なタスクの1つだと思います．

### ■ 文献

1) 山田 惠：頭部CT・MRIへのアプローチ①基礎編：検査オーダーのコツから読影の基本まで．レジデントノート，15：1882-1888，2013
2) 山田 惠：頭部画像の読影の基本．レジデントノート，16：1428-1432，2014
3) ACR Practice Parameter for Communication of Diagnostic Imaging. Revised 2014（Resolution 11）＊
   https://www.acr.org/-/media/ACR/Files/Practice-Parameters/CommunicationDiag.pdf
4) Waite S, et al：Interpretive Error in Radiology. AJR Am J Roentgenol, 208：739-749, 2017

# Chapter 2

# CT所見からのアプローチ

# Chapter 2　CT所見からのアプローチ

## A　基本的な所見

# 1　脳実質内：高吸収

井上明星

### 所見からのアプローチ

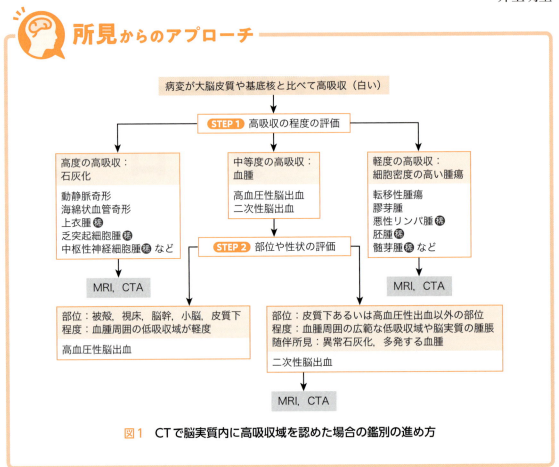

図1　CTで脳実質内に高吸収域を認めた場合の鑑別の進め方

### はじめに

　原子番号の大きい物質ほどX線を吸収します．CT装置から発生したX線を多く遮るような物質が存在すると，検出器に到達するX線が少なくなる結果，CTで白く描出されます．本稿では頭部CTの表示条件（ウインドウレベル40，ウインドウ幅80）で観察した際に，**大脳皮質より白い病変を高吸収**と表現します．

　以降，救急診療で遭遇しうる高吸収病変に焦点をあてた診断アプローチを解説します（図1）.

## STEP 1 高吸収の程度を評価する〜どのくらい白いか〜

　CTで脳実質内に高吸収域を認めたら，まずは**高吸収（白さ）**の程度で大きく3つのカテゴリーに分けます（図1）．
①高度の高吸収：骨と同じくらいの高吸収　→　石灰化
②軽度の高吸収：大脳皮質や基底核と比べて少し高吸収　→　細胞密度の高い腫瘍
③中等度の高吸収：①と②の中間　→　血腫

### 1）高度の高吸収

- 機序：骨と同じくらいの著明な高吸収は**石灰化**を意味します．
- 淡蒼球，脈絡叢，松果体，手綱交連，小脳歯状核，大脳鎌やくも膜顆粒などの硬膜に生じる石灰化のほとんどは**生理的石灰化**です（Chapter3-A-3 T2*強調画像，SWIの威力 参照）．
- 生理的石灰化と断定できない石灰化に対しては，MRIやCT angiography（CTA）での精査が必要です．
- 脳動静脈奇形や脳動脈瘤の壁に石灰化を伴う場合があります．また脳腫瘍のなかには石灰化を高頻度に伴うものがあります[1]．
このような血管性病変や腫瘍性病変が救急疾患として発症することもあり，石灰化の存在が診断の手がかりとなることがあります（図2）．

### 2）軽度の高吸収

- 機序：細胞成分は間質よりも吸収値が高いため，細胞密度の高い腫瘍は，大脳皮質や基底核と比べて少し高吸収に描出されます[1]（図3）．
- 質的診断や病変範囲の把握のために造影MRIでの精査を要します．

### 3）中等度の高吸収

- 機序：血腫中の赤血球に含まれる鉄のため高吸収を示します（図4）．
- 血腫の場合は，**高血圧性脳出血**と，器質的疾患を背景とした**二次性脳出血**を区別する必要があります．脳実質内の出血の8割以上が高血圧性脳出血ですが，残りの2割は高血圧以外の器質的疾患による二次性脳出血（非高血圧性脳出血，表1）です[2]．

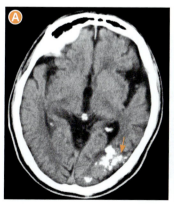
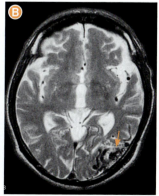

**図2　高度の高吸収（石灰化）：脳動静脈奇形**
70歳代男性．めまい，嘔気，右手のしびれを主訴に受診されました．
Ⓐ単純CT画像．左側頭葉に頭蓋骨と同程度の高吸収域を認めます（→）．
ⒷT2強調画像．右側頭部には点状〜管状のflow voidを認めます．ナイダスと考えられます（→）．

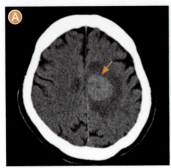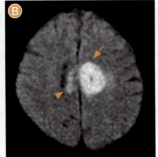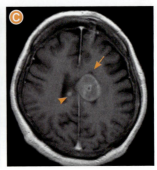

**図3　軽度の高吸収：悪性リンパ腫（diffuse large B-cell lymphoma）**
50歳代女性．主訴は右片麻痺です．
Ⓐ 単純CT画像．左半卵円中心に境界明瞭な大脳皮質よりも高吸収な腫瘤を認めます（→）．周囲には低吸収域を伴っています．
Ⓑ 拡散強調画像．腫瘤は著明な高信号を示しています（→）．脳梁体部にも病変を認めます（▶）．
Ⓒ 造影T1強調画像．腫瘤は辺縁優位に増強されています（→）．脳梁体部の病変も造影されています（▶）．

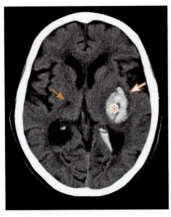

**図4　中等度の高吸収：左被殻出血**

80歳代女性．主訴は意識障害と右片麻痺．台所で倒れているところを家族に発見されました．単純CTにて左被殻に約3 cmの高吸収域を認めます（＊）．左側脳室三角部にも高吸収域が見られ，脳室穿破が考えられます．周囲には浮腫と考えられる軽度の低吸収域を伴っています（⇨）．
なお右内包後脚には陳旧性ラクナ梗塞を認めます（→）．

**表1　二次性脳出血の原因**

- 出血性脳梗塞
- 静脈洞血栓症
- 脳動静脈奇形
- 硬膜動静脈瘻
- もやもや病
- 脳動脈瘤破裂
- 脳腫瘍
- 脳炎
- 脳アミロイドアンギオパチー
- 凝固異常（先天性，薬剤性）
- 外傷
- 血液疾患
- 薬物中毒

高血圧性脳出血では全身管理に加えて，血圧や頭蓋内圧のコントロール，必要に応じて血腫除去やドレナージが行われます．

- CTでは**血腫の局在，広がり，占拠性効果**を評価し，二次性脳出血の可能性を考えます．
- 臨床的，画像的に二次性脳出血の可能性が考えられたら，MRIやCTAでの精査が必要です．

## STEP 2　中等度の高吸収域の原因を考える　〜部位や性状の評価〜

前述の通り，中等度の高吸収，つまり血腫の場合は高血圧性脳出血と高血圧以外の原因で出血する二次性脳出血に大きく分かれます（**図1**）．治療方針が異なりますので，両者の鑑別は重要です．

- 臨床情報：臨床情報から高血圧性脳出血と二次性脳出血を鑑別するには，高血圧の既往歴や現症の確認が重要です．**高血圧のない患者，若年者の脳出血では二次性脳出血を疑います**[3]．
- CT画像でまず確認すべきことは血腫の部位と周囲の所見で，次に確認すべきことは血腫以

### 表2　高血圧性脳出血と二次性脳出血の特徴

|  | 高血圧性脳出血 | 二次性脳出血（非高血圧性脳出血） |
| --- | --- | --- |
| 血腫の部位 | 被殻，視床，皮質下，小脳，脳幹 | 高血圧性脳出血の好発部位以外の脳出血または皮質下出血 |
| 程度 | 血腫周囲の低吸収域が軽度 | 血腫周囲の広範な低吸収域や脳実質の腫脹 |
| 随伴所見 | ― | 異常石灰化．多発する血腫 |

### 表3　高血圧性脳出血の好発部位と頻度

| 好発部位 | 頻度 |
| --- | --- |
| 被殻 | 40 % |
| 視床 | 30 % |
| 皮質下 | 10 % |
| 小脳 | 5～10 % |
| 脳幹 | 5～10 % |

（文献4を参考に作成）

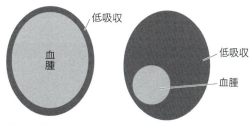

### 図5　血腫と低吸収域のシェーマ
Ⓐ血腫優位パターン（高血圧性脳出血）．血腫周囲を取り囲むような軽度の低吸収域．血腫が出現することにより，反応性に浮腫が生じた病態を考えます．
Ⓑ低吸収域優位パターン（二次性脳出血）．低吸収域の内部の血腫．梗塞，腫瘍，炎症，浮腫などの器質的疾患を背景に血腫が出現した病態を考えます．

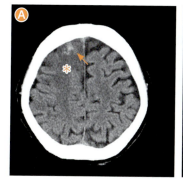
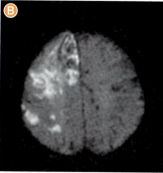

### 図6　二次性脳出血：出血性脳梗塞
70歳代女性．主訴は意識障害．慢性腎不全に対して透析中．既往歴に心房細動．
Ⓐ単純CT画像．右前頭葉に広範な低吸収域（＊）を認めます．皮質には出血と考えられる高吸収域（→）を認めます．
Ⓑ拡散強調画像．右前頭葉および頭頂葉に高信号域を認めます．

外の髄伴所見です（表2）．

①血腫の部位：高血圧性脳出血の好発部位（表3）である被殻，視床，小脳，脳幹以外の血腫では二次性脳出血を疑います．皮質下出血は高血圧性脳出血の好発部位でもありますが，二次性脳出血の場合もあります．

②血腫周囲の所見：高血圧性脳出血では血腫の周囲には軽度の浮腫を伴います（表2，図5Ⓐ）．一方，腫瘍や炎症が原因で二次的に出血が起こった場合（二次性脳出血）は，血腫の背景に低吸収域が見られます（図5Ⓑ，6）．

③随伴所見：腫瘍や動静脈奇形からの出血（二次性脳出血）では石灰化を伴うことがあります（図7）．また凝固異常やアミロイドアンギオパチーでは時相の異なる出血が多発することがあります（図8）．

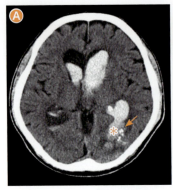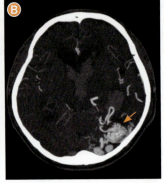

### 図7 石灰化を伴う血腫：脳動静脈奇形による出血

80歳代男性．主訴は意識障害，嘔吐．家族に倒れているところを発見されました．
Ⓐ単純CTで左後頭葉に血腫と周囲の浮腫を認めます（＊）．血腫の辺縁には石灰化を認めます（➡）．血腫は左側脳室三角部へ穿破しており，水頭症も見られます．
Ⓑ造影CTでは石灰化周囲にナイダスを認めます（➡）．

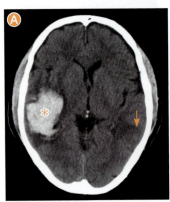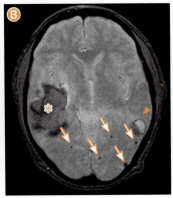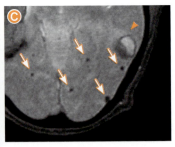

### 図8 時相の異なる血腫：アミロイドアンギオパチー

60歳代男性．突然のふらつき，応答不良を主訴に来院されました．
Ⓐ単純CT画像．右側頭葉皮質下に血腫（＊）と周囲の脳浮腫を認めます．左側頭葉皮質下には等吸収域（➡）を認めます．
ⒷT2＊強調画像．右側頭葉皮質下出血（＊）を認めます．左側頭葉皮質下にも高信号域と低信号域が混在した病変を認め，これも血腫であると考えられます（▶）．CT値を考慮すると，時間の経過した血腫が考えられます．さらに，両側後頭葉の皮質および皮質下に点状低信号域（⇨）が多発しており，陳旧性微小出血が考えられます．
この症例では少なくとも3種類の発症時期の異なる血腫を認めます．
Ⓒ点状低信号域（Ⓑの⇨箇所）を拡大した図
（文献5より転載）

### 発症から時間が経過した血腫

血腫の吸収値は赤血球内の鉄濃度，つまりヘマトクリット値に規定されます．脳実質に出血した直後は血液と同じヘマトクリット値のため等吸収ですが，血腫内の血漿成分が吸収され凝血することで高吸収となります．さらに時間が経過して，血球成分が破壊されると低吸収化します．

なお，ヘマトクリット値が100％のときに血腫のCT値は94 HUであり，血腫のCT値がこれを越えることはありません．急性期血腫は60〜80 HU程度と言われていますが，亜急性期や慢性期血腫では脳実質と等吸収となることも知っておく必要があります[6]．

### ■ 文献

1) 石蔵礼一，他：Common disease の頭部CT診断：高吸収域を呈する脳腫瘍，日本医放会誌，59，105-112，1999
2) 井田正博：ここまでわかる頭部救急のCT・MRI　メディカル・サイエンス・インターナショナル，2013
3) Osborn's Brain: Imaging, Pathology, and Anatomy（Anne G. Osborn），81-104，Lippincott Williams & Wilkins，2012
4) 「ここまでわかる頭部救急のCT・MRI」（井田正博/著）pp15-105，メディカル・サイエンス・インターナショナル，2013
5) 井上明星，北原 均：高血圧性脳出血およびその他の原因による脳出血，「特集 わずかな異常も見逃さない！救急での頭部画像の読み方」（山田 恵/編），レジデントノート（増刊），16：1484-1492，2014
6) 「脳・脊髄の連想画像診断：画像に見えないものを診る」（森 墾/編著），メジカルビュー社，2013

# Chapter 2 CT所見からのアプローチ

## A 基本的な所見

# 2 脳実質内：低吸収

松木　充，浜川岳文

 所見からのアプローチ

表1　低吸収域の部位，範囲および臨床情報（脳梗塞，脳腫瘍，脳膿瘍を除く）

|  | 重要な臨床情報 | 低吸収域の好発部位 | 低吸収域の範囲 | その他のCT所見 |
|---|---|---|---|---|
| 単純ヘルペス脳炎 | 発熱，頭痛など | 側頭葉内側，島皮質，前頭葉下方，帯状回 | 皮質，皮質下白質 | ― |
| 低酸素性虚血性脳症 | 低酸素，虚血のエピソード | 大脳半球びまん性 | 皮質，皮質下～深部白質，灰白質 | reversal sign, white cerebellum sign |
| 静脈洞血栓症 | 凝固亢進状態，糖尿病，血液疾患，悪性腫瘍など | 静脈洞近傍 | 皮質，皮質下白質 | 脳出血，静脈洞内の高吸収域，高吸収な皮質静脈（cord sign） |
| 硬膜動静脈瘻 | ― | 側頭葉 | 皮質，皮質下白質 | 静脈性梗塞，脳出血，くも膜下出血 |
| 可逆性後頭葉白質脳症（PRES） | 高血圧症，腎障害，輸血，子癇，免疫抑制剤投与など | 後頭葉，頭頂葉，両側性 | 皮質，皮質下白質 | 局所的な出血，くも膜下出血 |
| MELAS | 頭痛，嘔吐，脳卒中様発作など．難聴，低身長，糖尿病などの合併． | 後頭葉，頭頂葉 | 皮質，皮質下白質 | 基底核の低吸収域，石灰化，小脳の萎縮 |
| 脳挫傷 | 外傷の既往 | 前頭葉，側頭葉底部骨折直下 | 皮質，皮質下白質 | 低吸収域内の出血（salt and pepper sign） |

● はじめに

　大脳半球白質のCT値は約35 HU，皮質・基底核といった灰白質のCT値は約40 HUです．よって通常の頭部CTの表示条件（ウインドウレベル40，ウインドウ幅80）では，灰白質は白質より高吸収として描出されます．つまり，脳実質内の低吸収域は，周囲実質より明らかに低吸収な病変以外に白質–灰白質の境界（皮髄境界）が不明瞭となる病変も含まれます．

　救急診療で遭遇しうる代表的な低吸収病変を診断するうえで，以下のステップを念頭におき診断を進めましょう．

> **STEP 1** 白質−灰白質の境界（皮髄境界）を含めて，注意深く低吸収域を見つける．
> **STEP 2** 低吸収域の部位，範囲および臨床情報から鑑別を進め（表1），特に脳腫脹を伴った場合は必ずMRI，場合によっては造影MRI，MR angiography，venographyを撮影する．
> **STEP 3** 低吸収域を見た場合，安易に脳梗塞，脳炎と診断するのではなく，常に腫瘍の存在も念頭におくべきである．

## 1 脳実質で低吸収を呈する原因について

　脳実質内で低吸収を示す重要な病態として浮腫があり，細胞内浮腫（cytotoxic edema）と血管性浮腫（vasogenic edema）に分けられます（図1）．細胞内浮腫の機序は，脳細胞（アストロサイト，ニューロンなど）への酸素供給が低下するとATPが減少し，細胞膜のNa/Kイオンポンプが停止することによってNa$^+$が細胞内に流入し，さらに浸透圧勾配により水分が細胞内に流入し，浮腫が生じます．一方，血管性浮腫の機序は，血液脳関門（blood-brain barrier：BBB）が障害されて，血清タンパクが血管外に漏出し，細胞外腔に水分が溜まります．

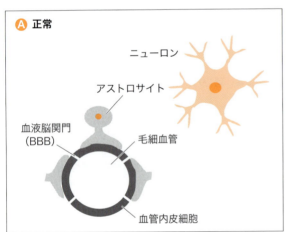
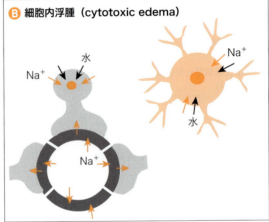
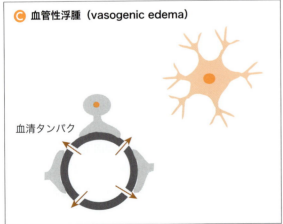

**図1　浮腫の機序**
細胞内浮腫（Ⓑ）の機序は，脳細胞（アストロサイト，ニューロンなど）への酸素供給が低下するとATPが減少し，細胞膜のNa/Kイオンポンプが停止することによってNa$^+$が細胞内に流入し，さらに浸透圧勾配により水分が細胞内に流入し，浮腫が生じます．一方，血管性浮腫（Ⓒ）の機序は，毛細血管の血液脳関門（BBB）が障害されて，血清タンパクが血管外に漏出し，細胞外腔に水分が溜まります．

細胞内浮腫をきたす原因（**表2**）として，①超急性期〜急性期脳梗塞，②活動性炎症（単純ヘルペス脳炎など），③低酸素性虚血性脳症，④MELAS（mitochondrial myopathy, encephalopathy, lactic acidosis, and stroke-like episodes）などがあげられます．また，血管性浮腫をきたす原因（**表2**）として，①急性期〜亜急性期脳梗塞，②脳腫瘍，脳膿瘍の周囲浮腫，③脳挫傷の周囲浮腫，④静脈洞血栓症による静脈性うっ血，⑤硬膜動静脈瘻による静脈性うっ血，⑥可逆性後頭葉白質脳症（posterior reversible encephalopathy syndrome：PRES），⑦MELASなどがあります．そのほか低吸収の原因として水成分の多い脳膿瘍，嚢胞性あるいは嚢胞変性，壊死を伴った脳腫瘍，細胞密度の乏しい脳腫瘍，壊死を伴った陳旧性脳梗塞，血管周囲腔などがあります．

## 2 各原因，疾患の特徴について

### 1）細胞内浮腫（cytotoxic edema）

#### a）脳梗塞

脳梗塞の機序分類には，血栓性，塞栓性，血行力学性があり，臨床病型分類，アテローム血栓性梗塞，心原性塞栓性梗塞，ラクナ梗塞，分枝粥腫型梗塞（branch atheromatous disease：BAD）があります．超急性期梗塞（24時間以内）では細胞内浮腫が生じ，急性期（1〜7日間）では血管性浮腫も加わり，陳旧性（1カ月以降）では壊死，瘢痕化が生じます．アテローム血栓性の場合は，分水嶺領域などの白質優位，心原性塞栓性の場合は，皮質から白質にかけての区域性の梗塞が生じやすいです．心原性塞栓性の超急性期脳梗塞のCT所見として，細胞内浮腫を反映して，early CT signである①脳溝の狭小化（図2），②皮髄境界消失の不明瞭化（図2），③尾状核，レンズ核の不明瞭化（図3）を認めます．急性期では血管性浮腫によって低吸収域がより明瞭化します．陳旧性では壊死，瘢痕化するため，水に近い低吸収を呈し，脳回の萎縮，脳室の代償性拡大を認めます．陳旧性脳梗塞と診断された場合，それ以上の画像精査がなくなるため，前述の明らかな所見がない限り，安易に陳旧性脳梗塞と診断すべきではないと考えます（図4）．

#### b）単純ヘルペス脳炎

単純ヘルペス1型の感染経路として，三叉神経節に潜伏感染しているウイルスの再活性あるいは初感染が三叉神経を介して逆行性に感染，上気道感染が嗅神経を介した感染，血行性感染

**表2 細胞内浮腫，血管性浮腫をきたす原因**

| 細胞内浮腫（cytotoxic edema） | 血管性浮腫（vasogenic edema） |
|---|---|
| ① 超急性期〜急性期脳梗塞<br>② 活動性炎症（単純ヘルペス脳炎など）<br>③ 低酸素性虚血性脳症<br>④ MELAS　　　　　　　　　　など | ① 急性期〜亜急性期脳梗塞<br>② 脳腫瘍，脳膿瘍の周囲浮腫<br>③ 脳挫傷<br>④ 静脈洞血栓症<br>⑤ 硬膜動静脈瘻<br>⑥ 可逆性後頭葉白質脳症（PRES）<br>⑦ MELAS　　　　　　　　　　など |

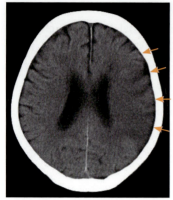

**図2　超急性期脳梗塞①**
50歳代男性．主訴：右半身麻痺．
単純CT画像．左中大脳動脈支配領域に低吸収域（→）を認め，脳溝の狭小化，皮髄境界消失の不明瞭化が指摘されます．

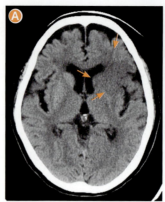

**図3　超急性期脳梗塞②**
60歳代男性．主訴：右半身麻痺．
Ⓐ単純CT画像．左前頭葉に低吸収域（→）を認め，尾状核，レンズ核の不明瞭化が指摘されます．
Ⓑ拡散強調画像．CTで低信号を呈した部位が著明な高信号（→）として描出されます．

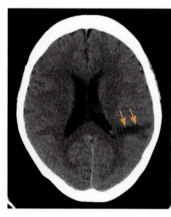

**図4　乏突起膠腫（oligodendroglioma）**
60歳代男性．主訴：めまい．既往歴：1年前に近医の脳ドックのMRIで脳梗塞を指摘されました．
単純CT画像．左頭頂葉の皮質から深部白質にかけて低吸収で，皮質は保たれ，脳溝の狭小化つまり脳腫脹も伴い，陳旧性梗塞とは異なり，脳腫瘍を疑います．

があります．脳炎の好発部位は側頭葉内側，島皮質，前頭葉下方，帯状回で，一側性あるいは両側性に侵されます．症状は，発熱，頭痛に引き続き，意識障害，痙攣，嘔吐，片麻痺などが起こります．CTにて急性期では細胞内浮腫を反映して側頭葉内側，島皮質，前頭葉下方，帯状回の皮質・皮質下の低吸収域，脳実質の腫脹，脳溝の狭小化，皮髄境界の不明瞭化を認めます（図5）．しばしばlow grade astrocytomaなどの脳腫瘍との鑑別を要します．特に低吸収域のなかに一部高吸収域を見れば脳腫瘍を強く疑います（図6）．

### c）低酸素性虚血性脳症

低酸素性虚血性脳症とは循環不全や呼吸不全などによって脳組織への血流低下（虚血）と酸素運搬能の低下（低酸素症）が生じ，脳障害が起きた病態を言います．原因として心停止，低酸素状態，低血圧，血中ヘモグロビン低下（出血，一酸化炭素中毒など）などがあります．症状は，意識障害などがみられます．CTでは，細胞内脳浮腫による大脳半球のびまん性腫脹，脳溝の狭小化，皮髄境界の不明瞭化，基底核の不明瞭化を認めます（図7Ⓐ）．むしろ皮質の吸収値低下によるreversal signや小脳や脳幹が大脳半球と比較して高吸収に見えるwhite cerebellum sign（図7Ⓑ）を認めることがあります．

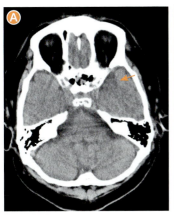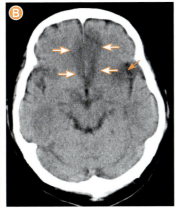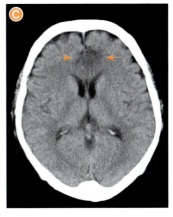

**図5 単純ヘルペス脳炎**
40歳代男性．主訴：発熱，異常行動，痙攣．
単純CTにて，左側頭葉内側（Ⓐ→），島皮質（Ⓑ→），前頭葉下方（Ⓑ⇨），帯状回（Ⓒ→）に皮質・皮質下白質の低吸収域，脳実質の腫脹，脳溝の狭小化，皮髄境界の不明瞭化を認めます．

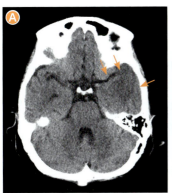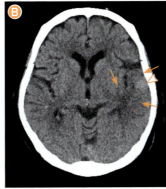

**図6 神経膠芽腫（glioblastoma）**
70歳代女性．主訴：意識障害．
単純CTにて，左側頭葉の低吸収域（ⒶⒷ→），腫脹，脳溝の狭小化，皮髄境界の不明瞭化を認め，単純ヘルペス脳炎が疑われました．しかし，詳細に観察すると低吸収域のなかに一部高吸収域（Ⓑ⇨）を認め，脳腫瘍を強く疑い，手術にて神経膠芽腫と診断されました．

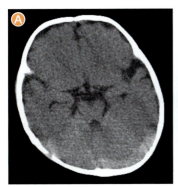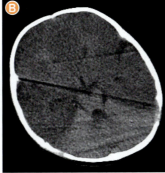

**図7 低酸素性虚血性脳症**
3カ月男児．主訴：意識障害，心肺停止．
Ⓐ救急搬送時，単純CT画像．両側大脳半球のびまん性腫脹，脳溝の狭小化，皮髄境界の不明瞭化を認めます．
Ⓑ6日後．両側大脳半球はさらに腫脹し，びまん性に低吸収を呈し，小脳や脳幹が高吸収に見えます（white cerebellum sign）．

## 2）血管性浮腫（vasogenic edema）

### a）脳腫瘍

　　低吸収を呈する脳腫瘍として，①嚢胞性あるいは嚢胞変性壊死を伴った脳腫瘍，②細胞密度の乏しい脳腫瘍（図4）があります．嚢胞性あるいは嚢胞変性，壊死を伴う腫瘍として，転移

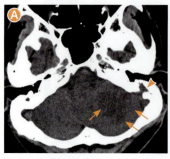
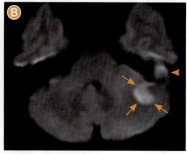
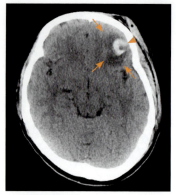

図8　真珠腫性中耳炎に合併した脳膿瘍
50歳代男性．主訴：頭痛，ふらつき．
Ⓐ 単純CTにて左側頭骨の発育不良を認め，左乳突洞に軟部影（▶）が指摘され，内側に骨破壊を伴います．また左小脳半球に低吸収域を認めます（→）．
Ⓑ 拡散強調画像（b = 1,000 s/mm²）にて乳突洞が高信号を呈し（▶），左小脳半球の病変（→）も高信号を示し，真珠腫性中耳炎に合併した脳膿瘍と考えます．

図9　外傷性脳挫傷
10歳代女性．原付バイクを運転中に電柱に衝突し，左前頭部を打撲しました．
単純CT画像．左前頭葉の皮質，皮質下に低吸収域（→）を認め，皮質優位の出血（▶）が指摘されます．

性脳腫瘍，血管芽腫（hamangioblastoma），毛様細胞性星細胞腫（pilocytic astrocytoma, WHO grade Ⅰ），膠芽腫（glioblastoma, WHO grade Ⅳ）などがあり，細胞密度の乏しい脳腫瘍としてびまん性星細胞腫（diffuse astrocytoma, WHO grade Ⅱ），退形成性星細胞腫（anaplastic astrocytoma, WHO grade Ⅰ），乏突起膠腫（oligodendroglioma）などがあります．また腫瘍本体が不明でも，周囲の血管性浮腫が低吸収として描出される症例もしばしば経験されます．

### b）脳膿瘍

細菌によって脳実質内に限局的に膿が貯まった状態で，感染経路として血行性感染，副鼻腔炎や乳突洞炎など近傍からの頭蓋内進展，化膿性髄膜炎に続発，脳外科手術後や開放性外傷後などがあります．また先天性心疾患，肺動静脈瘻による右左シャントが原因となる場合もあります．症状は頭痛，発熱，痙攣，意識障害など非特異的です．CTでは水成分の多い膿瘍部分は境界明瞭な低吸収として描出され，周囲の血管性浮腫も低吸収を示します（図8）．

### c）脳挫傷

脳挫傷は外力によって脳組織が骨性隆起，大脳鎌，小脳テントに衝突して，出血，血管性浮腫を生じます．特に前頭蓋窩，中頭蓋窩の骨隆起と脳が衝突し発生するため，前頭葉や側頭葉の底部に生じやすいです．陥没骨折では，骨折直下に脳挫傷が生じます．CTでは，皮質・皮質下の血管性浮腫による低吸収と皮質優位の出血を認め（図9），低吸収と高吸収の混在によって salt and pepper appearance と呼ばれることがあります．**時間の経過とともに脳浮腫，出血が増大することがあり，経過観察が重要であります．**慢性期には壊死によって明瞭な低吸収域，萎縮を認めます．

### d）静脈洞血栓症

発生部位は，上矢状静脈洞が最も多く，次いで横静脈洞，S状静脈洞が続き，そのほか海綿静脈洞，直静脈洞，脳深部静脈に見られます．静脈洞血栓によって静脈還流圧が上昇すると，脳実質の血管性浮腫，出血，静脈性梗塞が生じます．症状としては頭痛がみられ，頭痛に乳頭

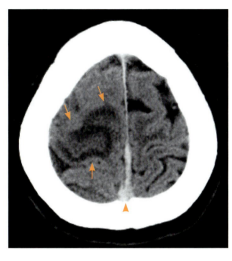

**図10　上矢状静脈洞血栓症**
70歳代男性．主訴：左上肢筋力低下．
単純CT画像．右前頭葉に皮質・皮質下白質の低吸収域，脳実質の腫脹，脳溝の狭小化，皮髄境界の不明瞭化を認めます（→）．上矢状静脈洞に高吸収域（▶）を認め，静脈洞血栓が疑われ，低吸収域は静脈うっ滞による血管性浮腫と考えます．

浮腫か複視（外転神経麻痺）がみられれば静脈洞血栓症を考慮すべきです．そのほか，片麻痺，失語，痙攣発作などがみられます．原因として凝固亢進状態（経口避妊薬投与，ホルモン製剤投与，妊娠，脱水など），糖尿病，頭頸部感染症，頭部外傷，血液疾患，抗凝固蛋白欠乏症，血管炎，抗リン脂質抗体症候群，ヘパリン起因性血小板減少症（heparin-induced thrombocytopenia：HIT），悪性腫瘍，化学療法など多くの疾患，病態があげられます．CTでは，静脈洞内の高吸収域，高吸収な皮質静脈（cord sign）および静脈うっ滞による血管性浮腫を反映して静脈洞近傍に皮質・皮質下白質の低吸収域，皮髄境界の不明瞭化，脳実質の腫脹，脳溝の狭小化，脳出血を認めます（図10）．上矢状静脈洞血栓症の場合，静脈洞を挟んで両側に血管性浮腫を認めることがあります．

### e）硬膜動静脈瘻

硬膜に発生する動静脈の短絡で，流入動脈は主に外頸動脈系の硬膜枝で，ときに内頸動脈，椎骨動脈からの硬膜枝が関与し，静脈洞壁に裂隙状の血管網を形成し，静脈洞に逆流し，さらには皮質静脈へ逆流（cortical venous reflux）をきたすことがあります．しばしば静脈洞血栓を合併します．中高年女性に好発します．横静脈洞，S状静脈洞に最も多く，次いで海綿静脈洞に多く認められます．症状は頭痛，めまい，認知症，意識障害，痙攣などがみられます．また静脈圧上昇による血管性浮腫や静脈性梗塞，脳出血，くも膜下出血を生じます．CTでは，静脈圧上昇による血管性浮腫を反映して皮質，皮質下白質の低吸収域，脳実質の腫脹，脳溝の狭小化，皮髄境界の不明瞭化を認め，脳出血，くも膜下出血を認めることがあります（図11）．

### f）可逆性後頭葉白質脳症（PRES）

急激な血圧上昇，脳血流の過灌流による血管透過性亢進，血管内皮細胞障害によって血管性浮腫が起きた病態と考えられ，原因として高度の高血圧症，腎障害，輸血，子癇，免疫抑制剤投与，肝不全，自己免疫疾患などがあげられています．一部では脳血管攣縮による細胞内浮腫も関与しています．椎骨脳底動脈系，穿通枝系に認められることが多く，後頭葉優位の皮質，皮質下白質に好発します．症状は，頭痛，痙攣，視力障害などがあります．CTでは両側の後頭葉，頭頂葉に脳腫脹，皮質・皮質下白質の低吸収域，脳溝の狭小化，皮髄境界の不明瞭化を認めます（図12）．また局所的な出血，くも膜下出血を伴うことがあります．

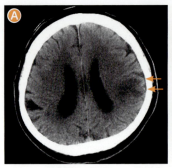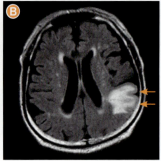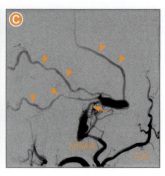

**図11 硬膜動静脈瘻**

70歳代男性．主訴：記憶障害，異常行動，失語．

Ⓐ 単純CTにて左頭頂葉に皮質下白質の低吸収域（→），脳実質の腫脹，脳溝の狭小化，一部皮髄境界の不明瞭化を認めます．

Ⓑ FLAIRでは単純CTの低吸収域は高信号として描出されます．

Ⓒ 左外頸動脈造影．左中硬膜動脈（MMA）が流入動脈で，S状静脈洞に逆流する硬膜動静脈瘻を認め，S状静脈洞の狭窄（→），皮質静脈へ逆流（▶）が指摘されます．OA：後頭動脈

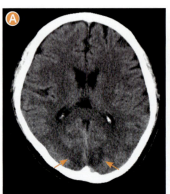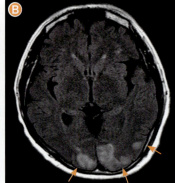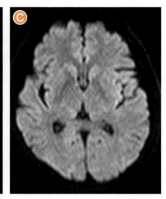

**図12 高血圧によるPRES**

50歳代男性．主訴：視力障害，意識障害．収縮期血圧＞200 mmHg．

Ⓐ 単純CTで両側後頭葉に皮質・皮質下白質の低吸収域（→），脳実質の腫脹，脳溝の狭小化，皮髄境界の不明瞭化を認めます．

Ⓑ FLAIRでは同部位は高信号を呈します（→）．

Ⓒ 拡散強調画像では，拡散低下は見られず，血管性浮腫を示唆します．

## g）MELAS

　　MELASはミトコンドリアの遺伝子異常による機能低下によって進行性の筋力低下，中枢神経症状，発達障害などが生じる疾患です．母系遺伝ですが母親は症状が軽いか，ないことが多いです．病態として，血管平滑筋細胞や血管内皮細胞内のミトコンドリアの異常に基づく虚血（mitochondria angiopathy），細胞内ミトコンドリアの異常に基づく細胞内代謝障害（mitochondrial cytopathy）などが考えられ，血管性浮腫，細胞内浮腫の両方が関与しますが，その詳細な機序は十分には解明されていません．症状として，頭痛，嘔吐や痙攣，片麻痺，同名半盲，皮質盲などの脳卒中様発作があります．そのほか，難聴，筋力低下，低身長，糖尿病，心筋症などの合併をみます．多くは20歳以前に発症しますが高齢発症の報告もあります[1]．後頭葉，頭頂葉に好発する血管支配に一致しない梗塞様病変を特徴とし，CTにて血管支配に一致しない脳腫脹，皮質・皮質下白質の低吸収域，脳溝の狭小化，皮髄境界の不明瞭化を認めま

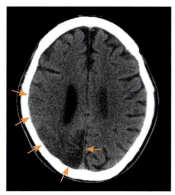
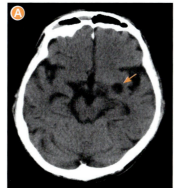
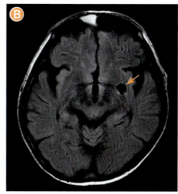

図13　MELAS
20歳代男性．主訴：左半身感覚異常．単純CTにて，右後頭葉から頭頂葉にかけて血管支配に一致しない脳腫脹，皮質・皮質下白質の低吸収域，脳溝の狭小化，皮髄境界の不明瞭化（→）を認めます．

図14　血管周囲腔の拡大
70歳代男性．主訴：めまい．
Ⓐ単純CTにて左基底核の下1/3の前交連左側に楕円形の水に近い低吸収域（→）を認めます．
ⒷFLAIRにて髄液と同等な低信号（→）を呈します．

す（図13）．また基底核の低吸収域，石灰化，小脳の萎縮が指摘されることがあります．慢性期には，脳萎縮を伴います．

### h）血管周囲腔の拡大

血管周囲腔（Virchow-Robin腔）は，レンズ核線条体動脈など穿通動脈周囲の腔隙で内部に間質液を含んでいます．血管周囲腔の拡大は，しばしばラクナ梗塞と誤診されることがありますが，好発部位は，基底核の下1/3，特に前交連周囲に認められることが多く，そのほか深部白質，大脳脚，小脳歯状核にも見られます．CTにて前交連周囲に円形あるいは楕円形の水に近い低吸収域を見た場合は血管周囲腔の拡大を強く疑い（図14Ⓐ），安易に陳旧性ラクナ梗塞と診断すべきではありません．多くは2cm以内で，加齢とともに増大します．MRIでは髄液と等信号を示します（図14Ⓑ）．

■ 文献

1）森山宏遠，他：精神症状を主徴とした高齢発症のミトコンドリア脳筋症の1例．日内会誌，96：2536-2538, 2007

# Chapter 2　CT所見からのアプローチ

## A　基本的な所見

# 3　脳実質外の異常所見

坂本　亮

**所見からのアプローチ**

表　頭蓋内脳実質外の代表的な病変

| 出血 | 囊胞性病変 |
|---|---|
| くも膜下出血<br>硬膜下血腫<br>硬膜外血腫 | くも膜囊胞<br>皮様囊腫<br>類皮囊腫<br>神経腸管囊胞 |
| **髄膜の腫瘍** | **血管の病変** |
| 髄膜腫<br>転移性腫瘍 | 脳動脈瘤<br>脳動脈奇形 |
| **脳神経の腫瘍** | **感染** |
| 三叉神経鞘腫<br>聴神経鞘腫 | 硬膜外膿瘍<br>硬膜下膿瘍 |
| **下垂体病変** | **その他** |
| 下垂体腺腫<br>頭蓋咽頭腫<br>ラトケ囊胞 | 頭蓋内脂肪腫<br>空気 |

　**はじめに**

　頭部CTで脳実質外の病変を見逃さないことは，特に救急の現場ではとても重要なことです．その代表は出血であり，特にくも膜下出血は見逃すと生命にかかわります．そのほかには腫瘍性病変を含め表のような病変があげられます．本稿では頭蓋内脳実質外病変の基本と注意すべきことを解説していきます．

## 脳実質外の解剖を把握しておく

　頭蓋内脳実質外の構造物は，脳実質を覆う髄膜と血管で構成されます．脳実質外の異常は主にこれらの構造の「隙間」に生じた血腫や腫瘍ですので，異常の局在の理解のため解剖を復習しておきましょう．

　脳は外層から硬膜，くも膜，軟膜の3層からなる髄膜に覆われており，くも膜と軟膜の間のくも膜下腔は脳脊髄液で満たされています．脳実質外の出血は，解剖学的な領域から「硬膜外」「硬膜下」「くも膜下」に分類されます（Chapter1-9 脳室・脳槽の解剖 も参照）．

　くも膜と軟膜の間の脳脊髄液で満たされたスペースはくも膜下腔と呼ばれ，くも膜と軟膜の間は線維構造で連続しており，皮質（架橋）静脈が走行しています．

　正常のCTで頭蓋内脳実質外として認識されるのはくも膜下腔が主体であり，CTでは脳脊髄液の低吸収を示す脳槽や脳溝といったスペースが該当します．

　そのほかの脳実質外の構造として，左右の大脳を隔てる大脳鎌，大脳と小脳を隔てる小脳テント，脳動脈や静脈洞があります．軸位像で大脳鎌は大脳縦裂内にやや高吸収な線状構造として認められ，小脳テントは後頭葉と小脳との間に"ハ"の字の線状構造として確認できます．

## 脳実質外の異常を見つける 〜チェックリストで確認！

　出血による明らかな高吸収や，大きな腫瘍は自然に目に飛び込んできますが，少量であったり，隣接する脳実質と同程度の濃度であったりすると見逃してしまうことがあります．漫然とCTを眺めるのではなく，チェックリストを順に確認すると見落としを防ぐことができるでしょう．

- 頭蓋骨直下を観察．中頭蓋窩も忘れずに
  ➡ 硬膜外血腫，硬膜下血腫，硬膜の腫瘍性病変

- 低吸収な脳槽・脳溝が左右対称に描出されているかを確認
  ➡ くも膜下血腫，脳実質が外から圧排されたことによる狭小化

- 大脳鎌，小脳テントの濃度や厚さを確認
  ➡ 硬膜下血腫，硬膜の腫瘍性病変

- 脳室の偏位や変形がないかを確認
  ➡ 脳実質が外から圧排されたことによる偏位

- 脳動脈，静脈洞の高吸収がないかを確認
  ➡ 急性期脳梗塞，静脈洞血栓症

　PACSによる画像診断が一般化し，スタック画像をパラパラと前後しながら読影するスタイル（ページング）が主流になりつつあります．脳溝や脳槽は空間的に分布するものですので，ページングしながら脳溝・脳槽をなぞるように観察するのも小病変を見つけるのに有用です．

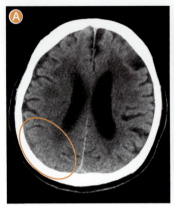
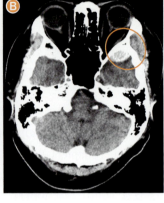

**図1 少量の硬膜下血腫と，中頭蓋の硬膜外血腫**
Ⓐ慢性硬膜下血腫．三日月状に薄く血腫を認めます．右の脳溝が対側より不明瞭．
Ⓑ硬膜外血腫．凸レンズ状の血腫を認めます．中頭蓋窩は見逃しやすいです．

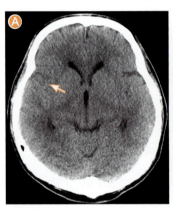
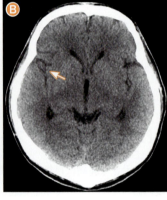

**図2 シルビウス裂の左右差**
Ⓐ初診時．受傷時の単純CTでは右シルビウス裂が不明瞭．少量のくも膜下出血が疑われます．
Ⓑ10日後．経過観察後のCTにて左右差は消失しました．

ただし，全体として見たときの左右差で異常所見に気づくことも多いので，従来の1スライスずつ鳥瞰することもうまく併用しましょう．

## 🔍 Pitfall

**見逃しやすい所見**
- わずかな硬膜下血腫（脳溝が押されて対側よりせまい，図1Ⓐ）
- 中頭蓋の硬膜外血腫（図1Ⓑ）
- シルビウス裂の左右差（図2）

## STEP 3 脳実質外病変の各所見を確認する

### 1）出血

救急診療において頭部CTを撮影される要因は脳卒中の疑いや外傷が主体であり，脳実質外においてもまず出血の有無を確認する必要があります．脳実質外の出血も発症直後から脳実質より高吸収に描出されますが，少量なもの，時間経過があるもの，また背景に貧血がある症例

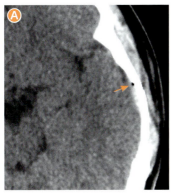
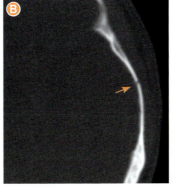

**図3 頭蓋骨骨折・硬膜外血腫**
Ⓐ 単純CT. わずかな硬膜外血腫と空気が認められます.
Ⓑ 骨条件では骨折線が確認できます（→）.

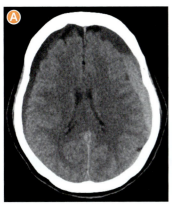
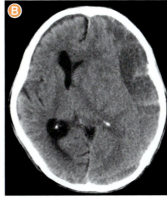

**図4 慢性硬膜下血腫**
Ⓐ 単純CT. 両側の慢性硬膜下血腫. 左は再出血により低吸収から高吸収へのグラデーションを呈します.
Ⓑ 単純CT. 左慢性硬膜下血腫. 再出血の反復により隔壁が見られます.

では脳実質と等濃度程度のこともあります．「高吸収を見つける」というよりも，「**脳溝や脳槽の低吸収が見えているか**」を意識して，左右差を確認しながら読影する必要があります．

### a) 硬膜外血腫

主として外傷性に生じる硬膜と頭蓋骨との間の出血であり，硬膜下腔は正常では存在しないスペースですが，出血により引き剥がされ血液が貯留します．典型的には頭蓋骨の直下に両凸レンズ状の高吸収として認められます．骨折とともに生じることがほとんどですので，硬膜外血腫を見たときは骨折がないか丁寧に確認します．副鼻腔や乳突蜂巣の近くの急性硬膜外血腫では空気の迷入を認めることがあり，骨折の補助的な所見となります（図3）．

### b) 硬膜下血腫

硬膜下血腫も正常では存在しない硬膜とくも膜の間のスペースで皮質静脈が破綻して出血が広がったものです．典型的には頭蓋骨直下に三日月状に広がります．

硬膜下血腫は外傷直後に形成された急性硬膜下血腫と，緩徐に出血し経過の長い慢性硬膜下血腫に大別されます．慢性硬膜下血腫では，血腫の吸収と再出血をくり返すため，高吸収から低吸収のグラデーションが見られたり，隔壁でさまざまな濃度が隣接していたりと内部濃度が不均一な場合が多く見られます（図4）．被膜の石灰化が見られることもあります．

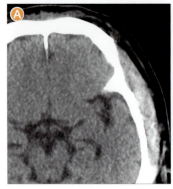 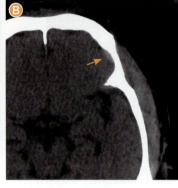

**図5 subdural window**
Ⓐウインドウレベル 30/幅 80．
Ⓑウインドウレベル 70/幅 150．
通常の条件では骨の高吸収と重なり，わずかな硬膜外血腫が確認できません．

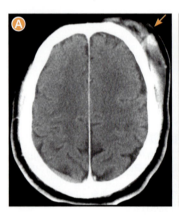 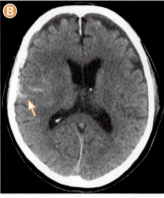

**図6 contrecoup injury（反衝損傷）**
皮下血腫（→）がある受傷側と反対側に硬膜下血腫やくも膜下血腫（⇨）が認められます．

 **Pitfall**

**硬膜外・硬膜下血腫**
　薄く広がる硬膜下・硬膜外血腫は，頭蓋骨の高吸収のために通常の頭部CTを表示するウインドウ（レベル40/幅80）では指摘が難しい場合があります．そのようなときはウインドウ幅を広げると確認しやすくなります（subdural window：レベル70〜80/幅150〜300，図5）．またCTで脳実質と等吸収な場合，あるいは硬膜下血腫で両側性の場合，診断が難しいことがあります．隣接する脳溝・脳槽が圧排されて狭くなっていないか，注意しましょう．

**contrecoup injury（反衝損傷）**
　外傷による硬膜外血腫は基本的には受傷側に生じますが，硬膜下血腫は（後述するくも膜下血腫も）受傷側だけでなく，その反対側にも生じることがあります（図6）．受傷側（皮下血腫や骨折がある側）の反対側もチェックする習慣をつけましょう．

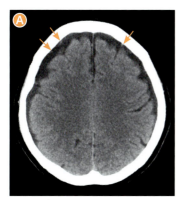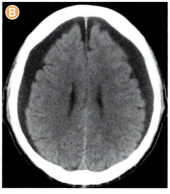

**図7　くも膜下腔の開大と，硬膜下液体貯留**
Ⓐくも膜下腔の開大．単純CTにて脳表の低吸収の中に索状の血管影が認識できます．
Ⓑ硬膜下液体貯留（硬膜下水腫）．単純CTにて脳表の低吸収内に血管影は認めません．

> **補足**
>
> **硬膜下液体貯留**
>
> 　硬膜下に脳脊髄液と等濃度の低吸収域をしばしば認めます．要因として，外傷などによるくも膜の断裂によって硬膜下に脳脊髄液が貯留した状態（subdural hygroma）や，慢性硬膜下血腫が吸収・希釈され低吸収になったもの，髄膜炎後の変化（subdural effusion）などがあげられます．救急の現場では急性期の病変か判断に迷うことがありますが，経過が不明であれば異常と認識して経過観察することになります．この硬膜下液体貯留と誤認しやすいのが，高齢者の高度脳萎縮に伴うくも膜下腔の開大です（図7）．見分けるポイントは，硬膜下液体貯留では低吸収のなかに皮質静脈が見られないことです．くも膜下腔の開大では頭蓋骨の内側（内板）に沿って皮質静脈を確認することができます．

### c) くも膜下出血

　くも膜下出血は，外傷性はもちろん，動脈瘤破裂など非外傷性出血の代表でもあります．脳底槽からシルビウス谷，シルビウス裂には，まず目がいきますが，大脳縦裂，頭頂部の脳溝，あるいは橋前槽はじめ脳幹周囲も注意して観察しましょう．

- 外傷によるくも膜下出血（図8）：くも膜下腔の皮質静脈の破綻により生じることが多く，少量の血腫は単独で見られることもありますが，多くは外傷性硬膜下血腫や脳挫傷に合併します．受傷側およびその反対側を中心に脳溝の左右差，高吸収がないか観察します．出血が大脳鎌近傍といった正中や脳幹周囲など深部に認められることもあるので，注意が必要です．
- 動脈瘤破裂によるくも膜下出血（Chapter5-2 脳動脈瘤破裂 参照）

## 2) 血管の異常

### a) 急性期脳梗塞

　脳血管の異常もCTで捉えることができることがあります．脳梗塞を疑う症状がある場合，脳動脈が新鮮血栓で閉塞していることを示唆する，いわゆる"early CT sign"として"dense artery sign"があります（Chapter2-A-2 脳実質内：低吸収 参照）．

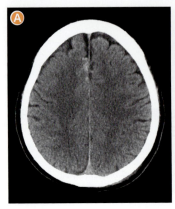
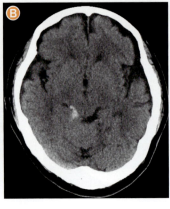

**図8　少量の外傷性くも膜下出血**
大脳鎌近傍（Ⓐ），迂回槽（Ⓑ）に少量のくも膜下出血を認めます．

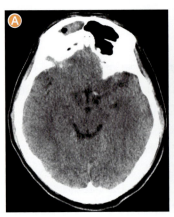
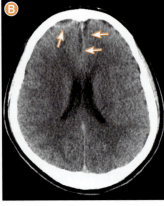

**図9　硬膜下膿瘍**
Ⓐ単純CTにて前頭洞に副鼻腔炎を疑う軟部濃度を認めます．
Ⓑその頭側で硬膜下に低吸収域を認め（⇨），硬膜下膿瘍が疑われます．

### b）脳動脈瘤

　脳動脈を確認する習慣をつけておくと，無症候性の動脈瘤を見つけることがあります．CTで指摘できるものはサイズも大きく治療対象になるので指摘しましょう（Chapter1-7 動脈の解剖 参照）．

### c）脳静脈洞血栓症

　静脈洞のCT値はヘマトクリット値と相関することが知られていますが，静脈洞血栓症では70 HU以上の高値を示すことが多いとされています（通常は50〜60 HU程度）．静脈性梗塞により脳出血を伴うことがあり，皮質下に多発する出血をみたときは静脈洞の濃度にも注目しましょう．

## 3）感染・炎症による病変

　硬膜外・硬膜下膿瘍は副鼻腔炎や乳突蜂巣炎の頭蓋内への波及として見られることが多く（図9），前頭洞炎が原因として最多とされています．CTでは硬膜外，硬膜下の低吸収な液貯留として認められます．臨床的に炎症所見や頭痛などの局所症状があり，副鼻腔の粘液貯留を伴っている場合は，隣接する硬膜外・硬膜下に膿瘍を疑う低吸収がないかに注意しなければいけません．頭蓋内に急速に広がり予後が悪い病態（治療されたとしても致死率10〜15％）です．

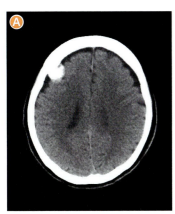 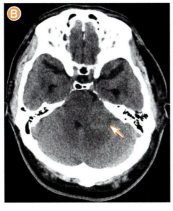

**図10　腫瘍性病変**
Ⓐ石灰化を伴う髄膜腫．
Ⓑ左小脳橋角部の神経鞘腫．脳幹が圧排され，第4脳室も右へ偏位している．

## 4）腫瘍・腫瘍類似病変

　外傷や頭痛などで撮影されたCTで偶発的に見つかる腫瘤の場合，良性の腫瘍が多いですが，見逃してよいわけではありません．もちろん大きな腫瘍では脳実質を圧排し，症状の直接の原因になることもあります．

### a）充実性腫瘍

　脳実質外腫瘍の代表は髄膜腫です．硬膜に接し脳実質よりやや高吸収な腫瘤として描出されることが多いですが，石灰化を伴うこともあります（図10Ⓐ）．

　三叉神経や顔面，聴神経など脳神経の走行部位では神経鞘腫もよくみられる腫瘍の代表です（図10Ⓑ）．脳実質と等吸収程度のこともあり，またテント下はCTでは骨によるアーチファクトも強く，わかりにくいことがしばしばありますが，内耳道など脳神経の骨性の通路に拡大がないか，橋前槽に左右差がないか，第4脳室に偏位・変形がないか，に注意していると気づくことができます．

### b）囊胞性病変

　脳脊髄液と同程度の脳実質外病変として，くも膜囊胞をはじめとする囊胞性病変が偶然見られることがあります．CTでは境界がわかりにくく，存在を指摘しがたいこともありますが，これも脳実質の偏位や圧排所見から気づくことができます．

### c）トルコ鞍から鞍上部の病変

　下垂体病変も見落としやすい病変の1つです．トルコ鞍に病的な拡張がないか，高吸収がないか確認しましょう．下垂体腺腫やその出血による下垂体卒中はCTでも指摘できることがあります（図11Ⓐ）．ただし高齢者では病的意義のないトルコ鞍の拡張（いわゆるempty sella，脳脊髄液と等吸収）もありますので，慎重に判断しましょう．また下垂体柄の腫大の有無も同時に確認しましょう．腫瘍や炎症性病変による腫大があることもあります（図11Ⓑ）．

### d）その他の脳実質外の所見

　高吸収な所見として，大脳鎌や小脳テントの生理的石灰化があげられます．また1980年代あたりまでに油性造影剤による脊髄造影の既往がある場合，造影剤が残存して後頭蓋窩から脳幹周囲に点状の高吸収が散見されることがあります（図12Ⓐ）．

　低吸収な所見としてまずは空気がありますが，骨折により副鼻腔や乳突蜂巣と頭蓋内が交通

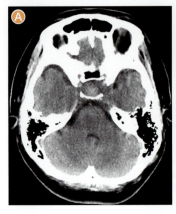
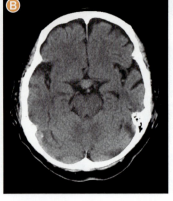

**図11　下垂体病変**
Ⓐ 下垂体卒中．単純CTにてトルコ鞍が拡張し，内部は高吸収が認められます．下垂体腺腫の腫瘍内出血でした．
Ⓑ 下垂体柄の腫大．悪性リンパ腫でした．

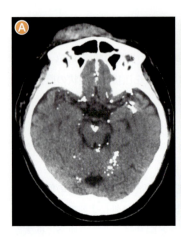
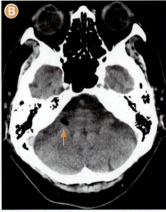

**図12　その他の脳実質外所見**
Ⓐ 高吸収：油性造影剤．
Ⓑ 低吸収：脳幹周囲の脂肪腫．

すると気脳症を生じます．硬膜外血腫内にとどまることもあれば，硬膜の損傷部から硬膜下に広がることもあります．気脳症は骨折，特に頭蓋底骨折を示唆する重要な所見です（p.83 本稿「a）硬膜外血腫」参照）．もう1つの低吸収の代表は脂肪です．通常の頭部CTを見るウインドウでは空気と同様の低吸収に見えますが，ウインドウを広げると皮下脂肪と同程度とわかります．脂肪腫や奇形腫が疑われ，脂肪腫は脳梁上や脳幹周囲にみられることが多く（図12Ⓑ），脳梁部の脂肪腫は脳梁欠損に伴うことが多いので合併奇形にも注目しましょう．

■ 文献
1）「Osborn's Brain: Imaging, Pathology, and Anatomy（1st ed）」（Osborn AG），Lipcott Williams & Wilkins，2012
2）特集：ER必携 頭部の画像診断．画像診断，Vol.27　No.6，2007
3）「ここまでわかる頭部救急のCT・MRI」（井田正博/著），メディカル・サイエンス・インターナショナル，2013

# Chapter 2　CT所見からのアプローチ

## A　基本的な所見

# 4　単発性の腫瘤

岡本浩一郎

## 所見からのアプローチ

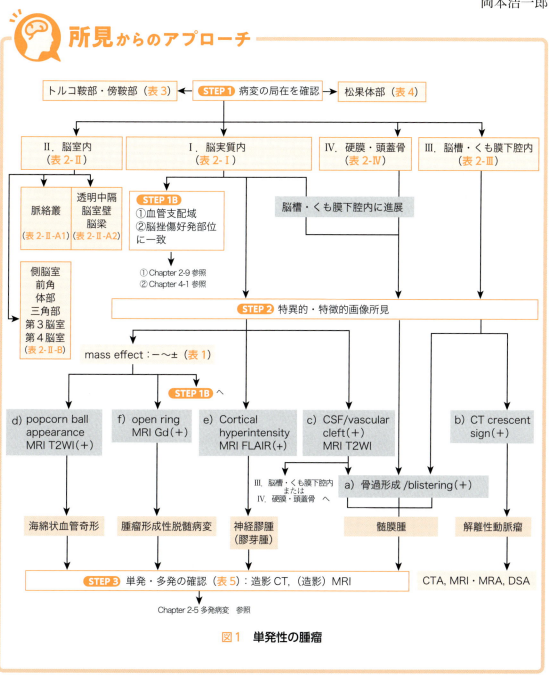

**図1　単発性の腫瘤**

**表1　乏しいmass effectで疑うべき疾患**

- 亜急性期の脳出血・脳梗塞
- 亜急性期の脳挫傷
- 海綿状血管奇形，脳動静脈奇形
- 腫瘤形成性脱髄性病変（tumefactive demyelinating lesion）
- 一部の脳腫瘍（Pitfall②参照）

## はじめに

　救急の現場などで「単発性の腫瘤」を見たとき，どのように診断を進めればよいでしょうか．「腫瘤」に明確な定義はありませんが，造影前あるいは造影後の画像で，①病変と周囲の構造（脳など）との境界が認められる，②ある程度の体積（横断像では面積）を有する，③mass effectを認める場合，「腫瘤」性病変を考えます．増強効果の有無は問いません．①+②でも腫瘤性病変を考えますが，乏しいmass effectは"重要な所見"です[1]（表1）．

　「腫瘤」は一般に充実性病変で代表は脳腫瘍ですが，肉芽腫，脱髄性病変（腫瘤形成性脱髄性病変：tumefactive demyelinating lesion）も腫瘤を形成します[1]．内部が壊死や囊胞性のこともあり，脳膿瘍や囊胞も「腫瘤」性病変に含まれます．海綿状血管奇形（血管腫），脳動静脈奇形，（大きな）動脈瘤なども腫瘤性病変として認められることがあります[1]．通常，病歴のはっきりしている高血圧性脳出血や脳梗塞，脳挫傷を「腫瘤」性病変と考えませんが，非典型的な例や病歴が不詳な場合，急性～亜急性期の病変を「腫瘤」性病変の鑑別診断に加える必要があります[1]．

## STEP 1　病変の解剖学的局在を確認する

　「腫瘤」性病変がどこから（どの解剖学的構造から）発生したかを考えるために，病変の局在をⅠ．脳実質内（脳由来）（→STEP❶B参照），Ⅱ．脳室内，Ⅲ．脳槽・くも膜下腔内（→STEP❷参照），Ⅳ．硬膜・頭蓋骨由来に分けて考えます（表2）．頭蓋骨に接する病変では，必ずCTで骨の変化を確認します．

　トルコ鞍部・傍鞍部（表3）[2]，松果体部（表4）[3]は，発生する腫瘤性病変に特徴があります．鞍内から鞍上部に進展する腫瘤性病変の多くは下垂体腺腫で，トルコ鞍の拡大・変形，鞍背などの骨の菲薄化，下垂体茎・視交叉の圧排・変位など下垂体腺腫に特徴的な所見を示します．合致しない場合は他の傍鞍部腫瘍を考えます[2]．

　中脳水道狭窄による水頭症では松果体部腫瘤性病変によることが多く，小児～若年成人の場合，松果体由来の多くは胚細胞性腫瘍です．正常な松果体とその石灰化，周囲の解剖学的構造との関係から，松果体由来か，周囲の解剖学的構造から発生したかを見極めます[3]．

### 表2　腫瘍性病変の解剖学的局在と鑑別疾患

#### Ⅰ．脳実質内

| | |
|---|---|
| 1．脳実質（大脳皮質～白質） | 神経膠腫，原発性中枢神経系悪性リンパ腫，血管芽腫（成人：小脳，脳幹，30％は von Hippel-Lindau 病） |
| 2．皮髄境界部（皮質・髄質動脈移行部・血行性） | 転移性脳腫瘍，脳膿瘍，感染性肉芽腫 ㊚ |
| 3．穿通動脈支配領域（血管周囲腔由来） | 感染性肉芽腫（結核，クリプトコッカス）・サルコイド肉芽腫 |

#### Ⅱ．脳室内

##### A．解剖学的構造から考える

| | |
|---|---|
| 1．脈絡叢由来 | 脈絡叢乳頭腫，髄膜腫，転移性腫瘍，肉芽腫 ㊚ |
| 2．透明中隔・脳室壁・脳梁由来 | 中枢性神経細胞腫，神経膠腫，悪性リンパ腫，転移性播種性腫瘍，海綿状血管腫 |

##### B．脳室の部位から考える

| | | |
|---|---|---|
| 側脳室 | 成人 | a．前角部：神経膠腫，中枢性神経細胞腫，悪性リンパ腫，海綿状血管奇形<br>b．Monro孔部：神経膠腫，中枢性神経細胞腫，転移性腫瘍，コロイド囊胞<br>c．体部：神経膠腫，悪性リンパ腫，転移性腫瘍<br>d．三角部：髄膜腫，神経膠腫，悪性リンパ腫，転移性腫瘍，海綿状血管奇形 |
| | 小児 | a．前角部：神経膠腫（上衣下巨細胞性星細胞腫，毛様細胞性星細胞腫）<br>b．Monro孔部：神経膠腫（上衣下巨細胞性星細胞腫，毛様細胞性星細胞腫，上衣腫），脈絡叢乳頭腫<br>c．体部：神経膠腫，奇形腫<br>d．三角部：脈絡叢乳頭腫・乳頭がん |
| 第3脳室 | | 中枢性神経細胞腫，脈絡叢乳頭腫（小児），コロイド囊胞 ㊚，髄膜腫 ㊚，脊索腫様膠腫 ㊚，転移性腫瘍 |
| 第4脳室 | | 神経膠腫（上衣腫・上衣下腫），髄芽腫（小児），脈絡叢乳頭腫，髄膜腫 ㊚，転移性腫瘍 ㊚ |

#### Ⅲ．脳槽・くも膜下腔内

1．脳神経由来（後頭蓋窩）：神経鞘腫・悪性リンパ腫 ㊚
2．血管（動脈）由来：動脈瘤
3．類表皮囊胞・類皮囊胞，脂肪腫，播種性腫瘍
4．転移性腫瘍（播種）

#### Ⅳ．硬膜・頭蓋骨

髄膜腫，悪性リンパ腫，肉腫，転移性腫瘍，孤発性線維性腫瘍，（感染性・非感染性）肉芽腫

---

### 表3　トルコ鞍部・傍鞍部腫瘍性病変における鑑別疾患

#### A．トルコ鞍内（下垂体由来）から鞍上部へ進展する腫瘍性病変

下垂体腺腫，転移性腫瘍 ㊚，下垂体炎，下垂体膿瘍 ㊚，ラトケ囊胞，くも膜囊胞 ㊚，

#### B．傍鞍部からトルコ鞍部へ進展する腫瘍性病変

髄膜腫（鞍結節，蝶形骨平面，鞍隔膜，海綿静脈洞，鞍背発生），神経鞘腫，（海綿静脈洞とその近傍），転移性腫瘍，動脈瘤（内頸動脈），類皮囊胞・類上皮囊胞，肉芽腫，血栓性海綿静脈洞炎 ㊚

#### C．鞍上部を主座とする腫瘍性病変

頭蓋咽頭腫，胚腫，リンパ腫，ラトケ囊胞，くも膜囊胞，動脈瘤（内頸動脈，前交通動脈・前大脳動脈），下垂体炎（下垂体茎），視床下部過誤腫，肉芽腫

#### D．斜台部を主座とする腫瘍性病変

髄膜腫，骨髄腫・形質細胞腫，転移性腫瘍，副鼻腔腫瘍，脊索腫，軟骨肉腫・軟骨腫 ㊚

### 表4　松果体部腫瘍性病変における鑑別疾患

| A. 松果体発生 |
|---|
| 胚細胞性腫瘍（胚腫など），松果体実質細胞性腫瘍（松果体細胞腫，松果体芽腫など），松果体間質腫瘍・神経上皮性腫瘍㊙，松果体嚢胞 |

| B. 松果体近傍由来 |
|---|
| 神経膠腫，転移性脳腫瘍，悪性リンパ腫，髄膜腫，類表皮嚢胞・類皮嚢胞，脂肪腫，奇形腫，くも膜嚢胞，血管病変（Galen大静脈瘤など） |

## STEP 1B　腫瘍性病変が血管支配領域に一致するか，脳挫傷の好発部位か確認する

腫瘍性病変が脳実質内の場合，病変が血管支配領域に一致するか，脳梗塞の好発部位かを確認します．詳細は他稿をご参照ください．

- 血管支配領域に一致：Chapter2-9 病変は血管に一致するか？ 参照
- 脳挫傷の好発部位（前頭部〜前頭蓋底部，側頭葉前部〜底部，後頭部など頭蓋骨に接する部位）：Chapter4-1 頭部外傷 参照

## STEP 2　特異的・特徴的な画像所見を探す

腫瘍性病変では特異性の高い，あるいは特徴的な画像所見から診断が示唆されることがあります．救急で確認すべき代表的な所見を以下に記載します．

### 1) 単純CT

#### a) 骨過形成（図2 B）・副鼻腔のblistering [4]

接する頭蓋骨に，内板を中心とした骨過形成を認める場合，**髄膜腫**を考えます．前頭蓋底部で蝶形骨洞などの副鼻腔に接する髄膜腫では，副鼻腔の局所的拡張（blistering）が見られます．特異性が高く，MRIでも指摘可能です．

#### b) CT crescent sign [5]（図3）

腫瘍性病変の辺縁部に弧状の高吸収域を認める場合，**解離性動脈瘤**の壁在血栓が示唆されます．至急，ほかの検査法〔3D-CT angiography，MRI・MR angiography，digital subtraction angiography（DSA）〕で確認します．

### 2) MRI

#### c) CSF/vascular cleft [4]（T2強調画像，図2 C）

腫瘍性病変と脳の間に，一層の脳脊髄液様高信号域と脳脊髄液腔を走行する血管が認められる場合，"**脳実質外腫瘍**"を示す信頼度の高い所見です（脳実質内腫瘍と脳実質外腫瘍の鑑別）．

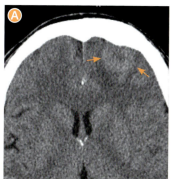 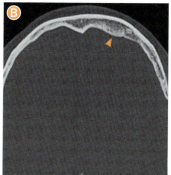 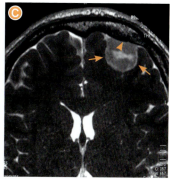

**図2　骨過形成：髄膜腫**

20歳代男性．主訴はけいれん発作．初回痙攣発作で救急外来を受診しました．
Ⓐ 単純CT画像．左前頭葉部に，灰白質と等吸収の病変を認めます（→）．
Ⓑ 単純CT画像，骨表示．病変の接する左前頭骨に，内板を中心とした骨肥厚（骨過形成）が認められます（▶）．
Ⓒ ガドリニウム造影後MR脳槽撮像法（CISS法）スライス厚0.8 mm．病変は軽度肥厚した左前頭骨（▶）に広範囲で接し，脳との境界に一層の脳脊髄液と同様の高信号が認められます（CSF/vascular cleft：→）．

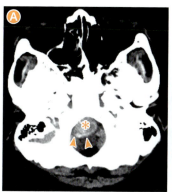 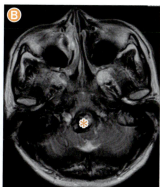 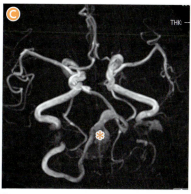

**図3　CT crescent sign：壁在血栓を伴う右椎骨動脈解離性動脈瘤**

40歳代女性．回転性めまいとくり返す嘔吐で救急外来を受診しました．
Ⓐ 単純CT画像．両側小脳扁桃の前内側，圧排された延髄の前方に等吸収の腫瘤性病変があり（＊），後縁に沿う弧状の軽度高吸収域が認められます（▶）．
Ⓑ T2強調画像．病変は内部に高信号を有する著明な低信号を示します（＊）．椎骨動脈はほかに同定できません．
Ⓒ TOF法MRA．右椎骨動脈から病変に一致するように血流信号が入り，遠位の右椎骨動脈は不整な拡張を示します（＊）．血管造影（DSA：非提示）で右椎骨動脈の解離性動脈瘤が確認され，ステント併用のコイル塞栓術が実施されました．

### d）popcorn ball appearance（T2強調画像，図4）

辺縁部のヘモジデリンによる低信号域，内部に血液やさまざまな時期の血栓などによる点状や網状などの低信号と高信号の混在は**海綿状血管奇形**の特徴的な所見です．脳動静脈奇形，出血性・石灰化腫瘍（mass effectあり）との鑑別をします[1]．

### e）大脳皮質高信号（FLAIR画像）

ガドリニウム造影で不整な輪状増強効果を示す腫瘍では，悪性神経膠腫と転移性脳腫瘍の鑑別が必要です[6]．ガドリニウム（Gd）造影を示す腫瘍近傍の非Gd造影大脳皮質がFLAIR画像で高信号を示す場合，浸潤傾向を示す**膠芽腫**が示唆されます．

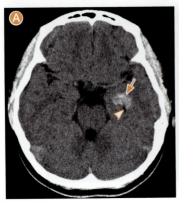 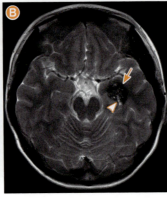

**図4 popcorn ball appearance：海綿状血管奇形**

12歳女児．体育の授業中，意識消失の後，全身痙攣をきたしたため救急外来に搬送されました．
Ⓐ単純CT画像．左側頭葉の前角前方に，やや不均一な高吸収の病変が認められます（→）．左下角は同定でき（▷），左側頭葉前部の腫脹は認められません（乏しいmass effect）．
ⒷT2強調画像．CTでの高吸収域より少し広い範囲で，著明な低信号域が認められます（→），内部に点状の多数の高信号が認められます（popcorn ball appearance）．

### 3）造影CT・MRI Gd造影T1強調画像

#### f）open ring[1)]

活動性脱髄性病変では，輪状増強効果を示しますが，輪状の一部（皮質側）が欠損してC字になります．mass effectを確認し（**表1**），乏しい場合，**腫瘤形成性脱髄性病変**（tumefactive demyelinating lesion）が示唆されます．

## STEP 3 腫瘤性病変が単発性か確認する〜造影CT，MRI・造影MRIで確認〜

腫瘤性病変を認めた場合，単発か多発かは重要な画像情報です（**表5**）．小さな病変や等吸収の病変は単純CTでは指摘困難で，造影CTやMRIで確認します．MRIでも小さな転移性脳腫瘍などは薄いスライスでのGd造影ではじめて指摘可能になることがあります．

造影CT，MRIや造影MRIを撮像すると，腫瘤性病変の特徴的所見も得られます（STEP 2 -e）f）参照）．

### 💡 Pitfall ①

**単発性と多発性はあくまで診断の目安（表5）**

神経膠腫は単発性，転移性脳腫瘍は多発性のことが多いなど，腫瘤性病変は単発性と多発性に分けて考えると診断を進めやすいですが，ただし，絶対的な鑑別基準にはなりません．

### 💡 Pitfall ②

**脳腫瘍は常に腫瘤性病変として認められるか？**

脳腫瘍が腫瘤を形成するとは限らず，「腫瘤」を認めないからといって腫瘤性病変を除外できるわけではありません．

- 悪性神経膠腫の早期：比較的小さな白質病変様[10)]．
- 大脳神経膠腫症 gliomatosis cerebri 型びまん浸潤性神経膠腫：脳全体の腫脹
- 転移性脳腫瘍の早期：点状（造影）病変
- がん性髄膜症：脳表の増強効果，水頭症
- 大脳基底核部胚腫：大脳基底核部や同側大脳半球の萎縮[11)]

**表5 代表的な脳腫瘍，脳膿瘍の単発性・多発性の割合**

|  | 単発性 | 多発性 |
|---|---|---|
| 膠芽腫 | 66.3％，多巣性[*1]31.1％， | [*1]2.3〜2.6％ |
| 悪性リンパ腫 | 60〜70％ | 30〜40％ |
| 転移性脳腫瘍 | 50％弱 | 50％強 |
| 髄膜腫 | ＞90％ | ＜10％ |
| 神経鞘腫 | 約90％ | 約10％（NF2[*2]） |
| 血管芽腫 | 約80％ | 約20％（VHL[*2]） |
| 脳膿瘍 | 40〜90％ | 10〜60％ |

\*1 膠芽腫の多巣性と多発性：離れた部位のGd増強効果を示す病変がFLAIR画像で連続しているものは多巣性，連続性がないものは多発性とされる．
\*2 多発性の場合に考える疾患．NF2：neurofibromatosis type 2（神経線維腫症Ⅱ型）．VHL：von Hippel-Lindau disease（フォン・ヒッペル・リンドウ病）
（文献7〜9を参考に作成）

### 文献

1) Okamoto K, et al：Mimics of brain tumor on neuroimaging: part I. Radiat Med, 22：63-76, 2004
2) Rennert J & Doerfler A：Imaging of sellar and parasellar lesions. Clin Neurol Neurosurg, 109：111-124, 2007
3) 岡本浩一郎：松果体部腫瘍．「脳のMRI」（細矢貴亮，他／編），pp193-202, メディカル・サイエンス・インターナショナル，2015
4) 岡本浩一郎：脳実質内腫瘍と脳実質外腫瘍はどのように見分けたらよいのでしょうか？ 画像診断，35：1290-1292, 2015
5) Bugnicourt JM, et al：The "carotid CT crescent" sign. Clin Neurol Neurosurg, 114：803-805, 2012
6) Tang YM, et al：The solitary enhancing cerebral lesion: can FLAIR aid the differentiation between glioma and metastasis? AJNR Am J Neuroradiol, 27：609-611, 2006
7) Lasocki A, et al：Multifocal and multicentric glioblastoma: Improved characterisation with FLAIR imaging and prognostic implications. J Clin Neurosci, 31：92-98, 2016
8) Louis DN, et al：The 2016 World Health Organization Classification of Tumors of the Central Nervous System: a summary. Acta Neuropathol, 131：803-820, 2016
9) Radoi M, et al：Brain abscesses: clinical experience and outcome of 52 consecutive cases. Chirurgia (Bucur), 108：215-225, 2013
10) Okamoto K, et al：MRI of high-grade astrocytic tumors: early appearance and evolution. Neuroradiology, 44：395-402, 2002
11) Okamoto K, et al：Atrophy of the basal ganglia as the initial diagnostic sign of germinoma in the basal ganglia. Neuroradiology, 44：389-394, 2002

# Chapter 2　CT所見からのアプローチ

## A　基本的な所見

# 5　多発病変

明石敏昭

### 所見からのアプローチ

**表　CTでの一般的な多発病変の鑑別疾患**

| 血管障害 | 自己免疫性疾患(#) | 外傷*(#) |
|---|---|---|
| ● 心原性塞栓## | ● 多発性硬化症 | 血管周囲腔 |
| ● 血行力学的梗塞(#)/## | ● 視神経脊髄炎 | 低血糖(#) |
| ● A-to-Aの塞栓#/## | ● 急性散在性脳脊髄炎 | 感染(#) |
| ● もやもや病(#)/## | ● 血管炎(#) | ● 単純ヘルペス脳炎 |
| ● Trousseau症候群 | 　● アミロイド血管症* | ● インフルエンザ脳炎* |
| ● 感染性塞栓*/## | 　● CNS lupus*/** | ● 細菌感染* |
| ● 脂肪塞栓## | 　● ANCA関連 | 　● 結核** |
| ● 静脈洞血栓症*/(#) | 　● ベーチェット病* | ● 真菌感染 |
| ● PRES*/## | **腫瘍** | ● トキソプラズマ |
| ● 好酸球増多症## | ● 転移性腫瘍* | ● クリプトコッカス |
| | ● 神経膠腫** | ● 進行性多巣性白質脳症 |
| | ● 悪性リンパ腫* | ● 多包虫症**  |
| | ● 血管内悪性リンパ腫* | |
| | ● 家族性海綿状血管腫 | |

\*　出血を伴うことがある
\*\*　石灰化を伴うことがある
\#　片側性／局所性
(\#)　両側性でないこともある
\#\#　分水嶺域に分布する
PRES：posterior reversible encephalopathy syndrome（可逆性後頭葉白質脳症）

### はじめに

　CTで多発する脳病変を見た場合，病変の**分布**や**部位**，**性状**，**形態**などから**病態を推測**して原因となる疾患（表）に迫ります．観察される病変には何らかの特徴を有する場合があり，それを見出すことが重要です．ただし，CTはMRIに比べて病変描出に限界があるので，検出できるのはある程度のサイズと吸収値の変化のある病変です．よって，**CTでは過小評価している可能性がある**ことを認識しておく必要があります．ここでは血管障害を含む一般的な疾患について

診断の手順を述べます．その過程を，**病変の広がりを評価するSTEP ❶** と **病変の質を評価するSTEP ❷** の 2 つに分けて考えてみます．病変の分布に関しては他稿もご参照ください．

## STEP 1 多発病変の広がりから考える

### 1）病変の分布

両側の大脳半球に多発している低吸収域は浮腫が生じる病態を見ていることが多く，その大多数は**内科的な疾患**（炎症や塞栓症，脳転移，PRES，浸透圧性脳症，低血糖など）が考えられます．炎症には感染や自己免疫性疾患が含まれ，感染に関連しては脳症も生じます．ほかに血管内悪性リンパ腫のような特殊な腫瘍，薬剤性脳症／中毒や代謝性疾患などの脳症，脳炎，先天性疾患などさまざまな疾患が考えられます．CTで判断できる特徴としては**分水嶺域（中大脳動脈と前大脳動脈もしくは後大脳動脈の境界域）の分布の有無で，血流との関連する病態**を疑います．

片側の大脳半球に多発しているときには鑑別をある程度絞ることができます．まず考えるべき病態として，内頸動脈や中大脳動脈近位部での狭窄や閉塞による虚血や梗塞があります．椎骨動脈〜脳底動脈の病変でも片側性の病変が生じる可能性があります．特に片側の分水嶺域に分布しているような場合には血行力学的な梗塞（図1）や動脈原性脳塞栓を疑います．また，両側性に多発するような疾患であっても，CTでは病変を十分に検出できないために片側性に見えることや，偶然片側にしか存在していない症例もないとは言えません．よって，片側に見える場合も両側に多発する疾患を検討しておく必要はあります．

局所に集簇しているような場合には，神経膠腫や悪性リンパ腫（図2），脳膿瘍（図3）などを考えます．腫瘍では病変が周囲に広がるだけでなく，娘結節などを形成して拡大していくよ

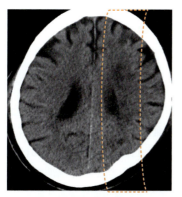

**図1 左内頸動脈閉塞で生じた血行力学的な脳梗塞**
70歳代男性．
単純CT．左大脳半球の皮質〜深部白質に多数の淡い低吸収域が帯状（┊┊┊内）に分布している．分水嶺域に存在しており，血行力学的な梗塞と考えられます．

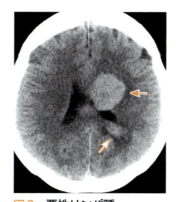

**図2 悪性リンパ腫**
30歳代男性．
単純CTで左側脳室に膨隆する境界明瞭な高吸収の腫瘤性病変（➡）を認めます．一方，大脳深部白質から脳梁膨大部左側に線維に沿って広がる帯状の高吸収域（⇨）が見られます．

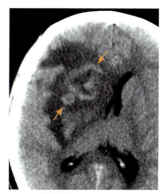

**図3 脳膿瘍**
20歳代女性．
単純CTで右基底核部に辺縁が軽度高吸収で不整なリング状の病変（➡）が局所に2カ所存在しています．MRI（非掲載）で強いヘモジデリン沈着を認めることから，この高吸収は出血を反映し，内部は低吸収で壊死と思われます．

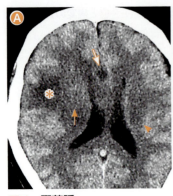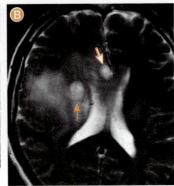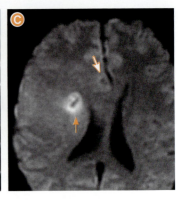

**図4　膠芽腫**

40歳代女性.

Ⓐ 単純CTで右弁蓋部〜放線冠に淡い低吸収域（＊）が広がり腫脹しています．右放線冠の前部は白質に比べてやや高吸収（→）となっています．脳梁は腫大しており，膝部には低吸収の結節（⇨）が見られます．左放線冠にも淡い低吸収域（▷）が見られ，脳梁を介した広がりが疑われます．

Ⓑ CTでの異常吸収域に一致してT2強調像では信号が上昇しています．右放線冠に見られるCTでの淡い高吸収域にT2強調像で結節（→）が見られます．一方，CTで明瞭な低吸収を示した脳梁膝部の結節には明瞭な高信号の結節（⇨）を認めます．

Ⓒ 拡散強調像（b＝1,000）ではCTでの淡い高吸収域に強い高信号の結節（→）があり，高い細胞密度を反映していると考えられます．逆に脳梁膝部の結節（⇨）は軽度低信号を示しています．

うな場合があります．また広範に多発することやびまん性に広がることもあるので，片側性や両側性に分布する可能性はありますが，ある程度の局所性は見られます．多中心性でお互いの連続性がはっきりしないこともありますが，脳梁などを白質の線維にそって広がった痕跡（図4）を認めることがあります．

## 🔔 Pitfall

**静脈性梗塞**

血栓が生じた静脈還流域には浮腫や出血が生じますが，さまざまな分布を示します．<u>血栓の局在や静脈洞交会の解剖によって障害される静脈還流域が変化するので注意が必要です．</u>

### 2）病変の部位

病変の存在する部位から病態を推測できることがあります．血管障害の場合は皮質のみのこともあれば，皮質から深部白質に広がる大きな病変，深部白質や深部灰白質の病変などさまざまな形態の病変を示すことがあります[1]．それらは障害される血管の部位や塞栓子のサイズとも関連しています．多発する皮質の病変ならば塞栓が考えやすく，白質の線状の病変ならば髄質動脈を障害するような血管内悪性リンパ腫などのより小さな塞栓子を考えます．脂肪塞栓症（図5）ではさらに細かな脈管で，深部白質や脳梁などにも変化が生じる可能性がありますが，CTでの診断は容易ではありません．

PRES（図6）ならば多発する浮腫を見ることがあります．皮質と皮質下白質を障害しやすいですが，いずれか一方の場合もあります．これらは後頭・頭頂葉優位の分布で分水嶺域にも分布します[2]．浮腫は基底核や脳幹，小脳などに生じることもあります．

多発性硬化症（multiple sclerosis：MS，図7）や視神経脊髄炎（neuromyelitis optica：

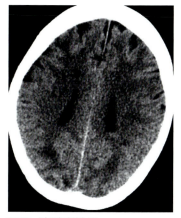

**図5 脂肪塞栓症**
骨盤骨折後に意識障害をきたした60歳代女性.
単純CT. 大脳白質には境界不明瞭な斑状から癒合状の低吸収域が散在しています.

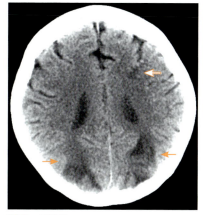

**図6 PRES**
急性骨髄性白血病の治療中に痙攣・意識障害を生じた40歳代女性.
単純CT. 両側後頭頭頂部に低吸収域（→）が左右対称性に生じています. 皮質および皮質下白質ともに変化が生じています. また, 左前部分水嶺域の皮質から皮質直下に淡い低吸収域（⇒）が見られます.

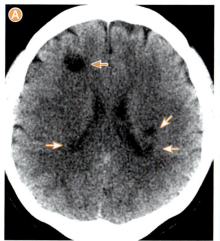

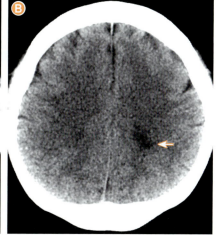

**図7 多発性硬化症**
40歳代女性.
ⒶⒷともに単純CT.
Ⓐ両側の側脳室体部近傍の深部白質には小さな淡い低吸収（⇒）が複数あり, 脳室壁から脳表に向かっているようにも見えます. 右前頭葉の皮質下〜深部白質にも明瞭な低吸収域（→）があります.
Ⓑ左半卵円中心には淡い低吸収（⇒）があり, 側脳室の上壁近傍の病変であると推測されます.

NMO）ならば脳室周囲の深部白質に特徴的な病変を認めることが多く, 急性散在性脳脊髄炎（acute demyelinating encephalomyelitis：ADEM）やNMOならば白質だけでなく灰白質の障害も描出される可能性があります. 進行性多巣性白質脳症（progressive multifocal leukoencephalopathy：PML）ではたいてい皮質下白質から深部白質に存在します. 感染性塞栓ではいずれの部位にも発生しますが, 皮質に多く, 周囲に浮腫が強いのが特徴です. 転移性腫瘍（図8）では皮髄境界域に発生することが多く, 頻度が高いので特に重要です.

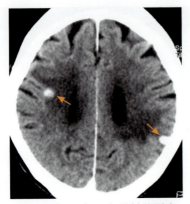

**図8　子宮体がんの転移性脳腫瘍**
80歳代女性．
造影CTで皮髄境界近傍に強く造影される結節が2カ所あり，周囲には強い浮腫と考えられる低吸収域が広がっています．

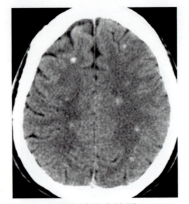

**図9　多発海綿状血管腫**
30歳代男性．
単純CTで両側大脳白質には点状〜結節状の淡い高吸収が多発しています．脊髄にも多発しており，家族性海綿状血管腫が疑われます．

## STEP 2　多発病変の質から考える

### 1）性状

　たいていの多発病変は**低吸収**で，**浮腫やグリオーシス，腫瘍，液体**などを見ている可能性があります．ラクナ型梗塞は明瞭な低吸収として多発することがあり，線条体や視床，大脳深部白質に生じます．血管周囲腔の拡大も基底核の底部に生じることが多いので，部位や形態から梗塞と鑑別できないことも多々あります．

　高吸収の病変は**細胞密度の高い腫瘍，出血や石灰化を含んだ病変**などを考えます．**出血を伴う多発病変**ならば，転移性腫瘍や神経膠腫，感染や静脈性梗塞（静脈洞血栓症や血管内悪性リンパ腫）などがあげられます．

　**石灰化が多発**することはめずらしいですが，神経膠腫（特にoligodendroglioma），家族性の海綿状血管腫（図9），結核などの感染症，Fahr病（idiopathic basal ganglia calcification），副甲状腺機能低下/亢進症，結節性硬化症やhereditary diffuse leukoencephalopathy with axonal spheroids（HDLS）などの可能性はあるかもしれません．

　高い細胞密度で出血を伴うような腫瘍の多発病変では通常転移を考えますが，高い細胞密度を反映して悪性リンパ腫（図2）や悪性神経膠腫（図4）は多発する高吸収として描出されることがあります．また，**多発する石灰化病変が片側性や局所にある場合**には動静脈短絡性疾患や髄質静脈奇形などを考えておく必要があります．

## 2) 形態

### a) 点状

CTでは炎症や梗塞などの微細病変は判別困難です．検出可能な点状病変はある程度の大きさを有する高吸収病変であり，**小さな出血や石灰化**が疑われます．

### b) 結節〜腫瘤状，斑状

多発性硬化症（**図7**）など炎症性疾患の場合には静脈や白質の線維にそった病変が多発することがあります．多発する腫瘍の場合で**境界が明瞭な結節や腫瘤**である場合は頻度からも転移性腫瘍が考えやすくなります．神経膠腫で多発している場合には**境界不明瞭な斑状〜腫瘤状の病変**であることが多く，悪性度の高い病変（**図4**）があれば高吸収病変を有していることもあります．脂肪塞栓（**図5**）はMRIで見られるような塞栓による小さな梗塞や血管内皮障害による浮腫や微小出血[3]はCTでは確認できず，**境界不鮮明な斑状〜びまん性の浮腫性の変化**が描出されることになります．

### c) 線状〜索状

脳室に向かって伸びる線状〜索状の低吸収病変は**髄質動脈に関連した梗塞や髄質静脈に沿った炎症**（**図7**）の可能性があります．病変は線状〜索状であってもCTでは基本的に横断像で観察することが多いので，連続する点状〜斑状の低吸収として描出されることもあります．結節性硬化症での白質病変など神経細胞の遊走に関連した病変も線状から索状の高吸収に見えることがあります．

## まとめ

CTで多発病変を認めた場合，分布や部位，性状や形態などからある程度の疾患を推測することはできますが，CTは病態を把握するには十分な情報とは言えません．診断には臨床情報やMRIでの詳細な評価が必要です．

### 文献

1) Akashi T, et al：Ischemic White Matter Lesions Associated With Medullary Arteries: Classification of MRI Findings Based on the Anatomic Arterial Distributions. AJR Am J Roentgenol, 209：W160-W168, 2017
2) Ollivier M, et al：Neuroimaging features in posterior reversible encephalopathy syndrome: A pictorial review. J Neurol Sci, 373：188-200, 2017
3) Simon AD, et al：Contrast-enhanced MR imaging of cerebral fat embolism: case report and review of the literature. AJNR Am J Neuroradiol, 24：97-101, 2003

# Chapter 2　CT所見からのアプローチ

## A　基本的な所見

# 6　正中病変・対称性病変

中塚智也

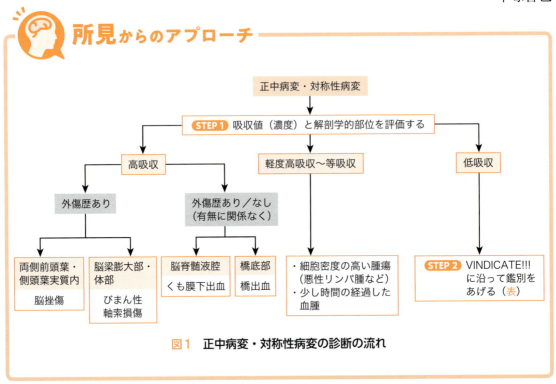

図1　正中病変・対称性病変の診断の流れ

## はじめに

　正中病変・対称性病変は，部位に基づいて①正中部を含む対称性病変，②正中部を含まない対称性病変，③頭蓋内の正中部に限局する病変の3つに大きく分類されます．また，病変の吸収値（濃度）に基づいて，高吸収病変，軽度高吸収〜等吸収病変，低吸収病変に分類されます．年齢によって生じる疾患が異なるため，本稿では日常の救急診療で目にする機会の多い成人を主に対象とし，CTでの正中病変・対称性病変で，3C（common, critical, curable）に相当する疾患を中心とした診断アプローチについて解説します（図1）．

**表 CTで低吸収を示す正中病変・対称性病変の救急鑑別疾患（部位別）：VINDICATE!!!**

| | | 基底核 | 視床 | 脳幹 | 大脳 |
|---|---|---|---|---|---|
| V | vascular 血管系 | PRES，静脈性梗塞，HIE，遅発性低酸素後白質脳症（一酸化炭素中毒 など） | PRES，両側視床傍正中部梗塞，静脈性梗塞，HIE，両側視床出血 | PRES，HIE | PRES，静脈性梗塞，HIE |
| I | infection 感染症 | トキソプラズマ症，脳炎（日本脳炎 など），HIV脳症，クリプトコッカス症，神経梅毒 | 脳炎（単純ヘルペス脳炎，日本脳炎 など），HIV脳症，トキソプラズマ症，クリプトコッカス症，結核性髄膜炎 | 脳幹脳炎 | 脳炎（単純ヘルペス脳炎 など），神経梅毒，進行性多巣性白質脳症，MERS（感染症以外にもさまざまな病態との関連あり） |
| N | neoplasm 腫瘍 | 大脳膠腫症 | 大脳膠腫症 | 脳幹神経膠腫 | 大脳膠腫症 |
| D | degenerative 変性 | CJD | CJD | | CJD |
| I | intoxication 中毒 | 薬物中毒（メタノール中毒 など），スギヒラタケ脳症 | エチレングリコール中毒 | メトロニダゾール脳症 | 薬物中毒，メトロニダゾール脳症，スギヒラタケ脳症 |
| C | congenital 先天性 | | | | |
| A | autoimmune 自己免疫 | 膠原病，神経ベーチェット病，傍腫瘍症候群，多発性硬化症，急性散在性脳脊髄炎 | 急性散在性脳脊髄炎，傍腫瘍症候群 | 脳幹脳炎 | 急性散在性脳脊髄炎，非ウイルス性辺縁系脳炎，傍腫瘍症候群，アミロイドアンギオパチーに伴う可逆性白質脳症 |
| T | trauma 外傷 | 深部灰白質損傷 | 深部灰白質損傷 | | びまん性軸索損傷 |
| E | endocrinopathy 内分泌 | 浸透圧性髄鞘崩壊症，低血糖症 | Wernicke脳症，浸透圧性髄鞘崩壊症 | Wernicke脳症，浸透圧性髄鞘崩壊症 | 浸透圧性髄鞘崩壊症 |
| ! | iatrogenic 医原性 | | | | 薬剤性脳症 |
| ! | idiopathic 特発性 | | | | |
| ! | inheritance 遺伝性 | ミトコンドリア異常症（MELAS など） | ミトコンドリア異常症（CPEO/KSS など） | ミトコンドリア異常症（Leigh脳症 など） | ミトコンドリア異常症（MELAS など） |

CJD：Creutzfeldt-Jakob disease
CPEO：chronic progressive external ophthalmoplegia
HIE：hypoxic-ischemic encephalopathy
KSS：Kearns-Sayre syndrome
MELAS：mitochondrial myopathy, encephalopathy, lactic acidosis, and stroke-like episodes
MERS：mild encephalitis/encephalopathy with reversible splenial lesion
PRES：posterior reversible encephalopathy syndrome

# STEP 1 正中病変・対称性病変の吸収値（濃度）と解剖学的部位を評価する

CTで正中病変・対称性病変を認めたら，吸収値（濃度）に注目します．大脳皮質や基底核と比較した吸収値により，高吸収病変，軽度高吸収～等吸収病変，低吸収病変に分類します．

① 高吸収病変：救急診療において高吸収病変を見たら，まずは急性期の血腫を考えます．
② 軽度高吸収～等吸収病変：細胞密度の高い腫瘍や少し時間の経過した血腫を考えます．
③ 低吸収病変：救急診療における対象疾患の多くは，脳脊髄液と等吸収であるよりも，軽度高吸収～高吸収となる病変が多いです．病変のコントラストがつかない場合は，適宜ウインドウレベルやウインドウ幅を調整して読影する必要があります．

## 1）高吸収病変

外傷歴があり両側前頭葉や側頭葉実質内に高吸収域が見られた場合は脳挫傷（図2），脳梁膨大部や体部に高吸収域が見られた場合はびまん性軸索損傷（図3），外傷歴の有無にかかわらず脳脊髄液腔に高吸収域が見られた場合はくも膜下出血（図4），橋底部に高吸収域が見られた場合は橋出血を考えます．くも膜下出血では，一見左右対称に見える病変でも，血腫の分布差から破裂動脈瘤の位置を単純CTで推測できることがあります[1]．下垂体に高吸収域が見られた場合は，下垂体卒中（下垂体腺腫からの出血，図5）やラトケ嚢胞が鑑別となります．頭痛や急な視覚障害等の症状および過去画像との比較によって，これらの疾患を鑑別することになります．

## 2）軽度高吸収～等吸収病変

悪性リンパ腫などの細胞密度の高い腫瘍は，軽度高吸収～等吸収となります（図6）．また，前述の高吸収病変であげた血腫においても時間が経過した場合，軽度高吸収～等吸収となることもあります．典型的な血腫以外はCTのみでの詳細評価が十分でないことも多く，MRIが有用です．

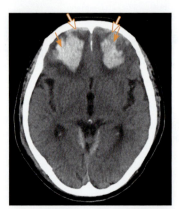

**図2 脳挫傷，両側急性硬膜下血腫，外傷性くも膜下出血**
70代男性．転倒．
単純CT．両側前頭葉底部に血腫（→）を認め，病巣周囲の浮腫を伴っています．両側硬膜下や脳脊髄液腔にも血腫（⇒）を認めます．

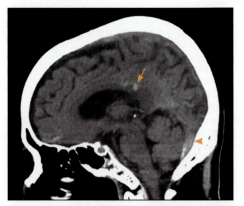

**図3 びまん性軸索損傷，急性硬膜下血腫**
80代男性．転倒．
単純CT正中矢状断像．脳梁に血腫を認めます（→）．テント下では，硬膜下に血腫を認めます（▶）．

# STEP 2 低吸収を示す正中病変・対称性病変の解剖学的部位を評価し，"VINDICATE!!!"に沿って鑑別をあげる

　CTで頭蓋内に低吸収を示す正中病変・対称性病変を認めたら，解剖学的部位を評価し，病歴などを加味したうえで鑑別診断のmnemonicである"VINDICATE!!!"に沿って鑑別をあげます（p.103 表）[2, 3]．頭部CTで，動脈支配域に沿った淡い低吸収を示す急性期病変は，動

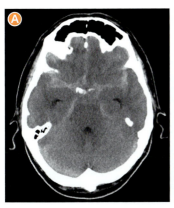
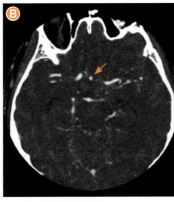

図4　前交通動脈瘤破裂によるくも膜下出血
50代男性．頭痛．
Ⓐ単純CT．脳脊髄液腔に広範な血腫を認めます．
Ⓑ造影CT．前交通動脈に破裂動脈瘤を認めます（→）．

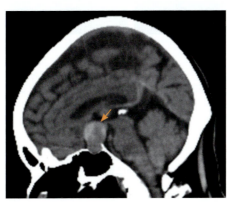

図5　下垂体卒中
70代女性．頭痛．
単純CT正中矢状断像．トルコ鞍～鞍上部に，大脳皮質より高吸収と低吸収の混在する占拠性病変を認めます（→）．

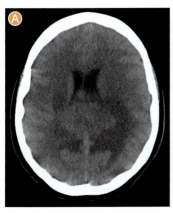
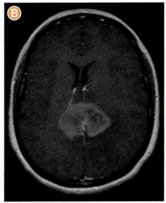

図6　脳梁膨大部悪性リンパ腫
30代女性．頭痛．
Ⓐ単純CT．脳梁膨大部に，大脳皮質と等吸収～軽度高吸収を示す占拠性病変を認めます．病巣周囲の浮腫を伴っています．
ⒷMRI造影後T1強調画像．脳梁膨大部に充実性病変を認めます．病巣周囲の浮腫を伴っています．

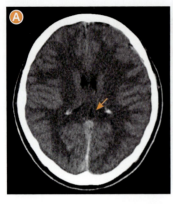 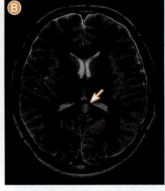

**図7　一過性脳梁膨大部病変**
30代男性．プロポフォール投与中．
Ⓐ 単純CT．脳梁膨大部の正中部に淡い低吸収域を認めます（→）．
Ⓑ MRI T2強調画像．脳梁膨大部の正中部に高信号域を認めます（⇨）．

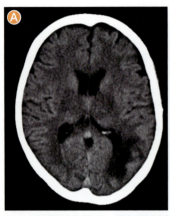 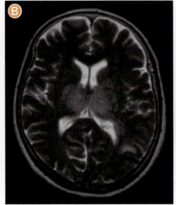 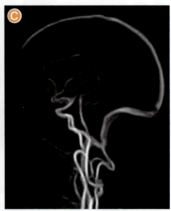

**図8　静脈洞血栓症，静脈性梗塞**
60代女性．頭痛．
Ⓐ 単純CT．両側視床〜基底核に淡い低吸収域を認めます．左後頭葉白質に，陳旧性梗塞を考える低吸収域を認めます．
Ⓑ MRI T2強調画像．両側視床〜基底核に高信号域を認めます．左後頭葉白質に，陳旧性梗塞を考える高信号域を認めます．
Ⓒ MR静脈造影MIP像．直静脈洞やそれより上流の深部静脈が描出されていません．

脈性の新鮮梗塞であることが多いです．しかし，病変が正中・対称性であった場合は，事前確率の如何にかかわらず動脈性の新鮮梗塞である可能性は低いです．左右対称となる特殊な梗塞としては，両側視床傍正中部梗塞（artery of Percheron灌流域の梗塞）や両側前大脳動脈灌流域の梗塞などがあります[4]．脳梁や橋底部梗塞では，一般的に正中よりも左右に少しずれて位置していることが多く，正中に見られる場合は，血管系以外の病変も鑑別になります（**図7**，および後述の**図11**参照）[5]．また，正中病変・対称性病変にはWernicke脳症をはじめとして，迅速に治療しなければ致死的である疾患も含まれているため，適切な診断が必要です．CTのみで十分な評価に至らないことも多く，適宜，MRIを勧めることも重要です．

## 1）基底核の病変

血管系病変のなかで，しばしば見られる疾患として静脈性梗塞があります．直静脈洞などで閉塞すると，基底核や視床を含めた左右対称性の異常所見が出現します（**図8**）．梗塞の分布に加え，静脈洞内の血栓が高吸収域として見えていないか，凝固系の異常や内服薬を含めた病歴とあわせて確認する必要があります．詳細評価には造影CTやMRIが必要です．

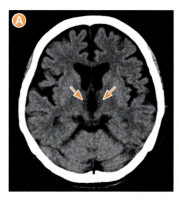
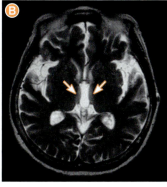

**図9　Wernicke脳症**
70代女性．記憶障害．
Ⓐ単純CT．両側視床内側に淡い低吸収域を認めます（→）．
ⒷMRI T2強調画像．両側視床内側に高信号域を認めます（⇨）．

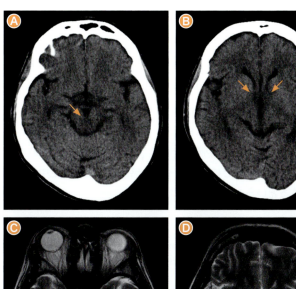

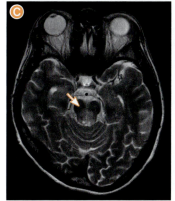
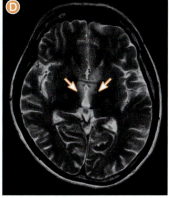

**図10　視神経脊髄炎**
40代女性．意識障害，複視．
ⒶⒷ単純CT．中脳水道周囲や視床内側前方に淡い低吸収域を認めます（→）．
ⒸⒹMRI T2強調画像．中脳水道周囲や視床内側前方に高信号域を認めます（⇨）．

## 2）視床の病変

　血管系病変として，前述の静脈性梗塞に加え，両側視床傍正中部梗塞があります．両側視床傍正中部梗塞は，中脳や前方視床にも梗塞が見られることがあります[3]．血管系病変以外で特に重要なのが，Wernicke脳症です（図9）．両側視床内側に沿った低吸収域がある場合は，必ず鑑別にあげなければいけません．この所見は比較的特異度が高いですが，視神経脊髄炎などでも見られることがあります（図10）．病歴や検査所見に加え，乳頭体などを含めた部位の異常所見の有無とあわせて評価し，迅速に治療する必要があります．そのほかにも，視床間橋を介した神経膠腫を両側視床で見ることがあります．

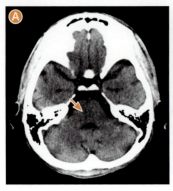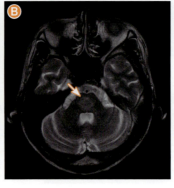

**図11　浸透圧性髄鞘崩壊症**
40代女性．低ナトリウム血症
Ⓐ単純CT．橋底部に淡い低吸収域を認めます（→）．
ⒷMRI T2強調画像．橋底部に淡い高信号域を認めます（⇒）．

## 3）脳幹（特に橋底部）の病変

　橋底部のラクナ梗塞や分枝粥腫型梗塞（branch atheromatous disease：BAD）はよく見られますが，これらの病変は一般的に正中よりも左右に少しずれていることが多いです．血管系病変以外で比較的よく見られるのは，浸透圧性髄鞘崩壊症です（図11）．多くの場合，低ナトリウム血症の急速な補正によって起こります．このなかで橋中心髄鞘崩壊症（central pontine myelinolysis：CPM）と呼ばれる病態は，橋底部中央に楕円形〜三角形の凸型の低吸収域が見られ，特異度の高い所見です．そのほかにも，感染や腫瘍を含むさまざまな疾患が鑑別になります．このなかで重要なのは，単純ヘルペスなどによるウイルス感染が，脳幹の正中病変・対称性病変として見られることもあるということです．

### 文献

1）Karttunen AI, et al：Value of the quantity and distribution of subarachnoid haemorrhage on CT in the localization of a ruptured cerebral aneurysm. Acta Neurochir (Wien), 145：655-61; discussion 661, 2003
2）「所見からせまる脳MRI」（土屋一洋，他/編著），秀潤社，2008
3）Hegde AN, et al：Differential diagnosis for bilateral abnormalities of the basal ganglia and thalamus. Radiographics, 31：5-30, 2011
4）Lazzaro NA, et al：Artery of percheron infarction: imaging patterns and clinical spectrum. AJNR Am J Neuroradiol, 31：1283-1289, 2010
5）Friese SA, et al：Classification of acquired lesions of the corpus callosum with MRI. Neuroradiology, 42：795-802, 2000

# Chapter 2　CT所見からのアプローチ

## A　基本的な所見

# 7　脳室開大
## ～水頭症，脳萎縮

赤澤健太郎

### 所見からのアプローチ

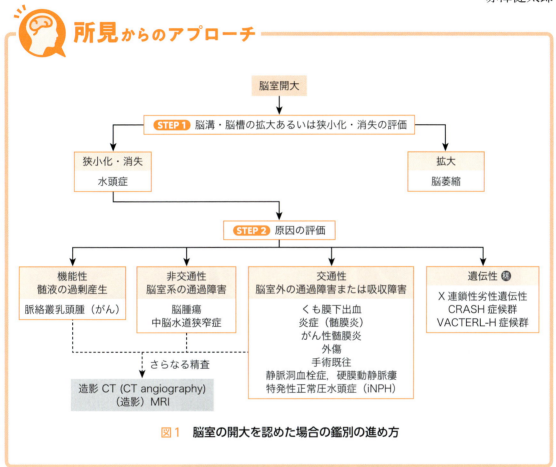

図1　脳室の開大を認めた場合の鑑別の進め方

● はじめに

　救急疾患の評価目的で頭部画像を撮像した場合，脳室の開大に遭遇することがあります．それは緊急の処置を要する原疾患による場合もあれば，incidentalに発見される，緊急を要しないが何らかの異常を有する病態の場合もあります．

　脳室の開大は，**脳萎縮**と**水頭症**という異なる病態で生じうるため，その両者を確実に鑑別し，

さらに救急診療において，水頭症をきたす疾患を想定しながら，必要に応じてさらなる精査を進めていくことが重要です（図1）．

## STEP 1 脳溝・脳槽の拡大あるいは狭小化・消失の評価

脳室の開大には，水頭症と脳萎縮の両者で生じ，両者をまず鑑別する必要があります．

水頭症は，髄液の産生，循環および吸収の不均衡で生じる病態であるため，髄液の過剰な貯留による脳室の病的拡張をきたします．このため脳表では脳が頭蓋骨に押しつけられ脳溝が消失する傾向があります．

一方，脳萎縮は脳実質の容積が減少するため，脳溝や脳槽が拡大してきます．

ほかの水頭症の画像上の特徴として以下①〜⑨のものがあげられます[1〜3]（図2）．

① **側脳室下角の開大**（水頭症に鋭敏な所見で，2 mm以上で病的拡大を考慮）
② 側脳室前角および後角が丸みを帯びて拡大

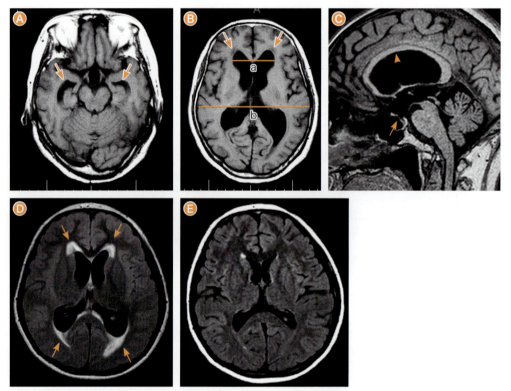

**図2　水頭症の画像所見（ⒶⒷⒸおよびⒹⒺはそれぞれ同一症例）**
Ⓐ T1強調画像の側脳室下角レベル．両側の側脳室下角の開大が認められます（→）．
Ⓑ T1強調画像の側脳室前角レベル．両側の側脳室前角は丸みを帯びて拡大しています（→）．Evans index〔（a：左右前角の最大幅）/（b：同一面上における最大頭蓋内板距離）〕は，0.36と計測され，脳室の拡大の指標とされる0.3を上回っています．
Ⓒ T1強調画像の正中矢状断像．脳梁は平滑に伸展挙上し菲薄化しています（→）．第3脳室前下部の漏斗陥凹が拡大しています（→）．
Ⓓ FLAIR画像．松果体腫瘍により水頭症をきたし，脳室周囲白質に高信号が認められます（→）．
Ⓔ FLAIR画像．松果体腫瘍に対し化学療法を行い，2カ月後の経過観察にて，腫瘍の縮小に伴い脳室周囲の異常信号は軽快しています．

③ 両側の側脳室前角の壁で形成される角度が狭い（脳萎縮と比較して）
④ 乳頭体と橋との距離の短縮（1 cm 未満）
⑤ 第三脳室前下部の漏斗陥凹の拡大
⑥ Monro 孔レベルの脳梁厚の減弱
⑦ 脳梁の平滑な伸展挙上および菲薄化
⑧ 急速進行性の場合，T2 強調画像/FLAIR 画像での側脳室周囲の白質の高信号域
⑨ Evans index（脳室拡大の指標）：正常は 0.3 以下（図 2 ❸ 参照）

Pitfall

**側脳室下角の開大**

水頭症では，側脳室体部の拡大と相応して早期から側脳室下角の開大が起こる傾向がありますが，アルツハイマー病など，側頭葉萎縮をきたす疾患でも同様に下角の開大をきたすことがあります．両者の鑑別には，冠状断画像による海馬萎縮の有無などから判断を下す必要があります．

## STEP 2 水頭症の原因の評価

髄液は脳室内の脈絡叢から大部分が生成され，1 日に約 450 mL 算出されます．脳脊髄液量は約 150 mL のため，1 日に 3 回ほど髄液は入れ替わるとされます[4]．

髄液の過剰な貯留の原因として，**髄液の過剰産生，通過障害，吸収障害**を検討する必要があります．水頭症の原因として，遺伝性の疾患もあげられますが，その場合は救急の現場で問題になることは少ないと思われます．

### 1）機能性（髄液の過剰産生）

脳室内に好発する脈絡叢乳頭腫/がんは，水頭症による症状で発見されることが多いです．水頭症は腫瘍による髄液の過剰産生が原因として考えられており，閉塞性変化がはっきりしなくとも水頭症が見られます．救急の現場で発見されることがありますが（図 3），2 歳以下の小児脳腫瘍のなかでは頻度が高いものの，全頭蓋内腫瘍では稀な疾患です．

### 2）非交通性（髄液の脳室系の通過障害）

原因を評価するうえで，交通性か非交通性を判断することは基本となります．第 4 脳室の出口を含めた脳室系の狭窄・閉塞によるものが非交通性であり，髄液循環の障害部位より中枢側の脳室の開大が起こるので，脳室の開大部位から閉塞部位を判断することができます．

閉塞は，Monro 孔や中脳水道，第 4 脳室などで起きやすく，これらの領域やその近傍に腫瘍が生じた場合，髄液の通過障害が起き水頭症をきたします（図 4, 5）．

### 3）交通性（髄液の脳室外の通過障害または吸収障害）

交通性水頭症とは，くも膜下腔など脳室外での通過障害やくも膜顆粒での髄液の吸収障害などによって生じる水頭症を言います．くも膜下出血（図 6）や，炎症・腫瘍による髄膜炎（図 7, 8），

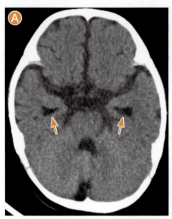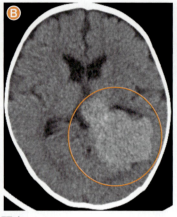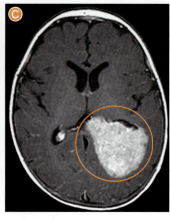

### 図3 脈絡叢がんによる機能性水頭症

5カ月男児．ソファから転落し嘔吐を認めたため，画像検査が施行され，左側脳室内に腫瘍が指摘されました．手術にて，脈絡叢がんと診断されました．
Ⓐ単純CT画像 側脳室下角レベル．両側側脳室下角に開大が認められ（→），水頭症を示唆する所見です．
Ⓑ単純CT画像 側脳室三角部レベル．左側脳室三角部を占拠する高吸収の腫瘍が認められます（○）．脳実質への浸潤も疑われます．
Ⓒ造影T1強調画像．左側脳室三角部の腫瘍は強い均一な造影効果が認められます（○）．

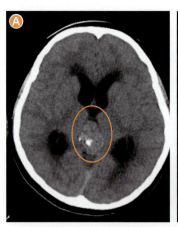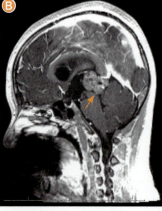

### 図4 松果体腫瘍による閉塞性水頭症

11歳男児．1カ月前より眉間の痛みを自覚し，1週間前から右眼がぼやけるようになりました．
Ⓐ単純CT画像．脳室の開大を認め，水頭症をきたしています．第3脳室内に石灰化を伴う腫瘍が認められます（○）．
ⒷT2強調画像矢状断像．松果体部から第3脳室に進展するような腫瘍を認め，中脳を圧排し，中脳水道や第3脳室後部を狭小化しています（→）．生検にて，germinomaと診断されました．

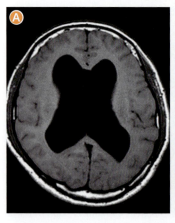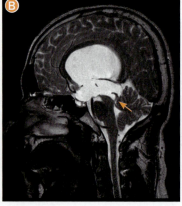

### 図5 偶然発見された中脳水道狭窄による非交通性水頭症

30歳代男性．通勤途中で両下肢脱力を自覚しました．他院を救急受診し，頭部MRIで中脳水道狭窄，脳室拡大を指摘され，当院を受診しました．
ⒶT1強調画像横断像．側脳室の著明な開大を認めます．脳溝は狭小化しています．
ⒷT2強調画像矢状断像．中脳水道は近位部から円弧状に拡大し，遠位部で急峻に狭窄しています（→）．

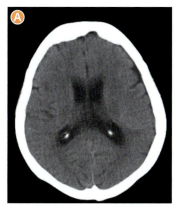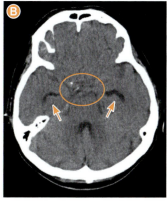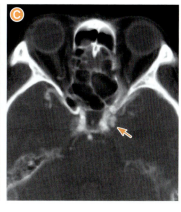

#### 図6　亜急性期のくも膜下出血による交通性水頭症
70歳代男性．2週間前から頭痛が出現し，嘔吐・発熱を認め，髄膜炎が疑われました．
ⓐ単純CT画像 側脳室体部レベル．側脳室の軽度の開大が認められ，脳溝はやや狭小化しています．
ⓑ単純CT画像 側脳室下角レベル．両側側脳室下角に開大が認められ（→），水頭症を示唆する所見です．また鞍上槽は，正常の脳脊髄液を示す低吸収を呈さず，脳実質と同等の吸収値を呈しています（○）．亜急性期のくも膜下出血による変化が考えられます．
ⓒCTA．左側の内頚動脈サイフォン部に外尾側に突出する脳動脈瘤が認められます（→）．
（ⓑは文献5より転載）

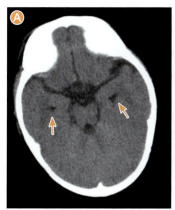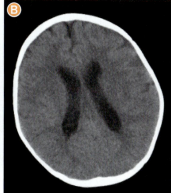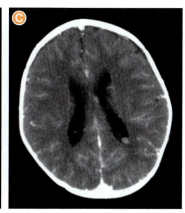

#### 図7　インフルエンザ菌性髄膜炎による交通性水頭症
7カ月女児．2日前から発熱し，嘔吐を伴い水分摂取不良となりました．血液検査で炎症反応の著明な上昇を認めました．
ⓐ単純CT画像 側脳室下角レベル．側脳室下角はやや開大しています（→）．
ⓑ単純CT画像 側脳室体部レベル．側脳室に拡大を認め，水頭症の状態が考えられます．
ⓒ造影CT画像 ⓑと同じレベル．脳溝の造影効果が目立ち，髄膜炎による変化が疑われます．

外傷・手術，静脈性高血圧をきたす静脈洞血栓症や硬膜動静脈瘻などによって生じます．

また，**特発性正常圧水頭症**（idiopathic normal pressure hydrocephalus：iNPH）という疾患も交通性に含まれます．iNPHは前述の比較的急速に脳室拡大が進行しうる続発性水頭症と異なり，短期間で進行することはありませんが，脳萎縮による脳室拡大との鑑別が容易でなく，画像上見過ごされる可能性があります．歩行障害を主体として認知症や，尿失禁をきたしますが，適切なシャント術によって症状の改善を得る可能性のある疾患です．iNPHは易転倒性の疾患であるため，転倒による頭部外傷にて頭部CTが施行される機会も考えられます．iNPHと診断されていない状況で頭部画像が撮像される可能性もあり，画像所見から適切にiNPHの可能性に言及する必要があります．画像上のiNPHの重要な特徴は，脳室の開大に加え，シルビウス裂の開大に比し高位円蓋部のくも膜下腔の狭小化があげられます[6]（図9）．

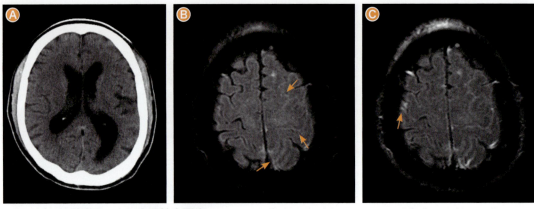

**図8　がん性髄膜炎による交通性水頭症**
70歳代男性．胃がん再発，十二指腸転移，大腸転移疑いで精査中に，嘔吐とせん妄が出現し，昨日から不穏状態になりました．
Ⓐ単純CT画像．側脳室の開大が認められ，水頭症が考えられます．
ⒷFLAIR横断像．脳溝が部分的に高信号を呈し（→），sulcal hyperintensityを呈しています．
Ⓒ造影FLAIR横断像．脳溝の高信号が明瞭化しており（→），髄膜炎に矛盾しません．

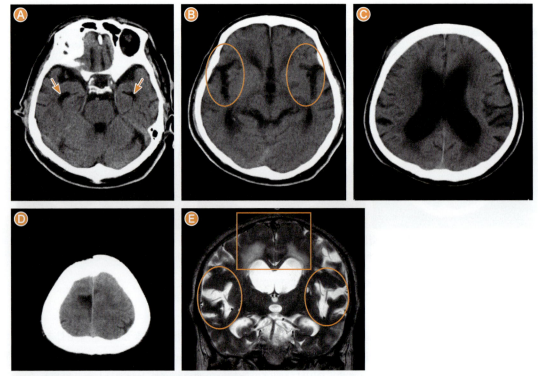

**図9　特発性正常圧水頭症による交通性水頭症**
70歳代男性．歩行中に転倒した際，前頭部を打撲し救急搬送されました．CTにて正常圧水頭症の可能性が指摘され，神経内科受診を勧められました．その後頭部MRI所見やtap test陽性などにて，probable iNPHと診断されました．
Ⓐ単純CT画像　側脳室下角レベル．右側優位の両側の側脳室の下角に開大が認められます（→）．
Ⓑ単純CT画像　中脳レベル．両側のシルビウス裂の開大が認められます（◯）．
Ⓒ単純CT画像　側脳室体部レベル．側脳室の拡大が認められます．
Ⓓ単純CT画像　高位円蓋部レベル．脳溝の狭小化が認められます．
ⒺT2強調画像冠状断像．側脳室の開大を認めます．またシルビウス裂の開大に比し（◯），高位円蓋部の脳溝が狭小化しています（□）．脳溝の大きさが不釣り合いになっています．

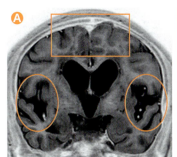
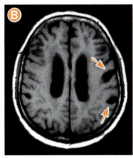

### 図10　iNPHの脳溝の孤立性拡大

70歳代男性．パーキンソニズム様の歩行障害が認められ，頭部画像所見からもiNPHが疑われました．Tap testで陽性所見が得られ，probable iNPHと診断されました．
Ⓐ 冠状断STIRの反転画像．側脳室の拡大を認めます．またシルビウス裂の開大に比し（◯），高位円蓋部の脳溝が狭小化しています（☐）．
Ⓑ T1強調画像．狭小化した脳溝の中に，部分的に拡大した脳溝が散見されます（→）．iNPHの一部の症例で観察されます．

 **Pitfall**

**脳溝の孤立性拡大（isolated sulcal dilatation）**

　水頭症の場合，脳溝の描出が不良になるのが一般的ではありますが，特発性正常圧水頭症の一部の症例で，脳溝の孤立性拡大が見られる場合があります（図10）．この所見から水頭症を除外しないようにする必要があります．

## 救急において水頭症を見たら

　急性の水頭症は，生命に危険のある病態で，緊急に脳外科的処置が必要となります．非交通性の水頭症は急激な頭蓋内圧亢進により，テント切痕ヘルニアや大後頭孔ヘルニアの原因となりえ，頭痛のほか，眼球運動障害，自律神経障害，さらには意識障害を引き起こします．

　一方，交通性の水頭症を見た場合も，救急疾患を想定する必要があります．くも膜下出血は時間とともに濃度が低下し，血腫が脳実質と等吸収を呈したり，あるいは同定が困難になったりするため，水頭症の存在がくも膜下出血を疑う手がかりとなりえます．再出血をきたすと高率に予後が悪化するため，頭痛などくも膜下出血を示唆する臨床情報がある場合は，次の画像診断の一手として，動脈瘤の検出のためのCT angiography（CTA）や，MRIの撮像が有用となります．MRIにおいては，**FLAIR画像**が，くも膜下出血の検出に優れるのみならず，髄膜炎では高蛋白質の浸出液がくも膜下腔を充満するため，FLAIRで髄膜炎を捉えることができる可能性があります．さらに髄膜炎では，造影T1強調画像にて，髄膜の造影効果が評価される場合がありますが，この場合も**造影後のFLAIR画像**が軟膜の造影効果をより明瞭に捉えることができ，ぜひ撮像したいシーケンスと言えます．

### 文献

1) Heinz ER, et al：Distinction between obstructive and atrophic dilatation of ventricles in children. J Comput Assist Tomogr, 4：320-325, 1980
2) Gammal TE, et al：MR evaluation of hydrocephalus. AJR Am J Roentgenol, 149：807-813, 1987
3) Langner S, et al：Diagnosis and Differential Diagnosis of Hydrocephalus in Adults. Rofo, 189：728-739, 2017
4) Sakka L, et al：Anatomy and physiology of cerebrospinal fluid. Eur Ann Otorhinolaryngol Head Neck Dis, 128：309-316, 2011
5) 田添 潤, 山田 惠：画像診断セーフティマネジメント—判断に迷う症例から学ぶ　No.29　約2週間続く頭痛, 発熱, 嘔吐を主訴に受診した症例. 日本医師会雑誌, 143：358-359, 2014
6) Kitagaki H, et al：CSF spaces in idiopathic normal pressure hydrocephalus: morphology and volumetry. AJNR Am J Neuroradiol, 19：1277-1284, 1998

# Chapter 2　CT所見からのアプローチ

## A　基本的な所見

# 8　ヘルニア・シフト

與儀　彰

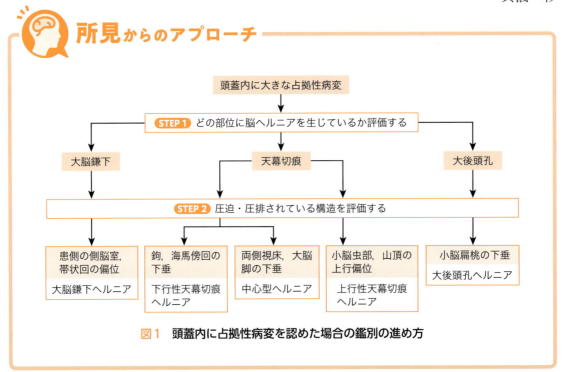

図1　頭蓋内に占拠性病変を認めた場合の鑑別の進め方

## はじめに

　脳は頭蓋冠に覆われ，大後頭孔で頸髄と分けられています．また頭蓋腔内は小脳天幕（小脳テント）によって天幕上（テント上），天幕下（テント下）に分かれます．天幕上には前頭蓋窩，中頭蓋窩があり，天幕下には後頭蓋窩があります．また大脳半球は大脳鎌によって左右に分かれています．小脳天幕は硬膜によって形成されていますが，その開口部は天幕切痕（テント切痕）と呼ばれ，脳幹が通過しています．このように，脳組織は頭蓋骨および硬膜によって，それぞれのコンパートメントに分かれます．

　これらコンパートメントのいずれかに腫瘤が出現すると，そのmass effectによってコンパートメント内の圧が上昇し，ほかのコンパートメントとの間で圧較差が出現します．これによっ

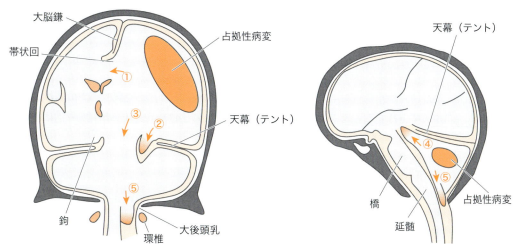

**図2　それぞれの脳ヘルニアによる脳実質の移動**
①大脳鎌下ヘルニア，②下行性天幕切痕ヘルニア，③中心型ヘルニア，④上行性天幕切痕ヘルニア，⑤大後頭孔ヘルニア

て脳組織が圧較差に応じて移動し，**脳ヘルニア・シフト**をきたします．脳ヘルニアは生命を脅かす重篤な病態で，画像検査で頭蓋内に大きな占拠性病変を発見したら，直ちに適切な処置をしなければなりません．

本稿では，脳ヘルニア・シフトの診断アプローチ（図1）について解説します．

##  どの部位に脳ヘルニアを生じているか評価する

それぞれの脳ヘルニアは，ヘルニア門の部位，もしくはヘルニア内容によって命名されています（図2）．この項では，それぞれの脳ヘルニアとその病態，臨床像について解説します．

### 1) 大脳鎌下ヘルニア（帯状回ヘルニア）

大脳鎌下ヘルニアは最も頻度が高いヘルニアです．一側の大脳半球病変によって，大脳鎌の下方から**帯状回が健側へ移動することで生じます**．重篤な症状をきたすことは稀ですが，必ず**下行性天幕切痕ヘルニアに先んじて生じるため，臨床的に重要**です．患側または健側の前大脳動脈皮質枝を圧迫することで，脳梗塞をきたすことがあります．

### 2) 下行性天幕切痕ヘルニア（鉤ヘルニア）

下行性天幕切痕ヘルニアは，一側性の大脳半球病変によって，**鉤や海馬傍回が天幕切痕から内側下方へ移動することで生じます**．臨床的に非常に重要なヘルニアで，中脳圧迫による意識障害，動眼神経麻痺，健側の四肢麻痺（3徴候）をきたし，進行すると無呼吸，血圧低下を経て死に至ります．後大脳動脈の圧迫によって脳梗塞をきたすこともあります．

### 3) 中心型ヘルニア

中心型ヘルニアは病変が両側性，または中心部に近い部位に認められた場合に生じます．天幕上病変が原因であることが多く，**両側視床の下方偏位に加え，鉤や海馬傍回のヘルニアも**

きたします．中脳の高度圧迫によって患側ないし両側性のHorner兆候をきたし，進行すると，最終的には呼吸停止，心停止をきたします．

### 4) 上行性天幕切痕ヘルニア

上行性天幕切痕ヘルニアは，後頭蓋窩の占拠性病変により，**小脳虫部や山頂が天幕切痕に向かって上行することで生じます**．脳幹圧迫による症状や，上小脳動脈の圧迫による小脳梗塞を生じることがあります．

### 5) 大後頭孔ヘルニア（小脳扁桃ヘルニア）

大後頭孔ヘルニアは，後頭蓋窩病変によって**小脳扁桃が大後頭孔へ陥入することで生じます**．延髄の圧迫による呼吸障害，意識障害で死に至ることもある，致死的で非常に危険なヘルニアです．

## STEP 2 圧迫・圧排されている構造を評価する

脳ヘルニアによって逸脱した脳実質が原因となり，くも膜下腔が狭小化し，周囲の脳実質も偏位します．MRIの冠状断像があれば鉤や海馬傍回の移動は容易に確認できますが，多くはCTのみで診断しなければなりません．疑わしい場合は再構成の冠状断も作成しながら，圧迫・圧排されている構造を評価しましょう．

### 1) 大脳鎌下ヘルニア（帯状回ヘルニア）（図3，4）

**患側の側脳室が狭小化し，正中を越えて健側へ偏位します**．患側の側脳室体部は狭小化をきたしますが，健側の側脳室体部はほとんど変化しないか，軽度の拡大にとどまります．健側の側脳室体部拡大が進行した場合，中脳水道の圧迫によって下行性天幕切痕ヘルニアを生じる危険性があります．

### 2) 下行性天幕切痕ヘルニア（鉤ヘルニア）（図4，5）

ヘルニアによる圧排で中脳が健側へ偏位し，**脚間槽や両側迂回槽の狭小化が認められます**．鉤や海馬傍回より下方レベルにおいても，迂回槽や橋外側槽が狭小化します．また中脳水道が

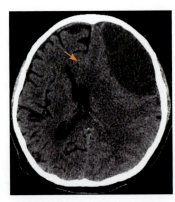

**図3 帯状回ヘルニア**
70歳代女性．左前頭部の硬膜下血腫/水腫にて，単純CTが施行されました．
左前頭部の硬膜下血腫/水腫により左大脳半球は圧迫され，左帯状回が頭蓋内右側へ偏位しています（→）．帯状回ヘルニアの所見です．左側脳室体部の狭小化は軽度で，右側脳室体部のサイズはほぼ変化ありません．

圧迫されることで健側の側脳室が拡大し（患側の側脳室は直接圧迫による狭小化）[1]，また圧迫された脳幹に出血をきたすことがあります（**duret hemorrhage**）[2]．**下行性天幕切痕ヘルニアが疑われた場合は直ちに主治医に連絡**し，神経所見の有無など確認してもらう必要があります．

### 3）中心型ヘルニア（図6）

まず原因となる病変のサイズ，片側性なのか両側性なのか，もしくは正中近傍に存在するのか確認しましょう．中心型ヘルニアでは，中脳が両側性に圧迫されるため，大脳脚の変形はし

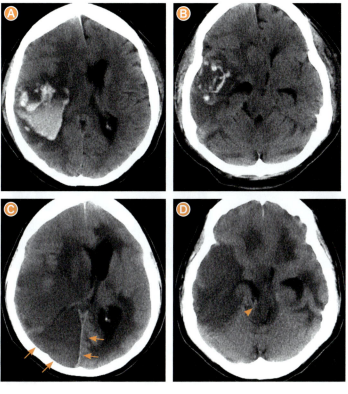

**図4 帯状回ヘルニア，下行性天幕切痕ヘルニア**

30歳代女性．アルコール依存症による高度肝機能障害にて通院中で，出血傾向をきたしていました．突然発症した右側頭頭頂葉の皮質下出血（原因不明）にて，緊急単純CTが施行されました（ⒸⒹは3週間後）．

Ⓐ右側頭頭頂葉の皮質下血腫の周囲には，浮腫性変化による淡い低吸収域を認めます．mass effectによって左方への正中偏位（帯状回ヘルニア）を認めます．

Ⓑ右側頭葉下部にも血腫と浮腫性変化を認めます．中脳の変形はほとんど認めません．

Ⓒ3週間後，血腫は吸収されて濃度が低下していますが，周囲の浮腫性変化は進行し，帯状回ヘルニアが増悪しています．右側脳室体部は狭小化していますが，左側脳室体部は拡大しています．そのほか，右後頭頭頂葉の濃度低下・皮質髄質境界消失を認め，新たに脳梗塞を発症しています（➡）．これは右後大脳動脈の圧迫が原因と考えられます．

Ⓓ中脳は高度に変形し，迂回槽や脚間槽が消失しています（▶）．下行性天幕切痕ヘルニアの所見です．両側の側脳室下角がさらに開大しています．

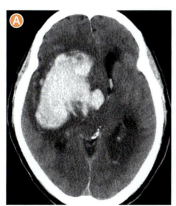
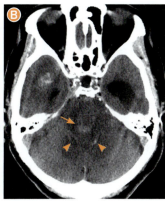

**図5 下行性天幕切痕ヘルニア**

80歳代女性．右被殻出血にて単純CTを施行されました．

Ⓐ右基底核，視床を占拠する大きな血腫を認めます．高度の正中偏位，中脳の強い変形，左側脳室の拡大を認め，下行性天幕切痕ヘルニアの所見です．

Ⓑ後頭蓋窩では，第4脳室は菲薄化しています（▶）．その腹側の橋底部背側に淡い高吸収域を認め，出血（duret hemorrhage）が疑われます（➡）．

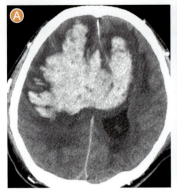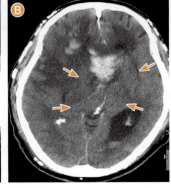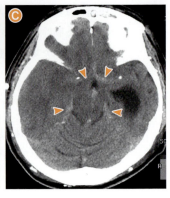

**図6 中心型ヘルニア**

70歳代女性．コントロール不良の高血圧，糖尿病，脂質異常症にて通院中でした．突然の頭痛にて発症した，原因不明の両側前頭葉の出血にて，緊急単純CTが施行されました．
Ⓐ 脳梁を介して両側前頭葉に及ぶ巨大な脳出血を認めます．両側脳室は背側へ高度に圧排されています．
Ⓑ 圧迫によって両側基底核，視床に変形を認めます（→）．また中脳脚も内側下方へ変形しています．
Ⓒ 鞍上槽，脚間槽，両側迂回槽が消失しています（▶）．

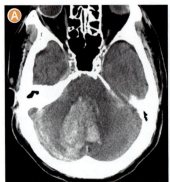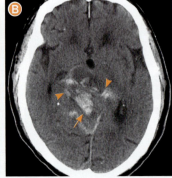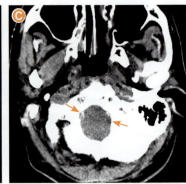

**図7 上行性天幕切痕ヘルニア，大後頭孔ヘルニア**

70歳代男性．高血圧にて通院中．右小脳半球の高血圧性脳出血にて緊急単純CTが施行されました．
Ⓐ 右小脳出血が第4脳室に穿破しています．また後頭蓋窩にくも膜下出血もきたしています．
Ⓑ 小脳出血は山頂まで及んでいます（→）．mass effectによって四丘体槽が狭小化し，中脳全体が前方へ圧排されています（▶）．上行性天幕切痕ヘルニアの所見です．
Ⓒ 大後頭孔レベルでは，小脳扁桃が下垂しています．くも膜下腔はほぼ消失し，延髄は前方へ圧排されています（→）．大後頭孔ヘルニアの状態です．

ばしば評価困難です．しかし基底核や視床の変形は比較的評価しやすく，診断の一助になります．MRIを用いた検討では，**赤核の偏位，脳幹浮腫が診断に重要**と報告しています[3]．そのほか，**脚間槽，鞍上槽，両側迂回槽の狭小化〜消失**も中心型ヘルニアを疑う所見です．

### 4）上行性天幕切痕ヘルニア（図7）

軸位断では病変側の**四丘体槽に狭小化**をきたし，さらに**中脳被蓋を圧排し，中脳が前方へ偏位**することもあります．上行性天幕切痕ヘルニアも軸位断のみでは判断が難しいことがあるので，これらの所見が認められた場合は，再構成冠状断を用いてヘルニアを直接確認することも重要です．

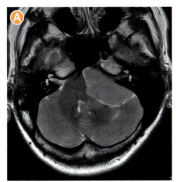 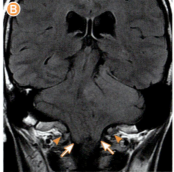

**図8 大後頭孔ヘルニア**
50歳代女性．左小脳橋角部髄膜腫にてMRIが施行されました．
Ⓐ T2強調画像軸位断．左小脳橋角部に軽度の高信号を呈する腫瘤性病変（髄膜腫）を認め，橋，左中大脳脚や左小脳半球を圧迫しています．
Ⓑ FLAIR画像冠状断．両側小脳扁桃が大後頭孔（▶）より下垂しています（⇨）．大後頭孔ヘルニアの所見です．

## 5）大後頭孔ヘルニア（小脳扁桃ヘルニア）（図7, 8）[4]

**大後頭孔内へ小脳扁桃が下垂し，くも膜下腔が狭小化**します．MRI矢状断が診断に有用で，下垂した小脳扁桃と延髄が明瞭に描出されます．後頭蓋窩は骨によるアーチファクトが強く，CTでの診断はしばしば困難です．ただし後頭蓋窩に大きな占拠性病変を有する症例では，**通常よりも下方（軸椎下縁レベル）まで撮影しておき，必要に応じて再構成矢状断で確認**するとよいでしょう．

### ■ 文献

1) Stovring J：Descending tentorial herniation: findings on computed tomography. Neuroradiology, 14：101-105, 1977
2) Parizel PM, et al：Brainstem hemorrhage in descending transtentorial herniation (Duret hemorrhage). Intensive Care Med, 28：85-88, 2002
3) Wu H, et al：The diagnosis and surgical treatment of central brain herniations caused by traumatic bifrontal contusions. J Craniofac Surg, 25：2105-2108, 2014
4) Ishikawa M, et al：Tonsillar herniation on magnetic resonance imaging. Neurosurgery, 22：77-81, 1988

# Chapter 2　CT所見からのアプローチ

## A　基本的な所見

# 9　病変は血管支配域に一致するか？

増本智彦

### 所見からのアプローチ

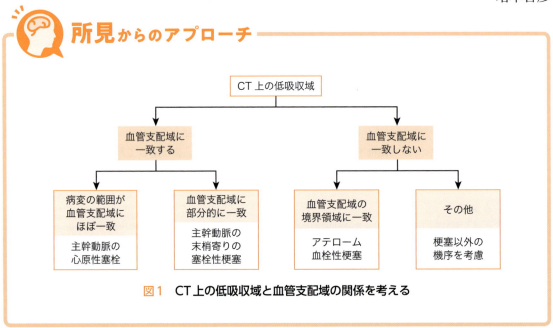

図1　CT上の低吸収域と血管支配域の関係を考える

### はじめに

　脳を栄養する動脈は複数あり，脳の中は血管の支配によって複数の領域に分割して考えることができます．通常の脳解剖とは異なり，血管支配域の目安となるはっきりした構造はなく，また血管分岐のバリエーションによる個体差もあります．しかし，大まかな血管支配域を知っておくことは，脳の疾患，特に脳梗塞を診断する際に有用です（図1）．

### STEP 1　主要な脳動脈の血管支配域を理解する

　大脳は，前大脳動脈・中大脳動脈・後大脳動脈によって養われています．これらの動脈の分枝は，皮質枝と穿通枝の2種類に大きく分けられます（図2）．皮質枝は大脳半球の表面を走行

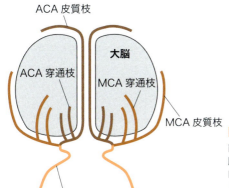

**図2　皮質枝と穿通枝**
前大脳動脈および中大脳動脈の皮質枝・穿通枝の模式図（大脳を前後方向で観察）
ICA：internal carotid artery（内頸動脈）
ACA：anterior cerebral artery（前大脳動脈）
MCA：middle cerebral artery（中大脳動脈）

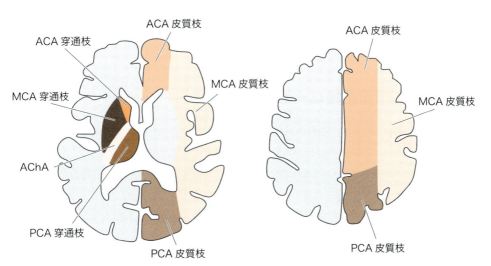

**図3　主要な脳血管の皮質枝，穿通枝の支配域**
ACA：前大脳動脈，MCA：中大脳動脈，PCA：posterior cerebral artery（後大脳動脈），AChA：anterior choroidal artery（前脈絡動脈）
（文献1を参考に作成）

し，皮質・皮質下白質を栄養するほか，細長い髄質動脈を出して深部白質も栄養します[1]．一方，穿通枝は前・中・後大脳動脈の近位部から分岐する細い小枝であり，脳底部から脳の中に穿通していき，基底核や視床を栄養します．

## 1）皮質枝の支配域（図3）

　　内頸動脈が前大脳動脈と中大脳動脈に分岐した後，前大脳動脈は正中の大脳縦裂を前方から後方に向かって走行します．前大脳動脈から分岐する複数の皮質枝は，大脳半球の内側面から脳表に広がり，前頭葉・頭頂葉の内側部を栄養します．
　　中大脳動脈は，内頸動脈から分かれた後に外側方向に走行し，シルビウス裂を通って大脳半球の外側面に多くの皮質枝を出し，大脳半球の外側部の広い範囲を栄養します．中大脳動脈は，後述する穿通枝を出した後に二分岐あるいは三分岐します．二分岐の場合はsuperior/inferiorあるいはanterior/posteriorと区別され，ここでは前者の分け方に沿って説明します．二分岐をsuperior trunk・inferior trunkとした場合，それぞれの支配域は個人差が大きいですが，シ

ルビウス裂より上方の前頭葉はsuperior trunkに，シルビウス裂より下方の側頭葉はinferior trunkに栄養されるのが原則で，頭頂葉は人によって異なります[2]．

後大脳動脈は脳底動脈の先端から左右に分岐する動脈であり，皮質枝は大脳半球の下面に沿って広がり，主に側頭葉の内側下部や後頭葉を栄養します．

## 2）穿通枝の支配域（図3）

前大脳動脈の近位部からは数本の内側線条体動脈が分岐し，基底核（特に尾状核・被殻）の前下部を栄養します．同じように，中大脳動脈の近位部からは外側線条体動脈が分岐し，内側線条体動脈領域を除く基底核（尾状核・被殻・淡蒼球）の多くを栄養します．

また，視床を栄養する穿通枝として，後交通動脈から分岐する視床灰白隆起動脈，後大脳動脈から分岐する視床穿通動脈・視床膝状体動脈・後脈絡動脈があります[1]．

このほか，内頸動脈から直接分岐する前脈絡動脈が，機能的に重要な内包後脚などを栄養しています．

# STEP 2 病変が血管支配域に一致するか考える

頭部CTにおいて，脳内の低吸収域がSTEP❶で述べた血管支配域に一致するように認められた場合は，心原性塞栓による脳梗塞をまず考えます．心原性塞栓では，心臓に由来する大きな塞栓子が主幹動脈に閉塞して血流を急速に遮断するため，そこから先の血管支配域に一致した梗塞を生じます．

実際には，塞栓した部位や側副路の発達の程度により，以下のようなさまざまなパターンがあります．

## 1）複数の動脈の支配域に一致

内頸動脈の遠位部から前・中大脳動脈にかけて塞栓を生じた場合には，前・中大脳動脈の穿通枝・皮質枝の全域に広範な梗塞を生じることがあります（図4）．しかし，前大脳動脈の領域は前交通動脈を介して対側から血流を受けることができ，その場合は中大脳動脈の支配域のみに梗塞を生じます．

一般に心原性塞栓では，内頸動脈領域（前・中大脳動脈）と椎骨脳底動脈領域（後大脳動脈）の両方にまたがる梗塞を生じることは少ないため，そのような場合は別の機序も考える必要があります．

## 2）いずれかの動脈の穿通枝および皮質枝領域に一致

前・中・後大脳動脈のいずれかの動脈の根部に塞栓を生じた場合は，その血管の穿通枝領域および皮質枝領域に梗塞を生じます（図5）．このなかでは，中大脳動脈の塞栓が最も高頻度に認められます．

## 3）いずれかの動脈の穿通枝領域に一致

心原性塞栓では穿通枝領域のみが障害されることは少ないですが，末梢の側副路の発達が良好な場合や塞栓が早期に再開通した場合は穿通枝領域主体の梗塞となることがあります．また，

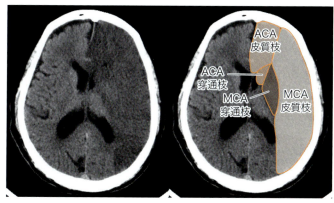

**図4　前・中大脳動脈領域の梗塞**
70歳代男性．左内頸動脈の心原性塞栓．発症翌日の単純CTでは，左前・中大脳動脈の皮質枝および穿通枝の全域に低吸収域を認めます．前大脳動脈領域が障害されているのは，塞栓が前交通動脈より遠位の前大脳動脈まで進展したためと思われます．

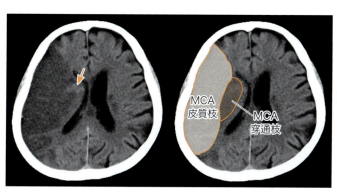

**図5　中大脳動脈の穿通枝および皮質枝領域の梗塞**
60歳代女性．右中大脳動脈の心原性塞栓．発症翌日の単純CTでは，右中大脳動脈の皮質枝・穿通枝全域に低吸収域を認めます．穿通枝領域には高吸収域もわずかにあり（→），出血の合併と考えられます．

top of the basilar syndrome（脳底動脈先端症候群）と呼ばれる脳底動脈先端の塞栓では，両側の後大脳動脈近位部の穿通枝が障害されるものの，皮質枝領域は後交通動脈からの血流で保たれることがあり，この場合は両側視床の穿通枝領域にのみ梗塞を生じます（図6）．

## 4）いずれかの動脈の皮質枝領域に一致

　前・中・後大脳動脈の穿通枝を越えた部位に塞栓を生じると，穿通枝領域は保たれて，皮質枝領域にのみ梗塞を生じます．この場合，塞栓の部位や側副路の発達により，皮質枝領域の全体が障害されるとは限りません．例えば，STEP❶で述べた中大脳動脈の二分岐のいずれか（superior trunkあるいはinferior trunk）に塞栓が生じた場合は，中大脳動脈皮質枝領域の半分程度に梗塞を生じ，残りの部分は保たれます（図7）．この場合は，病変部の輪郭の一部が血管支配域に一致していることに注目する必要があります．塞栓がさらに末梢に生じた場合は，より狭い範囲の梗塞を生じるため，血管支配域との関係を判断するのが難しくなりますが，塞栓による梗塞では皮質優位に低吸収域がみられることが診断の鍵となります．

　また，心原性塞栓以外でも，脳出血・脳腫瘍などによって脳ヘルニアが生じると，帯状回ヘルニアでは前大脳動脈が，鉤ヘルニアでは後大脳動脈が圧迫され，それぞれの皮質枝領域に一致した梗塞をきたすことがあります（図8）．

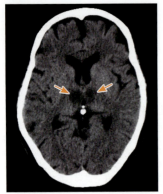

**図6　top of the basilar syndrome による両側視床梗塞**

70歳代女性．脳底動脈の心原性塞栓に対し，血栓溶解・血栓回収療法が施行されました．発症3日後の単純CTでは両側視床に左右対称性の低吸収域が認められ（➡），後大脳動脈の穿通枝のなかでおそらく視床穿通動脈の領域と考えられます．

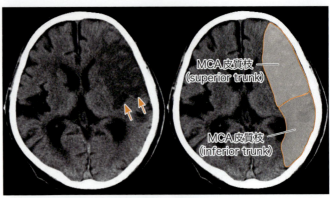

**図7　中大脳動脈の皮質枝領域の梗塞**

80歳代男性．左中大脳動脈の心原性塞栓．発症2日後の単純CTでは，左中大脳動脈皮質枝領域の前半分程度に低吸収域を認めます．シルビウス裂（➡）より前方の前頭葉が障害されており，中大脳動脈のsuperior trunkに塞栓を生じたと考えられます．シルビウス裂より後方のinferior trunkの領域は保たれています．

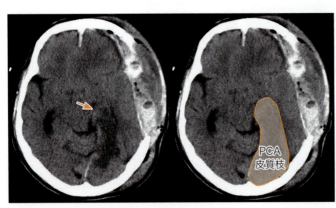

**図8　鉤ヘルニアに伴う後大脳動脈領域の梗塞**

60歳代男性．左急性硬膜下血腫に対して開頭血腫除去術後です．手術翌日の単純CTでは左側頭葉鉤部による脳幹の圧迫がまだ認められています（➡）．左後大脳動脈の皮質枝領域に低吸収域が見られ，鉤ヘルニアによる圧迫が原因と推測されます．皮質枝全域よりは狭い範囲であり，一部の皮質枝のみ障害されたものと考えられます．

 **Pitfall**

### 血管支配の境界領域の梗塞

心原性塞栓と異なり，アテローム血栓性梗塞では血管支配の境界に梗塞を生じることがしばしばあります．これは境界領域（border zone）あるいは分水嶺域（watershed）の梗塞と呼ばれ，血管支配域を意識して病変の分布を捉えることが診断に役立ちます．

### 境界領域の分類

血管支配の境界領域は以下の2つに分類することができます（図9）[3]．

① external border zone：前大脳動脈と中大脳動脈，あるいは中大脳動脈と後大脳動脈の皮質枝の境界を指します．例えば，内頸動脈プラークからの動脈原性塞栓では，灌流圧の低いこの領域に梗塞を生じやすいとされます．

② internal border zone：皮質枝（主に中大脳動脈）と穿通枝の境界の深部白質を指します．内頸動脈狭窄による血行力学性梗塞は，この領域にしばしば認められます（図10）．

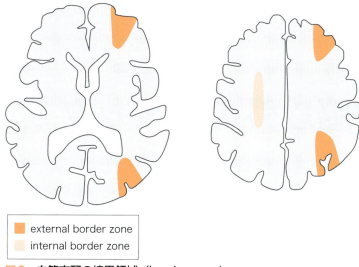

図9 血管支配の境界領域（border zone）
- external border zone
- internal border zone

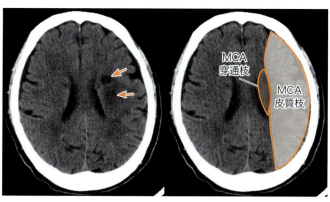

図10 internal border zoneのアテローム血栓性梗塞

60歳代男性．右上肢の軽度麻痺で発症し，4日後に症状が増悪しました．左内頸動脈起始部の狭窄が指摘されています．
症状増悪時のCTでは，中大脳動脈の皮質枝・穿通枝の境界領域に低吸収域が認められ（→），血行力学性の機序による梗塞が疑われます．

■ 文献
1) 「脳MRI 1．正常解剖 第2版」（高橋昭喜／編著），秀潤社，2005
2) Gibo H, et al：Microsurgical anatomy of the middle cerebral artery. J Neurosurg, 54：151-169, 1981
3) Mangla R, et al：Border zone infarcts: pathophysiologic and imaging characteristics. Radiographics, 31：1201-1214, 2011

# Chapter 2　CT所見からのアプローチ

## A　基本的な所見

# 10　脳以外のチェックリスト

山本　憲

 所見を見るまでのアプローチ

**STEP 0** 使用しているPACSシステムのことを知る
- 氏名・ID番号・性別・年齢を確認
- ウインドウ幅・ウインドウレベル表示を確認する，およびその変更方法を知る
- 過去CT/MRI検査画像の表示方法を知る，必ず過去CT/MRI検査画像を参照する
- MPR画像表示法等の三次元画像表示法を知っておくとよい

↓

**STEP 1** CT/MRIともに，位置決め画像を見る

↓

**STEP 2** 脳以外の解剖構造全てに注目する
- 眼窩・眼球・水晶体
- 副鼻腔・鼻腔・鼓室・乳突蜂巣・外耳道
- 耳下腺・顎下腺・舌下腺
- 骨（頭蓋骨・顔面骨・頭蓋底・頸椎）
- 筋肉
- 脂肪組織・皮膚

↓

上記すべてを見てから，はじめて，脳を見る

図1　頭部画像診断において脳を見るまでのチェックの手順

 はじめに

　本書は頭部画像診断の初学者向けテキストですから，脳の画像所見についての記載があるのは当然です．しかし，画像診断をするにあたって，大切な姿勢があります．「画像は外側から見る」というものです．頭部画像診断では脳以外にも見るべき点がたくさんあります．本稿では，脳以外のチェックリストについて解説します（図1）．

## STEP 0 画像を見る前に：
## 頭部画像診断において脳以外の注目すべき点＝「画像は外から見る」

自分が使っている画像システム（PACSシステム）を知っておく必要があります．特に以下の3つが重要かつ必須となります．

①氏名・ID番号・性別・年齢を確認する（必ず！）
②ウインドウ幅・ウインドウレベルの表示位置とその変更方法（代表的な表示設定はショートカットキーに割り当てられていることが多い）
③過去検査画像の表示方法

画像システムにCTやMRI検査画像を表示するにはいろいろな方法があります．電子カルテシステムの検査オーダーから紐付けられた画像を開く方法や，画像システムの一覧リストから選択する方法もあります．自分が今から読影する画像が，自分が見ようとしている患者さんの画像で，いつ撮影された画像か，氏名，ID番号，性別，年齢は必ず確認する必要があります．同姓同名の患者さんが同時に来院していることもありえますよ！

CT検査であれば，ウインドウ幅（WW）とウインドウレベル（WL）の設定が重要です．すべてのCT画像は設定を変えることで，見え方が全く変わります．脳条件（WW80/WL35）のほかに，骨条件（WW2000/WL600）・肺野条件（WW2000/WL−600）・軟部組織条件（WW350/WL35）など複数の条件に変えて見ると，画像の見え方が完全に変わります．頭部CTを脳条件だけで見ているのでは十分ではありません．CT画像は表示条件を変えながら見るものと覚えてください．

MRI検査であれば，救急画像診断で頻用される，T1強調，T2強調，拡散強調画像，MRアンギオグラフィー（MRA）等は事前に見て，画像を見ればどのシーケンス画像かすぐにわかる必要があります．

また，過去画像があれば過去画像と比較することが重要です．例えば頭部CTで認める高吸収領域所見が，過去の頭部CTにも写っていれば出血よりは石灰化の可能性が高いでしょう．過去画像を見ないで今回の画像だけで診断することは危険で，間違った診断・思い込み診断に進む可能性が高くなります．

## STEP 1 位置決め画像を見る

通常の横断面画像だけでなく位置決め画像，そしてMPR（multi-planar reconstruction）処理された冠状断面・矢状断面画像も忘れずに見ることが大切です．撮影されている画像をすべて見る（自分が見たい画像だけを見るのではない）ことが肝要です．

## STEP 2 脳以外の解剖構造全てに注目する

頭部画像診断において，正しい診断のため脳以外の解剖構造にも注目することは重要です．以下，注目すべき部位と疾患をあげます．

### 1）眼窩・眼球・水晶体（図2）

- 涙腺の腫大（図3）：サルコイドーシス，IgG4関連疾患
- 涙囊炎（図4）
- 眼球：眼球癆，義眼，小眼球症，緑内障治療デバイス
- 水晶体脱臼（図5）：若年性白内障での水晶体置換術後

### 2）副鼻腔・鼻腔・鼓室・乳突蜂巣・外耳道（図4）

- 副鼻腔炎，副鼻腔腫瘍，真菌性副鼻腔炎，異物，止血用タンポンガーゼ
- 乳突蜂巣炎，中耳炎，真珠腫
- 耳垢，外耳道炎，異物

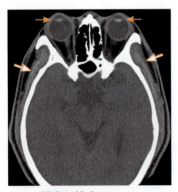

**図2　眼窩と筋肉**
まず，水晶体（→）を確認します．外眼筋と涙腺も確認．同時に側頭部の筋肉（⇨）にも注目します．

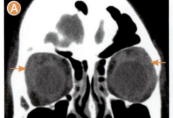
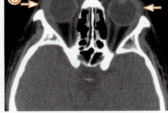

**図3　涙腺**
Ⓐ頭部CT冠状断面再構成画像で，両側涙腺（→）の腫大が認められます．
Ⓑ頭部CT画像で，両側涙腺（⇨）の腫大が認められます．

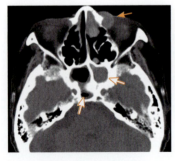

**図4　涙囊炎・副鼻腔炎**
頭部CT軟部組織条件画像で，左側眼窩内側部に淡い高濃度を示す腫瘤状病変（→）を認めます．涙囊炎の所見です．
同時に，副鼻腔炎の所見を認めます（⇨）．
また，両側乳突蜂巣（正常）および側頭部の血管壁石灰化所見（加齢変化）にも注目してください．

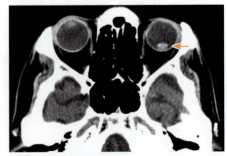

**図5　水晶体脱臼**
頭部CT画像で，左眼球水晶体脱臼が認められます．

### 3）耳下腺・顎下腺・舌下腺

- 唾石症，耳下腺炎，顎下腺炎，シェーグレン症候群（図6），IgG4関連疾患，がま腫

### 4）骨

- 環軸関節の位置関係は保たれているかに注目します（図7）．
- 骨折では位置決め画像が重要です．吹き抜け骨折では冠状断面が有用です（図8）
- 下顎骨頭が関節窩に見えているかに注目します（図9, 10）
- MRI拡散強調画像では特に骨髄信号（脳の外側に高信号領域が見えていないか？）に注意します

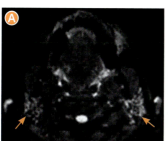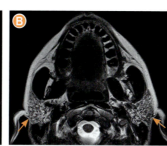

**図6　シェーグレン症候群**
Ⓐ頭部MRI拡散強調画像で，両側耳下腺内部に点状高信号領域（→）を認めます．耳下腺外側に認める高信号は耳介軟骨で正常．反復性多軟骨炎では異常を認めることがあります．
Ⓑ頭部MRI T2強調画像で耳下腺内部に微細な低信号と高信号の混在所見（→）を認めます．同時に見える環軸関節の見え方（正常）にも注目してください．

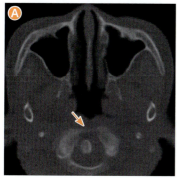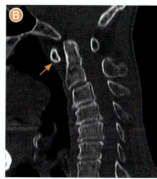

**図7　環軸関節亜脱臼**
Ⓐ頭部CT骨条件画像で，環軸関節間距離の開大（→）を認めます．環軸関節亜脱臼の所見です．同時に，正常所見として，上顎洞・頬骨弓・下顎骨・茎状突起，鼻骨・鼻腔・筋肉に注目してください．
Ⓑ頸椎CT矢状断面再構成画像で，環軸関節間距離の開大（→）を認めます．環軸関節亜脱臼の所見です．同時に頸椎配列不良と椎間板減高所見を認めることに注目してください．

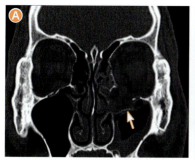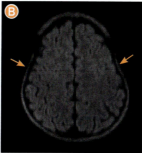

**図8　眼窩吹き抜け骨折（冠状断面）**
Ⓐ眼窩吹き抜け骨折（⇒）は横断面画像だけでなく，冠状断面再構成画像でも必ず評価します．横断面画像だけではわかりにくいことが多いです．左上顎洞内血腫も認められます．
Ⓑ頭蓋骨板間層．頭部MRI拡散強調画像で，頭蓋骨板間層に明瞭な高信号（→）が認められます．正常では板間層脂肪髄信号は脂肪抑制により認められません．

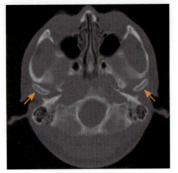

#### 図9　下顎骨頭の位置
頭部CT骨条件画像で，両側下顎骨頭（→）が，関節窩に存在することを確認します．
もしも下顎骨頭が認められない場合には，下顎骨損傷を確認します．
同時に，頬骨弓・上顎洞・鼻腔・乳突蜂巣等の正常構造に注目してください．

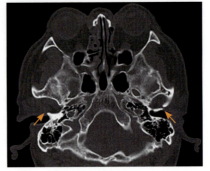

#### 図10　関節窩に骨頭が認められない
関節窩に骨頭が認められない場合（→）には，撮影時に開口位であったかどうかを確認します．下顎骨骨折の可能性を考慮します．

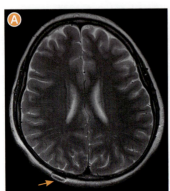
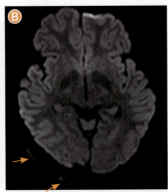

#### 図11　皮膚病変
Ⓐ頭部MRI T2強調画像で，後頭部皮膚に円盤状信号領域を認めています．背景疾患に全身性エリテマトーデス（SLE）があり，円板状エリテマトーデス病変でした．脳には中枢神経SLE（NPSLE）を疑わせる病変は認められません．
Ⓑ円板状エリテマトーデス病変の拡散強調画像（→）

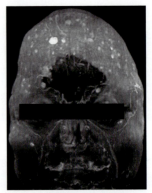

#### 図12　皮膚の造影効果
造影MRI 3-D T1強調画像の冠状断slab MIP画像（10 mm厚）で，多数の皮膚造影効果結節を認めています．

### 5）筋肉

- 側頭筋などの筋肉が正常に見えているか？ 萎縮していないか？ に注目します
- 筋緊張性ジストロフィー

### 6）脂肪組織・皮膚

- 皮膚病変をきたしうる疾患（たとえばSLEなど，図11）
- 神経線維腫症での多発神経線維腫病変
- 皮膚自体の変形，皮膚由来の腫瘍
- 頭部造影MRIでは皮膚の造影効果に注目するのも興味深い（図12）

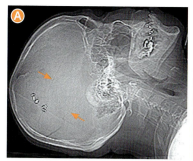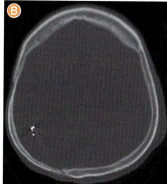

### 図13 部分容積効果：骨蓋骨骨折

Ⓐ頭部CT位置決め画像で，ほぼ全周に及ぶ頭蓋骨骨折線が明瞭に認められます（→）．過去の手術に伴う微小金属物も頭頂部に存在し，穿頭術後の骨欠損孔も認められます．

Ⓑ頭部CT横断面画像では，部分容積効果のために，位置決め画像では明瞭な骨折線を認識することができません．過去の手術時の微小金属物と，開頭術後変化を認めます．骨折線に直交する方向のMPR画像再構成が有用です．

 Pitfall

**部分容積効果に要注意**

　CTを撮影すれば，異常所見がすべて断面画像に表現されているわけではありません．部分容積効果（Chapter2-A-11 アーチファクト 参照）により，写っているが画像に表現されない異常所見もあることを知っておいてください．冠状断面や矢状断面画像での評価を行うことは非常に有用です（図13）．

## Chapter 2　CT所見からのアプローチ

### A　基本的な所見

# 11 アーチファクト
## 〜後頭蓋窩を観察しにくい

村山和宏

### ● はじめに

　アーチファクトとは，装置の障害，スキャン状況，被写体の動きなどにより，本来は存在しない人体情報以外のものが再構成画像上に現れる偽像のことです．救急現場では頭部CTが広く使用されており，CTで異常所見を見つけた際には病変とアーチファクトを意識して区別する必要があります．病的所見とアーチファクトを鑑別することはときに容易ではありませんが，異常所見を見つけたときには常にアーチファクトの可能性も考えることが重要です．また昨今のCT技術の進歩により，適切な対処法でアーチファクトを軽減することも可能です．救急の頭部CTで遭遇する可能性のあるアーチファクトについて，異常所見との判別方法とその対処法について解説します．

### STEP 1　アーチファクトか病的所見か

#### ● アーチファクトと病的所見の鑑別ポイント

- 薄いスライス厚の画像を見る：部分容積効果（partial volume effect）の影響を除外します（Pitfall参照）．
- 多方向から確認する：軸位断では病変に見えても，矢状断，冠状断で見ると形状からアーチファクトと判断できる場合があります．
  - 例）CTで後頭蓋窩に高吸収域を認めた場合，軸位断では血腫のように見えても，矢状断や冠状断で帯状または放射状のような機械的な形状を呈していれば，何らかのアーチファクトであると判断できる．
- 病的所見として臨床背景に矛盾しないか考察する：その画像所見を病的とした場合に，症状，臨床所見，好発部位，臨床経過などと矛盾がないか考察します．
  - 例）外傷既往が全くないのに頭蓋底部に脳挫傷様の所見がみられた場合はアーチファクトかもしれない
- 鑑別困難な場合はCTで無理に診断しようとせずMRIも考慮：後頭蓋窩は厚い骨に囲まれているので，アーチファクトのため脳幹，小脳の評価はCTでは困難であることが多いです．そのような場合には必要に応じてMRI検査を検討することも選択肢の1つです．

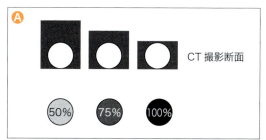
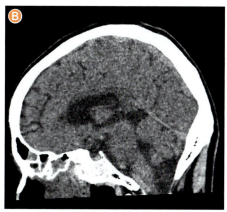
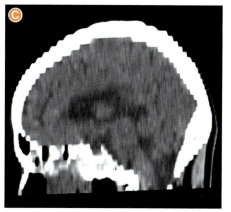

### 図1　部分容積効果（partial volume effect）

Ⓐ部分容積効果のシェーマ，Ⓑスライス厚 0.5 mm データによる再構成画像，Ⓒスライス厚 5 mm データによる再構成画像

CT の撮影スライス厚より小さい病変では，撮影スライス内の CT 値が平均化されるため病変として検出することが難しくなります（Ⓐ）．また厚いスライスデータで画像を再構成すると，部分容積効果のため薄いスライスデータと比較して画質が低下します（ⒷⒸ）．

不可解な CT 所見に遭遇したとき，とりあえずアーチファクトのせいにしたくなるかもしれません．しかしそのなかには異常所見が混ざっていることもありますので，アーチファクトと判断する前に，可能な限りその種類や原因まで考察します（STEP❷参照）．もし原因不明または分類不能であれば，それはアーチファクトではないかもしれません．

## 💡 Pitfall

### 部分容積効果（partial volume effect）とは？

1つのボクセル内に複数の異なる CT 値の物質が混在しているとき，CT 値はボクセル内の平均値となる効果を部分容積効果と言います．例えば脳出血の症例では，脳実質（灰色），脳溝・脳室（黒色）などの正常構造との部分容積効果のために，血腫を高吸収域として検出することが難しい場合があります．薄いスライス厚の画像を用いることで部分容積効果を低減することが可能です（図1）．

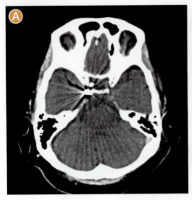 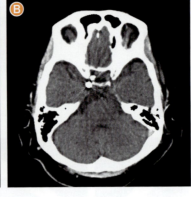

**図2 金属アーチファクト**
ⒶSEMARなし，ⒷSEMARあり
脳動脈瘤に対するコイル塞栓術後の症例です．右内頸動脈付近から強い放射状の金属アーチファクトを認めます（Ⓐ）．SEMAR処理後では読影できる程度までアーチファクトが低減されています（Ⓑ）．

## STEP 2 アーチファクトの種類と原因を考える

アーチファクトを疑ったら主に次の4つの可能性を考えます．
①金属アーチファクト：金属デバイスを中心に多方向へ発生
　例）歯科金属，動脈瘤クリップ，コイル
②ストリークアーチファクト：複雑な頭蓋骨の形状によって線量が不足しやすい部分（方向）に発生
③ビームハードニングアーチファクト：頭蓋骨直下や後頭蓋窩に発生しやすい
④モーションアーチファクト：撮影中の患者さんの体動によって生じる画質劣化

### 1）金属アーチファクト（図2）

歯科矯正金属，歯科インプラント，脳動脈瘤のクリッピング術後またはコイル塞栓術後のCTでは，金属デバイスから放射状にアーチファクトが発生し解剖学的構造や病変の描出能が著明に低下します．single energy metal artifact reduction（SEMAR）は，金属から発生するストリークアーチファクトを低減する新しい技術です[1]．逐次近似法で用いられるくり返し処理によりアーチファクトを低減します．このSEMARは検査後に画像処理を追加して行うだけなので特別な撮影は必要ありません．そのほか，dual energy CTで得られる2つのエネルギーデータを用いてアーチファクトを低減する技術もあります[2]．

### 2）ストリークアーチファクト（図3）

頭蓋骨の周辺にX線減弱の著しい方向に沿った細かいストリーク状のアーチファクト（筋状の偽像）が発生することがあります．特に肩や骨盤腔など扁平な被写体，後頭蓋窩などの厚い頭蓋骨に囲まれた部分に発生しやすいです．ストリークアーチファクトを軽減する方法として，最近では逐次近似を応用した再構成法（adaptive iterative dose reduction：AIDR 3D）が使用されています．

### 3）ビームハードニングアーチファクト（図4）

ビームハードニング（線質硬化現象）とは，連続X線が物質を透過した際，低いエネルギーは高いエネルギーに比べて多く吸収されるため，物体を通過した際のX線の線質が変化する現

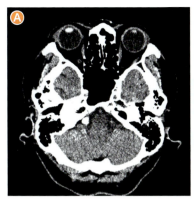
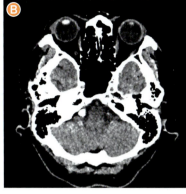

**図3 ストリークアーチファクト**
Ⓐ AIDR 3Dなし，Ⓑ AIDR 3Dあり
小脳，脳幹にストリークアーチファクトを認めます（Ⓐ）．AIDR 3Dは収集された投影データ上で，統計学的ノイズモデル，スキャナーモデルを用いて，画像再構成のなかでノイズ成分のみを抽出してくり返し除去することで，ストリークアーチファクトを効果的に除去します（Ⓑ）．

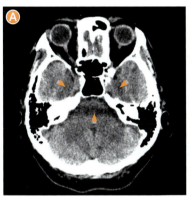
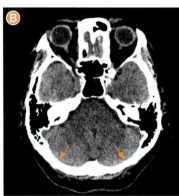

**図4 ビームハードニングアーチファクト**
Ⓐ BHCなし，Ⓑ BHCあり
橋を横断するように帯状の低吸収域を認めます（Ⓐ▶）．これは骨から発生するビームハードニングアーチファクトです．BHCありではアーチファクトが低減しており，頭蓋骨と脳実質の境界が明瞭に描出されています（Ⓑ▶）．

象です．頭蓋骨の直下ではこのビームハードニングによってCT値が変化して低吸収域または高吸収域として観察されることがあります．**低吸収域は脳梗塞や脳腫瘍，高吸収域は血腫などと間違う可能性があるので注意が必要です．**これらの対策として，画像再構成時にCT値を補正する方法をビームハードニング補正（beam hardening correction：BHC）と言います．

## 4）モーションアーチファクト

　意識障害，不穏状態，小児の症例などでは体動によるアーチファクトを生じることがあります．患者さんの協力が得られない場合には寝台にしっかり固定する，鎮静下に撮影するなどの対応策しかありません．320列CTなどの面検出器CTがあれば頭部を約1秒間で撮影できますので，多少の体動があっても鎮静なしで検査可能なことがあります．

### ■ 文献

1）Boas FE & Fleischmann D：Evaluation of two iterative techniques for reducing metal artifacts in computed tomography. Radiology, 259：894-902, 2011
2）Shinohara Y, et al：Usefulness of monochromatic imaging with metal artifact reduction software for computed tomography angiography after intracranial aneurysm coil embolization. Acta Radiol, 55：1015-1023, 2014

# Chapter 2　CT所見からのアプローチ

## B　CTの次の一手

# 1　造影剤を使うべきか？〜造影CTの適応とは？

早川　克己

## ● はじめに

造影CTの適応という点について考えると，①各診療科側（CT依頼側）からみて，どのような症状・徴候がある場合に適応があるか，②放射線科側からみてどういう所見のある場合に造影の適応があるか，という2面に分けて考える必要があります．

## 1　診療科側からみる造影CTが必要と考えられる症状や徴候

日本において，診療科の造影CTの適応は各医師の経験や好みに任されている部分もあり，適応を絞ることが困難です．また，濃度分解能に優れることや多断面像が得られることでMRIが第一選択の画像診断手段になることが多いです．この点では，米国の放射線専門医会（American College of Radiology：ACR）の活動がすぐれており，ACR appropriateness Criteriaを紹介します（表1～6）[1]．ここでは，画像診断手段を1～9点の9段階でスコア化しており，1～3：適応なし（usually not appropriate），4～6：場合によっては適応になることもあり（may be appropriate），7～9：適応あり（usually appropriate），としています．

- 脳血管障害（表1）については16項目に分けて細かく評価されていますが，造影CT，あるいは，単純＋造影CTについては，"適応あり"となっているものは「静脈洞血栓症の疑い」のみです．造影CTの特殊形としてのCT angiography（CTA），CT静脈造影，CT灌流画像については，くも膜下出血をはじめ，多くの項目にて，"適応あり"となっています．
- 脳神経症状（表2）については，適応はありません．
- 頭痛（表2）に関しては「頭蓋底，眼窩，眼窩周囲組織由来の頭痛」にて単純＋造影CTが"適応あり"となっていますが，「突然の片側性頭痛あるいは頸動脈や椎骨動脈解離の疑い，あるいは片側性ホルネル症候群疑い」においてCTAが"適応あり"となっています．
- 聴力低下あるいは回転性めまい（表3）については，適応はありません．
- 頭部外傷（表4）については，「頭蓋内動脈損傷の疑い」「頭蓋内静脈損傷の疑い」について，それぞれCTA，CT静脈造影が適応となっていますが，通常の造影CTには適応はありません．
- 失調（成人・小児いずれにも適応，表5）については，「発症3時間以内の急性失調で脳血管障害の疑いのあるもの」が造影CTの適応となっています．

- 局所神経学的異常（表5）については，「単一の局所神経学的異常，急性発症で安定しているかあるいは完全回復していない」「単一の局所神経学的異常，急性発症で，完全回復している」場合において，CTA，CT灌流画像が適応となります．
- 内分泌異常症（下垂体腺腫を含む，表5）については，スコア4～6の「場合によっては適応になることもあり」のものもありますが，多くはMRIが第一選択になっており，造影CTが適応となる場合はありません．
- 痙攣・てんかん（表6）については，「新たなてんかん：外傷歴なく，神経学的異常を伴う」場合において，造影CTが適応となりますが，条件として「救急の場合には，CTが画像診断の選択になりうる」という文言付きです．
- 認知症・行動異常（表6）については，造影CTが適応となることはありません．
- 小児（表7）については，**外傷**，**頭痛**，**身体的虐待疑い**，**痙攣**の項目に分かれていますが，「突然発症の高度頭痛：雷鳴様頭痛など，血管破裂を疑う」場合のみCTAが適応となっています．その他の項目にて適応となるものはありませんが，「部分痙攣」は，MRIができない場合あるいは禁忌のときには造影CTが，「場合によって適応になることもあり」に該当します．

全体としては，CT検査において，特殊なCTAや灌流画像などを除いた造影CTあるいは，単純＋造影CTが診療科側からみて，適応となる徴候や疑い疾患がかなり少ないことがわかります．

## 表1　脳血管障害におけるCTの適応

|  | 単純CT | 単純＋造影CT | 造影CT | CTA | CT静脈造影 | CT灌流画像 |
|---|---|---|---|---|---|---|
| **脳血管障害** | | | | | | |
| 無症候：診察にて兆候あり（頸部雑音），あるいは危険因子あり | 5 | 3 | 3 | 3 | | 5 |
| 一過性脳虚血発作の最初のスクリーニング | 8 | 3 | 3 | 8 | | 5 |
| 新たな神経学的異常（6時間以内） | 9 | 3 | 3 | 8 | | 6 |
| 新たな神経学的異常（6時間以上持続） | 8 | 3 | 3 | 8 | | 5 |
| 動脈瘤破裂のリスク：多嚢胞性腎，SAHの家族歴，SAHの既往 | 3 | 3 | 3 | 8 | | |
| SAH疑い：確認されていない段階 | 9 | 5 | 3 | 5 | | |
| 確認されたSAH | 8 | 5 | 3 | 8 | | |
| 確認されたSAH：血管造影陰性，フォローアップ | 5 | 3 | 3 | 8 | | |
| 無症候性あるいは新たな症状なし：治療後動脈瘤のフォロー | 4 | 3 | 3 | 8 | | |
| 無症候性あるいは新たな症状なし：未治療動脈瘤のフォロー | 4 | 3 | 3 | 8 | | |
| 動脈瘤破裂によるSAHに対する血管攣縮の評価 | 5 | 3 | 3 | 8 | | 5 |
| 脳内出血の疑い（未確認段階） | 9 | 5 | 4 | 4 | 4 | |
| 確認された脳内出血 | 8 | 6 | 4 | 8 | 7 | |
| high-flow型血管奇形の評価 | 5 | 5 | 4 | 8 | 7 | |
| 静脈洞血栓症の疑い | 7 | 7 | 6 | | 8 | |
| 中枢神経血管炎 | 5 | 4 | 3 | 8 | | |

SAH：subarachnoid hemorrhage（くも膜下出血）
（文献1を参考に作成）

## 表2 脳神経症状・頭痛におけるCTの適応

| | 単純CT | 単純+造影CT | 造影CT | CTA |
|---|---|---|---|---|
| **脳神経症状** | | | | |
| 無嗅覚と臭覚関連異常（第一脳神経） | 5 | 5 | 5 | |
| 咀嚼筋の筋力低下や麻痺，頭頚部の知覚異常，三叉神経痛（第五脳神経） | 4 | 4 | 5 | |
| 表情筋の筋力低下，麻痺．顔面一側スパスム，ベル麻痺（第七脳神経） | 5 | 4 | 5 | |
| 口蓋の筋力低下，口蓋の痛み（第九脳神経） | 5 | 4 | 5 | |
| 声帯麻痺（第十脳神経） | 4 | 4 | 5 | |
| 胸鎖乳突筋，僧帽筋の筋力低下（第十一脳神経） | 5 | 5 | 6 | |
| 舌の筋力低下，麻痺（第十二脳神経） | 5 | 4 | 5 | |
| 腫瘍の傍神経浸潤 | 5 | 4 | 5 | |
| **頭痛** | | | | |
| 慢性頭痛：新たな徴候なし，神経学的異常なし | 3 | 3 | 3 | 2 |
| 慢性頭痛：新たな徴候があるか，神経学的異常を伴う | 7 | 5 | 3 | 4 |
| 突然の強い頭痛：「人生最悪」の頭痛や雷鳴様頭痛 | 9 | 5 | 3 | 5 |
| 突然の片側性頭痛あるいは頸動脈や椎骨動脈解離の疑い，あるいは片側性ホルネル症候群疑い | 7 | 6 | 6 | 8 |
| 三叉神経由来の頭痛 | 5 | 6 | 5 | 5 |
| 頭蓋底，眼窩，眼窩周囲組織由来の頭痛 | 6 | 7 | 5 | 5 |
| 頭痛：副鼻腔炎や乳突蜂巣炎からの頭蓋内合併症を疑う場合 | 6 | 6 | 5 | |
| 頭痛：口腔，上顎洞，顔面由来が疑われる場合 | 5 | 5 | 5 | 3 |
| 高齢者の新たな頭痛：血沈55 mm以上，側頭部圧痛，側頭動脈炎疑い | 6 | 5 | 5 | 6 |
| 新たな頭痛：担がん患者や免疫低下患者 | 5 | 6 | 6 | 5 |
| 新たな頭痛：髄膜炎や脳炎疑い | 5 | 6 | 6 | 3 |
| 新たな頭痛：妊婦 | 7 | 3 | 2 | 2 |
| 新たな頭痛：神経学的局所所見ありあるいはうっ血乳頭あり | 7 | 6 | 5 | 5 |
| 頭位性頭痛 | 5 | 5 | 5 | 3 |
| 頭痛：咳嗽や運動，性的行動に伴うもの | 7 | 6 | 5 | 5 |
| 外傷後頭痛 | 8 | 5 | 4 | 5 |

（文献1を参考に作成）

## 表3 聴力低下/回転性めまいにおけるCTの適応

| | 単純CT | 単純+造影CT | 造影CT | CTA | CT静脈造影 |
|---|---|---|---|---|---|
| **聴力低下あるいは回転性めまい** | | | | | |
| 伝音性難聴 | 3 | 3 | 3 | 1 | |
| 伝音性難聴：真珠腫や腫瘍による二次的なもので，内耳や頭蓋内浸潤の疑い，術前検査 | 3 | 3 | 3 | 2 | |
| 感音性難聴 | 3 | 3 | 3 | 1 | |
| 伝音・感音混合性難聴 | 3 | 2 | 2 | 1 | |
| 先天性難聴・聴覚障害・人工内耳希望者，術前検査 | 3 | 3 | 3 | 1 | |
| 時折起こる回転性めまい：難聴や耳鳴り，耳閉塞感を伴うあるいは伴わないもの（peripheral vertigo） | 3 | 2 | 3 | 1 | |
| 持続する回転性めまいにて神経学的異常を伴うあるいは伴わないもの（central vertigo） | 3 | 3 | 3 | 6* | |

＊動脈解離の心配があるときのみ適応となる
（文献1を参考に作成）

### 表4 頭部外傷におけるCTの適応

| | 単純CT | 単純+造影CT | 造影CT | CTA | CT静脈造影 |
|---|---|---|---|---|---|
| **頭部外傷** | | | | | |
| 軽度頭部外傷（GCS≧13），NOC or CCHRにより画像検査の適応のない場合 | 2 | 1 | 1 | 1 | |
| 軽度頭部外傷（GCS≧13），NOC or CCHRにより画像検査の適応のある場合 | 9 | 1 | 1 | 1 | |
| 中等度～重度頭部外傷（GCS＜13）における最初の検査 | 9 | 1 | 1 | 2 | |
| 急性頭部外傷に対する短期フォローアップ，神経学的異常の増悪がない場合 | 5 | 1 | 1 | 2 | |
| 急性頭部外傷に対する短期フォローアップ，神経学的異常の増悪がある場合や，神経学的異常の回復が遅れている場合，あるいは持続する説明できない神経学的異常 | 9 | 5 | 4 | 5 | |
| 亜急性あるいは陳旧性頭部外傷で新たな神経学的異常や認知障害の出現 | 7 | 1 | 1 | 2 | |
| 頭部外傷，頭蓋内動脈損傷の疑い | 9 | 1 | 1 | 9 | |
| 頭部外傷，頭蓋内静脈損傷の疑い | 7 | 3 | 2 | | 9 |
| 頭部外傷後の髄液漏の疑い | 3 | 1 | 1 | | |

GCS：Glasgow Coma Scale，NOC：New Orleans Criteria，CCHR：Canadian CT head rule
（文献1を参考に作成）

### 表5 失調・局所神経学的異常，内分泌異常症におけるCTの適応

| | 単純CT | 単純+造影CT | 造影CT | CTA | CT灌流画像 |
|---|---|---|---|---|---|
| **失調（成人・小児いずれにも適応）** | | | | | |
| 緩徐進行性失調あるいは長期持続性失調 | 4 | 5 | 5 | | |
| 発症3時間以内の急性失調で脳血管障害の疑いのあるもの | 8 | 8 | 7 | | |
| 急性あるいは亜急性失調で感染症の疑いがあるもの | 4 | 5 | 6 | | |
| 頭部外傷24時間以内の急性失調 | 9 | 6 | 5 | 6 | |
| **局所神経学的異常** | | | | | |
| 単一の局所神経学的異常，急性発症で安定しているかあるいは完全回復していない | 8 | 5 | 4 | 7 | 7 |
| 単一の局所神経学的異常，急性発症で，完全回復している | 8 | 6 | 4 | 7 | 7 |
| 単一あるいは複数の局所神経学的異常，亜急性発症で，進行しているか不安定な場合 | 7 | 6 | 4 | 6 | 5 |
| 説明できない急性意識困惑，あるいは意識レベルの変容 | 8 | 5 | 4 | 6 | 3 |
| **内分泌異常症** | | | | | |
| 下垂体機能低下症 | 4 | 4 | 5 | 2 | |
| 肥満・摂食障害 | 3 | 3 | 5 | 1 | |
| 甲状腺機能低下症（TSH上昇） | 3 | 3 | 5 | 2 | |
| クッシング症候群（ACTH上昇） | 4 | 4 | 5 | 2 | |
| 高プロラクチン血症 | 4 | 4 | 5 | 2 | |
| 末端肥大症・巨人症 | 4 | 4 | 5 | 2 | |
| 成長ホルモン低下症，成長障害，汎下垂体機能低下症 | 4 | 4 | 5 | 2 | |
| 尿崩症 | 4 | 4 | 5 | 2 | |
| 下垂体卒中 | 6 | 4 | 5 | 4 | |
| 術後のトルコ鞍評価 | 4 | 4 | 5 | 4 | |
| 思春期早発症 | 2 | 2 | 2 | 2 | |

（文献1を参考に作成）

表6 痙攣・てんかん，認知症・行動異常におけるCTの適応

|  | 単純CT | 単純＋造影CT | 造影CT |
|---|---|---|---|
| **痙攣・てんかん** | | | |
| 難治性てんかん：手術希望あるいは術前検査 | 5 | 4 | 6 |
| 新たなてんかん：外傷歴なく，アルコールや薬物関連のある場合 | 7* | 3 | 6* |
| 新たなてんかん：外傷歴なく，18〜40歳 | 7* | 3 | 6* |
| 新たなてんかん：外傷歴なく，40歳以上 | 7* | 5 | 6* |
| 新たなてんかん：外傷歴なく，神経学的異常を伴う | 7* | 3 | 7* |
| 新たなてんかん：外傷後，急性の場合 | 9 | 3 | 5 |
| 新たなてんかん：外傷後，亜急性あるいは慢性の場合 | 7 | 3 | 6 |
| **認知症・行動異常** | | | |
| アルツハイマー病の疑い（probable） | 6 | 4 | 4 |
| アルツハイマー病の可能性（possible） | 6 | 5 | 5 |
| 前頭・側頭葉変性症の疑い | 6 | 4 | 4 |
| レビー小体型認知症 | 6 | 5 | 5 |
| 脳血管性認知症 | 6 | 5 | 5 |
| プリオン病の疑い | 6 | 5 | 5 |
| 正常圧水頭症の疑い | 6 | 5 | 5 |
| ハンチントン病の疑い | 5 | 3 | 3 |
| 脳鉄沈着を伴う神経変性症の疑い | 5 | 4 | 4 |
| パーキンソン病：典型例であり，薬剤反応性良好症例 | 6 | 5 | 5 |
| パーキンソン病：非典型例であり，薬剤反応性不良症例 | 5 | 4 | 4 |
| 運動ニューロン病 | 5 | 4 | 4 |

＊救急の場合には，CTが画像診断の選択になりうる
（文献1を参考に作成）

## ❷ 放射線科側からみて，どういう所見がある場合に造影CTの適応があるか？

　単純CTの画像所見から，造影CTが必要と考えられるのは，まず動脈瘤破裂を疑うくも膜下出血や脳内出血などがありますが，こうした場合には造影CTというよりは，CTAが適応となります．

　次に，**頭蓋内占拠性病変が適応となります**．多くは脳腫瘍ですが，未破裂動脈瘤も単純CTにて，見つかる場合もあります（図）．脳腫瘍も含めて，こうした場合には，造影CTよりも，情報量が多い造影を含めたMRI検査が優先されることもよくあります．

　単純CTでは明らかな異常はないが，造影CTが必要と思われるのは，**MRIができない場合の脳転移のスクリーニング**です．特に肺がんの場合には，無症候性に脳転移が生じることは少なくなく，術前検査にて，MRIが禁忌の場合には，造影CTが必要となります．

## 表7 小児におけるCTの適応

| | 単純CT | 単純+造影CT | 造影CT | CTA |
|---|---|---|---|---|
| **頭部外傷：小児** | | | | |
| 軽度頭部外傷（GCS＞13）：2歳以上，理学所見なし，危険因子なし | 3 | 1 | 1 | |
| 軽度頭部外傷（GCS＞13）：2歳以下，理学所見なし，危険因子なし | 3 | 1 | 1 | |
| 頭部外傷（GCS≦13）あるいは危険因子を有する軽度頭部外傷 | 9 | 2 | 2 | 4 |
| 虐待疑い | 8 | 2 | 2 | 1 |
| 亜急性頭部外傷で認知機能障害あるいは神経学的異常あり | 8 | 2 | 1 | |
| **頭痛：小児** | | | | |
| 原発性頭痛：慢性反復性頭痛も含むが脳圧亢進症や神経学的異常を伴わない | 2 | 1 | 5 | |
| 頭痛にて脳圧亢進症や神経学的異常を伴う場合 | 7 | 4 | 5 | |
| 突然発症の高度頭痛：雷鳴様頭痛など，血管破裂を疑う | 9 | 3 | 3 | 7 |
| 頭痛：神経学的異常や臓器異常を疑わない場合の最初のスクリーニング | 5（＜2歳），6（＞2歳） | 1 | 1 | |
| 頭痛：神経学的異常，無呼吸，頭蓋骨骨折，他部位の骨折，虐待疑いの最初のスクリーニング | 9 | 1 | 1 | |
| **身体的虐待疑い** | | | | |
| 神経学的異常や内臓損傷の疑いのない場合の最初の画像評価 | 5（＜2歳），6（＞2歳） | 1 | 1 | |
| 神経学的異常，無呼吸，複雑頭蓋骨骨折，虐待が疑われる他部位の骨折や外傷の最初の画像検査 | 9 | 1 | 1 | |
| **痙攣：小児** | | | | |
| 新生児痙攣 | 3 | 3 | 3 | |
| 単純熱性痙攣 | 2 | 2 | 2 | |
| 複雑熱性痙攣 | 3 | 3 | 3 | |
| 外傷後痙攣 | 9 | 2 | 2 | |
| 部分痙攣 | 3 | 5* | 5* | |
| 初回全身痙攣：神経学的異常なし | 4 | 2 | 2 | |
| 全身痙攣：神経学的異常あり | 6 | 2 | 2 | |
| 難治性痙攣 | 5 | 2 | 2 | |

＊MRIができない場合あるいは禁忌のとき
（文献1を参考に作成）

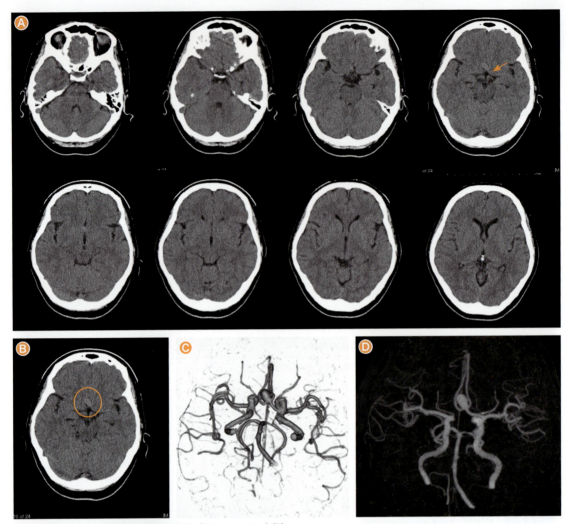

図　単純CTにて動脈瘤を疑う腫瘤が見つかった症例
無症状の中年女性ですが，頭部外傷にて単純CTが撮影されました（Ⓐ）．
単純CTにて動脈瘤の疑い（ⒷⒸ）を指摘されたため，CTAを撮影したところ前交通動脈瘤が確認されました（ⒸⒹ）

■ 文献
1）ACR Appropriateness Criteria®：http://www.acr.org/Quality-safety/Appropriateness-Criteria

# Chapter 2 CT所見からのアプローチ

## B CTの次の一手

# 2 MRIを考慮すべきか？

中村尚生

### 所見からのアプローチ

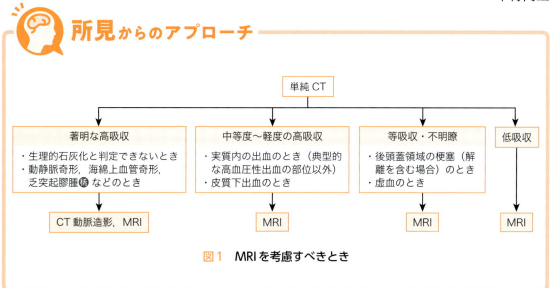

図1 MRIを考慮すべきとき

## はじめに

　救急頭部画像診断において，最初に行われる検査は，出血を検出することに優位性をもつ**単純CT**です[1]．CTのみで治療にすみやかに移行できる場合は，そのまま治療に進んだ方がよいです．一方で，より詳細な検討をした方が，正確な診断，適切な治療につながると考えられる場合は，MRIを施行すべきです．CTの異常所見を以下のようなさまざまな段階に分類可能です．すなわち，著明な高吸収，中等度の高吸収，CTで指摘できない（等吸収），CTで低吸収のときに分けられます．CTで低吸収の場合は，通常MRIを施行した方がよいので，本稿では割愛させていただきます．その他の段階においてどのような場合にMRIを施行すべきか解説していきます（図1）．

## 1 高度高吸収

高度高吸収は石灰化の場合が多く，生理的石灰化と断定できない場合は，基本的にはMRIで精査を進めた方がよいです．血管奇形などのvascular lesionを考慮する場合はMRIを施行するより単純CTに引き続いて，CT動脈造影を施行した方がよい場合もあります．

> **Pitfall**
>
> **石灰化のCT値**
>
> 血腫の場合，ヘマトクリット値の関係で，通常CT値が94HUを超えることはなく，それを超えると石灰化と判定しやすいのですが，例えば，海綿状血管腫の石灰化などでは，測り方，あるいはカルシウム含有量によっては血腫と同様のCT値になることが経験されます．その場合は，病変の場所などを考えて，石灰化と断定できなければ，MRIを積極的に撮影するべきと思われます．

## 2 中等度から軽度の高吸収

血腫が中等度から軽度の高吸収の範疇に該当することになります．実質外出血の場合は多くの場合，CTで十分評価可能です．実質内の出血でも，高血圧性出血の好発部位である**被殻**，**視床**，**小脳**，**脳幹**に存在し，高血圧の既往を有する患者の場合は，CTで評価は十分だと考えます．しかし皮質下出血の場合は，非高血圧性であることが多く，たとえ患者の血圧が高くても，MRIを施行した方がよいと考えます．以下にMRIを施行することでより正確に診断できる疾患を記載します．

### 1) 静脈洞血栓症

純粋な脳内出血のみで発症することは少なく，**脳浮腫や脳梗塞と合併した出血像**を呈することが多いです．若年者に皮質下出血が認められた場合，動脈支配域で説明できないとき，特に両側性の病変では静脈洞血栓症を疑う必要があると考えます．血栓の存在を指摘できると診断につながるのですが，急性期の血栓は，T1強調画像では脳脊髄液と等信号，T2強調画像では低信号（すなわちflow voidと同じ信号）になりうるため診断に難渋することがあります．このような症例では拡散強調画像が有用である場合があります．発症6〜15日になるとT1強調画像，T2強調画像ともに血栓は高信号を示し，診断が容易になります（図2）．確定診断は造影CT静脈造影，あるいはMRI静脈造影になりますが，造影検査の前に単純MRIは多くの症例で有用です[2]．

### 2) 脳腫瘍

血腫以外の構造物の存在，血腫周囲の強い浮腫などを認めた場合は**腫瘍内出血**の可能性を念頭に置いて，MRI検査を行って診断を進めるのがよいと考えます[3]．

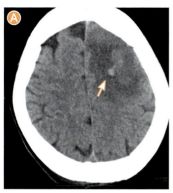 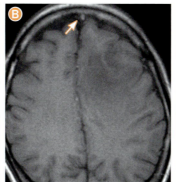 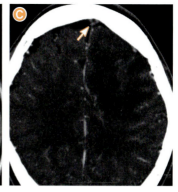

**図2 静脈洞血栓症**
20歳代女性，意識障害．単純CTで左前頭葉皮質下に高吸収域を認めます（Ⓐ⇨）．周囲には低吸収域が広がっています．梗塞の合併を示唆します．T1強調画像では，上矢状静脈洞に相当する部位に高信号を認めます（Ⓑ⇨）．CT静脈造影では同部位に充満欠損像を認め（Ⓒ⇨），静脈洞血栓症による出血性梗塞による出血であることがわかります．

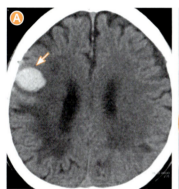 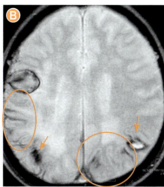

**図3 アミロイド血管症**
70歳代男性，構音障害，左片麻痺を主訴に来院．単純CTにて右前頭葉皮質下出血（Ⓐ⇨）を指摘したが，高血圧も認められず，白質にも低吸収域が広がっているので，MRI（T2*強調画像）を撮影したところ，右頭頂葉ならびに，左頭頂葉にも皮質下出血（Ⓑ→）およびくも膜下出血（Ⓑ○）を指摘でき，アミロイド血管症と指摘できました．

### 3) アミロイド血管症

　高齢者の**非高血圧性出血**の原因としてアミロイド血管症は重要です．毛細血管や小・中動脈の壁に生じるアミロイド沈着は主に大脳表面の軟膜，大脳皮質，および皮質下を走行する血管に生じます．脳葉型（皮質，皮質下）出血を呈し，頭頂葉が好発とされますが，その他の部位にも発生し，しばしば多発します．微小出血の分布，脳葉型血腫が単発性か多発性かを調べるにあたり，T2*強調画像や磁化率強調像で，明瞭に出血をとらえることが可能となり，鑑別が容易となります（図3）[4]．

### 4) 出血性梗塞

　先行する脳梗塞がCTでは明らかでない症例でもMRI，特に拡散強調画像をみることで出血巣以外の部分に高信号を同定できれば，比較的診断は容易になります（図4）[3]．

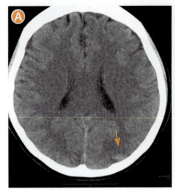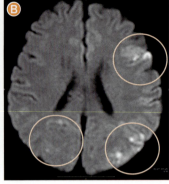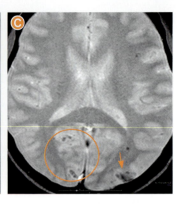

**図4　出血性梗塞**
40歳代女性，乳がんの既往があり，右上肢軽度麻痺を主訴に来院．単純CTにて左角回に高吸収域を認めました（Ⓐ➡）．拡散強調画像を撮影すると，病変部以外に多発性に高信号を認めました（Ⓑ○）．塞栓性梗塞であり，T2＊強調画像を撮影するとCTで指摘した部位（Ⓒ➡）以外にも低信号（○）を認めました．悪性腫瘍に合併する多発性の塞栓性梗塞であることがわかりました．

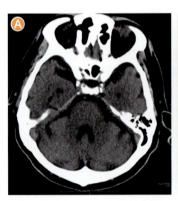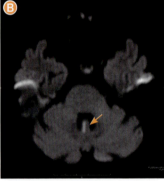

**図5　小脳虫部小節梗塞**
70歳代男性，嘔吐，めまいを主訴に来院．CTを撮影したところ，明らかな異常を指摘できず（Ⓐ），その後拡散強調画像で撮影したところ，小脳虫部小節に梗塞を指摘できました（Ⓑ➡）．

## ③ CTで等吸収

　　後頭蓋領域の梗塞（解離を含む場合），虚血の場合は，CTで検出するのは困難であることが多く，MRIでの拡散強調画像での精査が望まれます（図5）5）．

■ 文献
1）「画像診断ガイドライン 2016年版」（日本医学放射線学会/編），pp64-69，金原出版，2016
2）森田奈緒美：静脈洞血栓症．「脳のMRI」（細矢貴亮，他/編），pp349-352，メディカル・サイエンス・インターナショナル，2015
3）長畑守雄：脳出血をどう読むか．レジデント，9：36-43，2016
4）北原　均，井藤隆太：アミロイド血管症．「脳のMRI」（細矢貴亮，他/編），pp281-284，メディカル・サイエンス・インターナショナル，2015
5）藤岡政行，他：この画像から診断！外来受診での神経損傷・脳血管障害．レジデント，9：16-25，2016

# Chapter 2　CT所見からのアプローチ

## B　CTの次の一手

# 3　血管造影を考慮すべきか？

宮坂俊輝

## ● はじめに

脳血管造影検査は，血行動態の把握や微細な血管構造を理解するのに有用な検査です．かつては頭部の救急症例で第一選択になることも多く，CTでくも膜出血が見られた場合，緊急検査も多く行われていました．CT装置の進歩によって，造影剤を用いたCT angiography（CTA）の解像度が向上し，この10～20年程度で血管造影を代替するようになってきています．

## 1　血管造影の適応

造影CTは単純CTに引き続いて，数分で簡便に行うことができるのに対して，脳血管造影は侵襲性が高く，検査時間も30～60分程度と長くかかります．また頻度は低いですが，脳塞栓症などの合併症（0.3～1.2％）が報告されています[1,2]．そのため現在では単純CTに引き続く検査としては造影CTまたはMRI・MRAが選択されることがほとんどです．

造影CTやMRIに引き続いて血管造影が行われるのは次のような場合です．
① 出血の原因がわからなかった症例
② 術前に血行動態に関する詳細が必要な症例
③ 血管内治療が考慮される症例

血管造影が適応となる疾患としては，表1のものがあげられます．これらの各疾患について，血管造影の優れる点・劣る点（表2）をふまえながら解説していきます．

### 表1　血管造影の適応になる疾患

- 動脈解離
- 微小な動脈瘤
- 脳動静脈奇形
- 硬膜動静脈瘻
- 静脈洞血栓
- 血管内治療の前段階
　（脳動脈瘤，脳動脈狭窄／閉塞）

### 表2　血管造影がCT・MRIに比べ優れる点・劣る点

| 血管造影が優れる点 |
| --- |
| ● 解像度が高く，血管のコントラストが高い |
| ● 造影剤の流れがリアルタイムの動画として視覚化されるため血行動態が理解しやすい |

| 血管造影が劣る点 |
| --- |
| ● 侵襲度が高く，時間がかかる |
| ● 血管以外の周囲組織を同時に評価するのが難しい |
| ● 検査，読影のトレーニングが必要 |

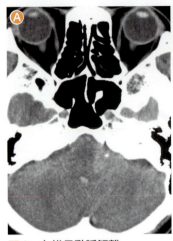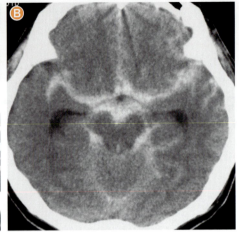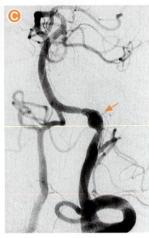

**図1　左椎骨動脈解離**
50歳代男性．頭痛，意識消失発作．
A B 単純CT画像．両側の小脳橋角部，脳底槽などに広範な高吸収域が見られ，くも膜下出血を反映しています．
C 左椎骨動脈撮影．左椎骨動脈に血管腔の限局的な拡張，その前後の狭窄像が見られます（→）．いわゆるpearl and string signを示しており，左椎骨動脈解離と診断されました．

## ❷ 動脈解離（図1）

　動脈解離は虚血性および出血性の発症様式があり，両者が同時に起こることもあります．解離の診断自体は造影CTやMRIで可能です．
　血管造影が優れているのは解離腔の開存ないし閉塞を評価するとき，解離の範囲を評価するとき，そしてそこから分岐する動脈を評価するときなどです．MRIではwall imagingを用いて血管造影では評価できない血管壁および外径を描出することが可能です．出血発症の解離の場合には，外科手術や血管内治療の前段階として，血管造影が施行されることが多いです．

## ❸ 微小な動脈瘤（図2）

　血管造影は解像度が高く，微小な動脈瘤の検出目的に施行されることがあります．ただし，血管造影では血腫自体は見えないため，読影に血管解剖学的な知識が必要になります．一方で造影CTでは血腫も同時に見えるのが利点です．

## ❹ 脳動静脈奇形（図3）

　脳動静脈奇形は通常，無症候性ですが，出血症例では救急外来に来院される場合があります．このような場合，出血源は動静脈奇形のナイダス内の小動脈や流入動脈の動脈瘤，そして流出静脈のvarixなどから出血します．こうした小病変の検出に血管造影は優れます．脳血管造影は流入動脈，流出静脈の同定，ナイダスの広がり，シャント血流の速度などの評価も可能で

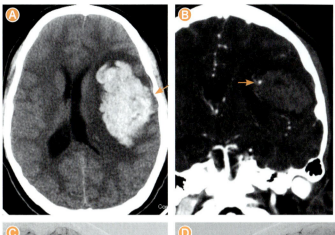
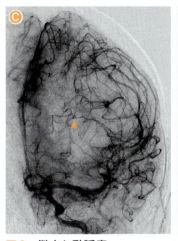
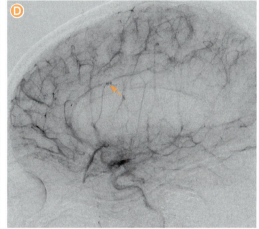

**図2 微小な動脈瘤**

10歳代女性．意識障害．
Ⓐ単純CT画像．左被殻を中心として巨大な血腫が見られます（→）．
Ⓑ造影CT 冠状断像．血腫の内側に1 mm程度の小さな動脈瘤が疑われます（→）．
Ⓒ左総頸動脈撮影 正面像．Ⓓ左総頸動脈撮影 側面像．左中大脳動脈の分枝に小さな動脈瘤（Ⓒ→，Ⓓ→）が描出されています．入院後精査が行われましたが，成因は不明でした．

あり，術前には必須の検査です．

なお，MRIでも流入動脈，流出静脈の同定，ナイダスの広がりは評価することができます．特にナイダスと脳組織を同時に描出して，位置関係を評価できる点がMRIの利点です．

## ❺ 硬膜動静脈瘻（図4）

静脈性浮腫による神経症状や出血により救急受診されます．脳血管造影検査は流入動脈，流出静脈の同定が治療には必須です．造影CTでも流入動脈，流出静脈の大部分は描出できますが，細い分枝の検出には限界があります．また病変は頭蓋骨に接して存在することが多く，CTではビームハードニング・アーチファクトのため観察しにくいこともあります．

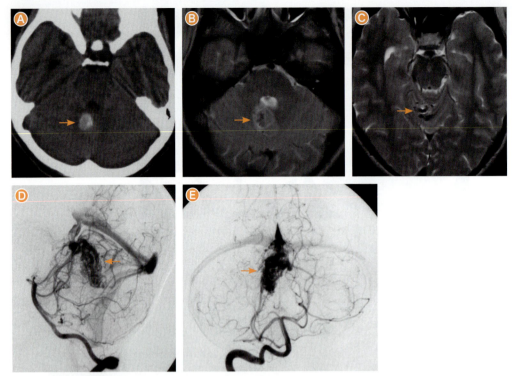

**図3 脳動静脈奇形**
10歳代女性．突然の頭痛，嘔吐．
**A** 単純CT画像．小脳虫部に血腫が見られます（→）．
**B** T2強調画像．小脳虫部にT2強調画像で高信号域が見られ，超急性期の血腫と考えます．内部に脈管様に低信号域（flow void）が見られます（→）．
**C** T2強調画像．小脳虫部高位にも不整な脈管様に低信号域（→）がありGalen静脈洞に連続していることから流出静脈と考えられました．
**D** 右椎骨動脈撮影 側面像．**E** 右椎骨動脈撮影 正面像．小脳虫部にナイダスが見られ，脳動静脈奇形の像です（**DE**→）．両側上小脳動脈が流入動脈になっています．

# 6 静脈洞血栓

　静脈洞内の血栓は造影CTで診断可能です．随伴する脳浮腫や出血の評価も同時に行えます．血管造影では静脈洞内が完全に閉塞しているのか，それともわずかでも正常血流が残存するかや静脈血の流出路の評価が可能です．

## 🔍 Pitfall

### 血管内腔だけが見える究極のコントラスト

　CT装置の検出器も性能向上を重ねており，解像度は0.35 mmかそれよりも高解像度となっています．またMRIも高い解像度，組織コントラストを生かして微細な構造の描出が可能です．血管造影装置に用いられるフラットパネル検出器も進歩を重ねていますが，すでに解像度に関しては大きな優位性はなくなりつつあります．CT，MRIは血管のみではなく，周囲の構造も同時に描出することができる利点があり，その点で血管内腔しか見えない血管造影より優れています．血管造影は血管内腔しか見えない，いわば究極のコントラストを示す

ため，逆に病変の部位との関係を理解するのが難しいことがあります．位置関係の評価が難しいと考えたときには，3D回転撮影やcone-beam CTを積極的に用いる必要があります．

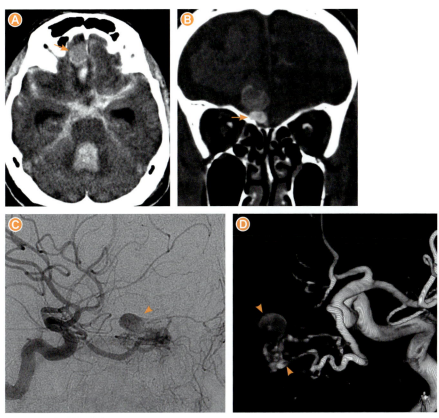

**図4　硬膜動静脈瘻**
60歳代男性．意識障害．
ⓐ単純CT画像．広範なくも膜下出血が見られます．第4脳室内にも血腫が見られ，側脳室下角の拡張も観察されます．右前頭蓋底部に瘤状の高吸収域が見られます（➡）．
ⓑ造影CT画像．右前頭蓋底部の高吸収域には造影効果も見られます．出血をきたした流出静脈のvarixと考えられます．同部から連続するように右前頭葉内に大きな血腫が見られます（➡）．
ⓒ左総頸動脈撮影 側面像．流出静脈のvarixが造影されています（▶）．
ⓓ左総頸動脈撮影 回転3D撮影 左前斜位．左眼動脈から篩骨動脈を介して正中を超えて右前頭蓋底部で硬膜動静脈瘻を形成しています．流出静脈にvarixが描出されています（▶）．

### ■ 文献

1) Dawkins AA, et al：Complications of cerebral angiography: a prospective analysis of 2,924 consecutive procedures. Neuroradiology, 49：753-759, 2007
2) Fifi JT, et al：Complications of modern diagnostic cerebral angiography in an academic medical center. J Vasc Interv Radiol, 20：442-447, 2009
3)「Surgical Neuroangiography：Vol.2: Clinical and Endovascular Treatment Aspects in Adults」(Lasjaunias P, et al, eds), pp365-607, Springer, 2004
4)「Diagnostic Cerebral Angiography」(Anne GO, ed), pp241-405, Lippincott Williams & Wilkins, 1999

# Chapter 2　CT所見からのアプローチ

## B　CTの次の一手

# 4　死後CT

白田　剛

### 所見からのアプローチ

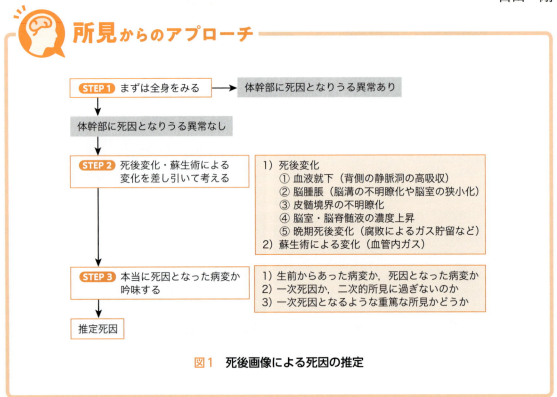

**図1　死後画像による死因の推定**

## はじめに

　近年，死因推定のための死亡時画像診断（Autopsy imaging：Ai）の需要が高まり，普及しつつあります．しかし，死亡時画像診断は，解剖を完全に代替するものではなく，解剖でしかわからない死因がありますので注意が必要です．臨床情報，生前の画像，そして死後画像の全体を把握したうえでの診断アプローチが重要となります．また，死後画像の所見は，「生前の病態＋死因＋蘇生術後変化＋死後変化」で成り立っています[1, 2]．これらを厳密に区別しながら，診断を進めていきます．一見異常が目立ち死因であるかのように見える画像所見が，実は正常な死後変化であるということも多々ありますので，死後画像の解釈には予備知識と慎重な判断が求められます．ここでは，死後CTを中心に，診断アプローチを解説します（図1）．

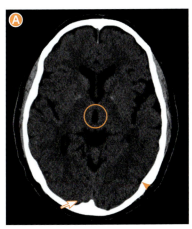 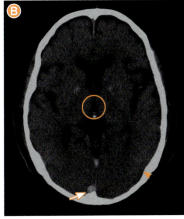

**図2　正常の死後変化の例**

70歳代男性.
Ⓐ死亡する約2か月前に撮像された頭部CT.
Ⓑ同じ患者の死後約5時間後に撮像された頭部CT.
死後CTでは，生前のCTに比べて，皮髄境界は不明瞭化し，脳溝がやや狭小化し（▶），第三脳室の径（○）がやや縮小していますが，正常の死後変化です．血液就下により，静脈洞（⇨）は，高吸収を示します．

## STEP 1　まずは全身をみる

- まずは体幹部を含め，全身の画像を見ます．この段階でも，死亡に至る臨床経過の情報があれば，フル活用すべきです．
- 頭部に外傷らしい所見があったとしても，これが死因とは限りません．内因性の病態がまず生じ（例：大動脈解離），その後，転倒し，頭部に二次性の外傷性変化（例：外傷性くも膜下出血）が残るといったケースもあります．

## STEP 2　死後変化・蘇生術による変化を差し引いて考える

　死後の画像では，死後経過時間に応じて，血液就下現象や自己融解など死後特有の変化を認めます．死後変化は経時的にも変化していきます．例えば，（ご遺体の置かれていた状況にもよりますが）死後24時間以上経過したご遺体の画像では，腐敗などの晩期死後変化が明瞭化してきます．

### 1）死後変化

#### a) 血液就下

- 死後に循環が停止することで，血球成分が重力に従って死体の低い位置に沈下します．血管内や肺内で一般的に起こる現象であり，頭部CTでは静脈洞内の血球成分が高吸収に見えます（図2）．静脈洞血栓症，硬膜下出血，くも膜下出血などと誤認され，死因と判断されてしまう可能性があるので注意を要します．
- 静脈洞内の血液就下は，（ご遺体の頭部が置かれていた向きにもよりますが），背側に生じ，左右対称に見られる場合が多いです．

### b）脳腫脹

- 死後CTでは脳溝の不明瞭化や脳室の狭小化（図2）が見られることがしばしばあります．したがって，死後CTで脳腫脹が見られるからといって，それが生前からあった異常とは判断できません．
- 死戦期における低灌流状態・再灌流による血管性浮腫（vasogenic edema）や，死後24時間以上経過した症例では自己融解を反映しているとされます．
- 死戦期〜死後の脳腫脹は，一般的に対称性・びまん性に生じることが多いです．一方で，ミッドラインシフト（Chapter2-A-8 ヘルニア・シフト 参照）を生じているような例では，死後変化ではなく，死因とかかわる所見の可能性がありますので，注意が必要です．

### c）皮髄境界の不明瞭化

- 通常，頭部CTでは，皮質（灰白質）は高吸収，髄質（白質）は低吸収に見えますが，死後CTではこのコントラストがしばしば不明瞭になります（図2）．したがって皮髄境界が不明瞭化しているからといって，これをきたすような疾患（広範な脳梗塞）が生前にあったとは言えません．

### d）脳室・脳脊髄液の濃度上昇

- 脳室・脳脊髄液は正常であれば，水と等吸収（0 HU）ですが，死後CTでは，水よりもやや高吸収になることがあります．これを脳室内出血や脳室炎・膿瘍などと判断してはなりません．

### e）晩期死後変化

- 死後CTで見える晩期死後変化としては，腐敗によるガス貯留などが知られています．

## 2）蘇生術による変化

- 血管内ガス：動脈や静脈内にガスが見られる例がしばしばあり，特に心肺蘇生術が施行された症例では高頻度に見られます（図3）．

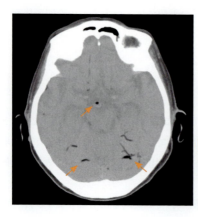

**図3　心肺蘇生術に伴う血管内ガス**
80歳代女性．死因は心筋梗塞．心肺停止後，約60分間の心肺蘇生術が施行されています．心肺蘇生術が施行された症例ではこのような血管内ガス（→）が見られることがしばしばあります．

# STEP 3 本当に死因となった病変か吟味する

- 死因となりうるような重要な疾患の画像所見についてはChapter 3以降を読み進めましょう．CTでは外傷性病変や出血性病変の検出能は高いため，死後CTの本領が発揮されます．ただし以下のような点に注意して，検出された病変が本当に死因となった病変かどうかを吟味する必要があります．

## 1）生前からあった病変か，死因となった病変か

- 比較対照となる生前の画像があれば，必ず活用して，生前からあった病態か，死因となりうる新たな所見かどうかを吟味します．

## 2）一次死因か，二次的所見に過ぎないのか

- STEP❶であげたような例（大動脈解離に続発した転倒による外傷性くも膜下出血）では，一次死因は大動脈解離であり，くも膜下出血は二次的所見に過ぎません．

## 3）一次死因となるような重篤な所見かどうか

ここでは頭蓋内の出血性病変を例にあげます．

- くも膜下出血：くも膜下出血の病院到着前死亡についての報告では，脳室内出血を伴っている例，椎骨・脳底動脈系動脈瘤破裂による脳底部のくも膜下出血例，神経原性肺水腫を合併している例が多いとされます[1, 3]．これらの所見を見た場合は，くも膜下出血が死因である可能性が高くなります．
- 脳内出血：脳内出血の発症後，30日以内に死亡するCT画像上の予後因子として，① 脳幹出血，② 30 cm³以上の出血，③ 脳室穿破，④ 脳室圧迫，⑤ 5 mm以上のミッドラインシフトが報告されており，これらの所見があった場合は，脳内出血を死因として疑ってよいとされます[1, 4]（図4）．

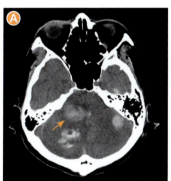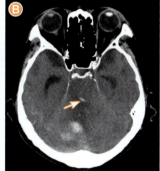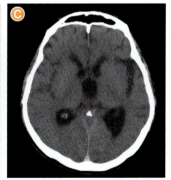

**図4　死因となりうる所見（脳幹圧排・脳室穿破を伴う出血性病変）**
60歳代男性．出血を伴った小脳転移による脳幹圧排（Ⓐ→），脳室穿破（Ⓑ⇒），閉塞性水頭症（Ⓒ）をきたして死亡した症例．このような出血症例におけるCTの検出能は高く，死因の推定に寄与します．

### くも膜下出血と間違いやすい脳溝の高吸収域（pseudo-SAH sign）

脳溝や脳槽に高吸収域が見られることがあり，くも膜下出血と診断されてしまうことがあります．これは脳腫脹に伴う脳表の静脈拡張・うっ滞を反映しているとされています．特に死亡前に低酸素虚血性脳症があった症例では，高頻度で見られるので[5]，生前の病歴の確認が望ましいです．

### ■ 文献

1）「死後画像読影ガイドライン2015年版」（日本医学放射線学会，厚生労働科学研究班「医療機関外死亡における死後画像診断の実施に関する研究」/編），金原出版，2015
2）Ishida M, et al：Common Postmortem Computed Tomography Findings Following Atraumatic Death: Differentiation between Normal Postmortem Changes and Pathologic Lesions. Korean J Radiol, 16：798-809, 2015
3）Huang J & van Gelder JM：The probability of sudden death from rupture of intracranial aneurysms: a meta-analysis. Neurosurgery, 51：1101-5; discussion 1105-7, 2002
4）Nag C, et al：Prediction of Clinical Outcome in Acute Hemorrhagic Stroke from a Single CT Scan on Admission. N Am J Med Sci, 4：463-467, 2012
5）Shirota G, et al：The pseudo-SAH sign: an imaging pitfall in postmortem computed tomography. Int J Legal Med, 131：1647-1653, 2017

# Chapter 3

# MR所見からの
# アプローチ

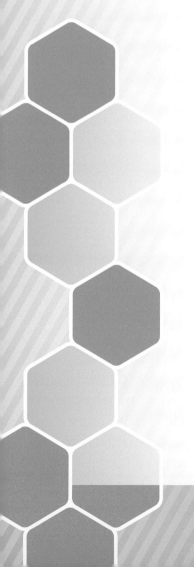

# Chapter 3　MR所見からのアプローチ

## A　基本中の基本

# 1　拡散強調画像で高信号

篠原祐樹

### 所見からのアプローチ

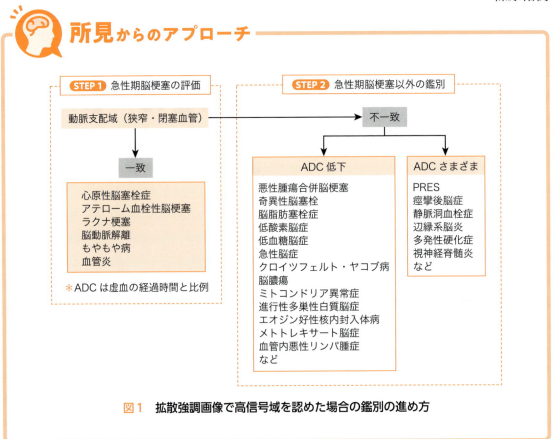

**図1　拡散強調画像で高信号域を認めた場合の鑑別の進め方**

### はじめに

- 頭部救急疾患における画像検査の第一選択と言えば，まずはCTですが，最近ではMRIの進歩・普及により，救急の現場でも頭部MRIを行う機会が増えています．特に撮像時間の短さや病変のコントラストのよさなどから，拡散強調画像の有用性は広く知られています．
- 頭部MRIにおける病変は，信号強度で表現します．比較対象は正常大脳白質が一般的で，白質より黒い色調が強い場合を低信号，白い色調が強い場合を高信号と表します．

- 拡散強調画像とは水分子の拡散の状態を強調して画像化したもので，水分子が動きやすい部位ほど低信号に，動きにくい部位ほど高信号に描出されます．

## STEP 1 急性期脳梗塞か否か？[1]

- 救急での頭部MRI，特に拡散強調画像の一番の目的は，急性期脳梗塞の評価にあると言えます．急性期脳梗塞の治療は時間との勝負であり，急性期脳梗塞をいち早く，かつ正確に画像評価することは，血栓溶解療法などその後の治療方針に大きな影響を与えます．
- 急性期脳梗塞を正確に診断するためには，拡散強調画像での高信号病変の局在が脳動脈支配域に一致しているかどうかを評価することがきわめて重要です（図1）[2]．さらにその病変の見かけの拡散係数（apparent diffusion coefficient：ADC）が低下している場合は，急性期脳梗塞の可能性が高いと言えます（図2）．
- 側副路形成や低形成など脳血管のバリエーションによっては，病変の分布だけで血管支配に一致しているか否かを判断することが困難な場合もあります．MR angiography（MRA）やCT angiography（CTA）などで血管評価を行うことができる場合は，病変の分布と狭窄・閉塞血管の支配域と一致しているかどうか，対比して評価することも重要です．

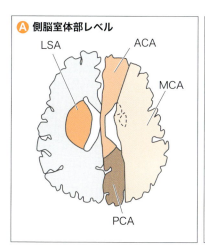
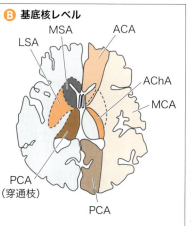
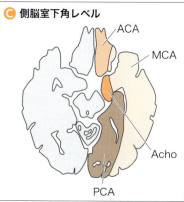
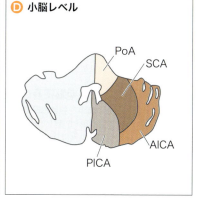

図2　脳動脈支配域（軸位断）

ACA ： anterior cerebral artery（前大脳動脈）
MCA ： middle cerebral artery（中大脳動脈）
PCA ： posterior cerebral artery（後大脳動脈）
LSA ： lenticulostriate artery（レンズ核線条体動脈）
MSA ： medial striate artery（内側線条体動脈）
AChA ： anterior choroidal artery（前脈絡叢動脈）
PoA ： pontine artery（橋動脈）
SCA ： superior cerebellar artery（上小脳動脈）
AICA ： anterior inferior cerebellar artery（前下小脳動脈）
PICA ： posterior inferior cerebellar artery（後下小脳動脈）

- 急性期脳梗塞の診断では，脳梗塞の病型分類も治療方針の決定に重要です（表1）[1]．心房細動の有無などの臨床情報のほか，拡散強調画像高信号域の分布も脳梗塞の病型分類に有用な情報です（図3）．

### 表1　脳梗塞の病型別の画像診断

| 臨床病型 | | 病変の分布 |
|---|---|---|
| 心原性脳塞栓症 | | 皮質を含む，動脈支配域に一致した境界明瞭な梗塞<br>閉塞動脈支配領域にほぼ一致した最終梗塞 |
| アテローム血栓性脳梗塞 | 血栓性 | 白質に優位で，境界不鮮明な梗塞 |
| | 動脈原性 | 皮質枝末梢領域<br>脳表や隣接する皮質枝との境界領域 |
| | 分枝粥腫型 | 深部穿通動脈起始部から末梢側にかけ，長軸方向に進展<br>① 中大脳動脈外側線条体動脈領域<br>② 橋傍正中動脈領域 |
| | 血行力学性 | ① 表在型：皮質枝の支配境界領域に梗塞．白質側を頂点，皮質側を底辺に楔状形状の梗塞<br>② 深部型：皮質枝と穿通枝もしくは髄質動脈との境界領域 |
| ラクナ梗塞 | | 数〜10 mm以下の小梗塞<br>① 外側線条体動脈領域：被殻，淡蒼球<br>② 後大脳動脈からの穿通動脈：視床<br>③ 脳幹からの回旋枝：橋深部 |
| 分枝粥腫型 | | 深部穿通動脈起始部から末梢側にかけ，長軸方向に進展<br>① 中大脳動脈外側線条体動脈領域<br>② 橋傍正中動脈領域 |

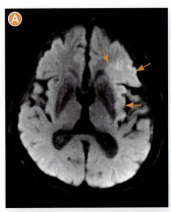
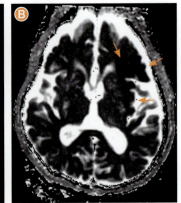
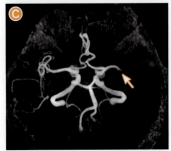

**図3　急性期脳梗塞の症例**

右不全片麻痺で救急搬送された90歳代男性．発症から約4時間後に頭部MRIを施行しました．拡散強調画像にて左前頭葉弁蓋部から左島皮質にかけて高信号を認め（Ⓐ），同部のADCは低下しています（Ⓑ）．MRAでは左中大脳動脈水平部遠位に途絶像を認めます（Ⓒ）．突然発症の左中大脳動脈領域に一致した急性期梗塞を認め，心房細動が背景疾患にあることから，心原性脳塞栓による急性期梗塞との診断になりました．

# STEP 2　急性期脳梗塞以外の鑑別 [3〜5]

血管支配に一致しない拡散強調画像高信号域を認めた場合，さまざまな疾患が鑑別としてあがってきます．臨床情報に加え，ADC低下の有無，病変の局在，経時変化などが診断のポイントとなります．ここでは救急で出会うことの多い，特に重要な4つの鑑別疾患について解説します．

## 1）低酸素性虚血性脳症（図4）

低酸素性虚血性脳症は，脳の全般的な低酸素や血流障害によって起こる脳症です．軽度〜中等度の全脳虚血では大脳境界域を中心に，より重度の全脳虚血では大脳皮質，基底核，視床，海馬，小脳と広範に障害され，拡散強調画像で高信号を示し，**ADCは低下します**．急性期にはびまん性脳腫脹，慢性期には萎縮および層状壊死（皮質に沿ったT1強調画像での高信号）を呈します．

## 2）低血糖脳症（図5）

低血糖脳症は，脳組織の唯一のエネルギー源であるグルコースの欠乏による脳症です．重度の低血糖では，血管支配と無関係に大脳皮質，基底核，海馬を含む領域が広範に障害され，拡散強調画像で高信号を示し，**ADCは低下します**．灰白質病変だけでなく，内包後脚など白質も障害されます．片側の限局した白質病変や限局した脳梁病変は予後良好ですが，広範な白質や灰白質病変は予後不良となります．

## 3）痙攣後脳症（図6）

痙攣後脳症は，痙攣重積による過剰なグルタミン酸の放出およびCa$^{2+}$イオンの細胞内流入による酸化ストレスと，脳のグルコース・酸素代謝増大による相対的な低酸素状態が機序とし

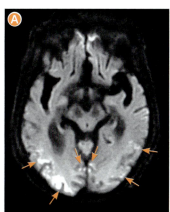
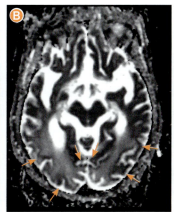
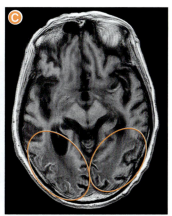

### 図4　低酸素性虚血性脳症（慢性期）

心タンポナーデによる心停止から蘇生後の80歳代女性．意識障害が遷延するため頭部CTを施行し（未提示），低酸素性虚血性脳症と診断されました．発症から3カ月後の経過観察中にMRIを施行．拡散強調画像において，両側の側頭後頭葉皮質を中心に高信号域を認めます（Ⓐ）が，急性期を過ぎているためADCの低下はそれ程目立たず（Ⓑ），腫脹も認めません．一方で，病変部の皮質に沿ってT1強調画像高信号域を認め，層状壊死を反映した所見と考えます（Ⓒ）．

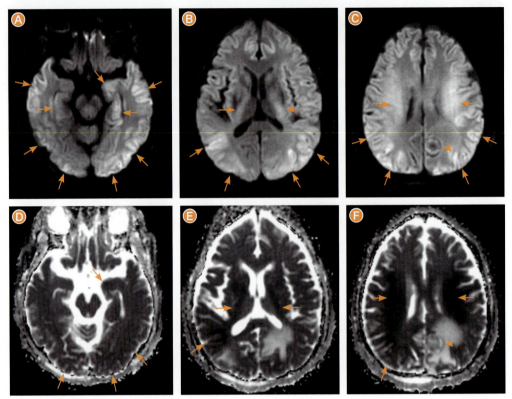

**図5 低血糖脳症**
肺がんの脳転移にてγナイフ治療後の70歳代台女性．意識障害で救急搬送され，救急搬送時の血糖値が21 mg/dLと著明な低値を示していました．拡散強調画像では両側の側頭頭頂後頭葉皮質～皮質下白質，海馬，内包後脚，大脳白質および左扁桃体に高信号域を認め（Ⓐ～Ⓒ），ADCマップでは等信号～一部低信号（Ⓓ～Ⓕ）を示しています．血管支配域に一致しない広範囲の拡散強調画像高信号域と救急搬送時の低血糖から，低血糖脳症と診断されました．なお，左頭頂葉内側の腫瘤はγナイフ照射後の転移性腫瘍です（ⒸⒻ▶）．

て考えられています．痙攣重積発作に伴い，海馬を含む大脳皮質，視床，脳梁，小脳などさまざまな部位で，血管支配に一致しない拡散強調画像高信号を示します．特に海馬や視床後部病変が特徴的とされます．**ADCは低下する場合も，上昇する場合もあります**．これらの所見は**通常一過性**ですが，その後萎縮をきたすこともあります．

### 4) 可逆性後頭葉白質脳症（PRES）（図7）

可逆性後頭葉白質脳症（posterior reversible encephalopathy syndrome：PRES）は，高血圧性脳症，子癇，免疫抑制剤の使用などを背景とし，血管内皮細胞の障害や血液脳関門の破綻により生じる可逆性の脳症です．血圧自己調節能の低い椎骨・脳底・後大脳動脈，穿通枝領域に病変を生じやすく，典型的には頭頂後頭葉優位の皮質～皮質下白質や基底核を中心にT2強調画像高信号域を認めます．拡散強調画像では，病変は血管性浮腫であることを反映し**ADCは上昇することが多く，この部分は回復します．しかし，20％前後の症例でADC低下を認めることがあり，この部分は非可逆な梗塞に至ります．**

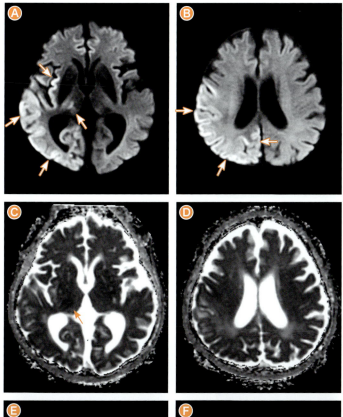

### 図6　痙攣後脳症

左半身痙攣，意識障害で救急搬送された40歳代男性．頭部外傷による右急性硬膜下血腫とくも膜下出血の既往があります．拡散強調画像では右島皮質，右側頭頭頂後頭葉皮質，および右視床枕に一致して高信号域を認めます（Ⓐ Ⓑ）．ADCマップではこれらの部位は大部分等信号ですが（Ⓒ Ⓓ），右視床枕には軽度のADC低下を認めます（Ⓒ→）．T2*強調画像では，過去の外傷によるヘモジデリン沈着を反映した低信号域を脳表に沿って認めます（Ⓔ）．MRAでは明らかな主幹脳動脈の途絶はなく，過灌流を示唆する右中大脳動脈皮質枝の伸展像を認めます（Ⓕ）．血管支配域に一致しない同側視床枕の高信号域を含む大脳皮質の拡散強調画像高信号より，臨床症状と合わせて痙攣後脳症と診断されました．

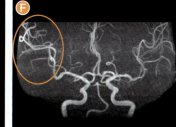
## Pitfall

### ADCとT2 shine-through

　拡散強調画像のパラメータであるb値とは，一対の傾斜磁場を印加する強さを表したもので，b値が大きいほど拡散がより強調された画像となります．中枢神経領域では，一般的にb＝1,000 s/mm²の拡散強調画像で高い信号強度が得られた場合，「拡散強調画像で高信号」と呼んでいます．拡散強調画像で高信号の病変が本当に拡散低下の影響なのか，それともT2強調画像における信号上昇の影響（この現象をT2 shine-throughと呼びます）なのかを区別するためには，拡散低下の程度を数値で表した見かけの拡散係数（ADC）を参考にします．ADCは2つ以上の異なるb値で撮像すれば得ることができ，中枢神経領域では通常b＝0 s/mm²とb＝1,000 s/mm²の画像を用いてADCマップを作成します．

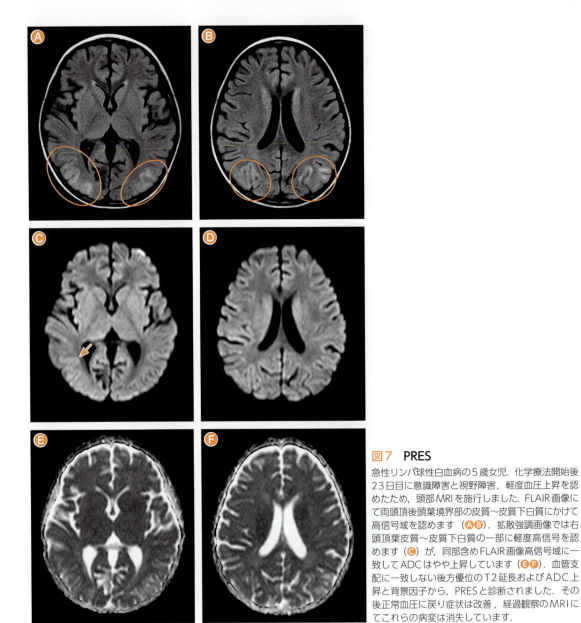

**図7　PRES**

急性リンパ球性白血病の5歳女児．化学療法開始後23日目に意識障害と視野障害，軽度血圧上昇を認めたため，頭部MRIを施行しました．FLAIR画像にて両頭頂後頭葉境界部の皮質～皮質下白質にかけて高信号域を認めます（Ⓐ Ⓑ）．拡散強調画像では右頭頂葉皮質～皮質下白質の一部に軽度高信号を認めます（Ⓒ）が，同部含めFLAIR画像高信号域に一致してADCはやや上昇しています（Ⓔ Ⓕ）．血管支配に一致しない後方優位のT2延長およびADC上昇と背景因子から，PRESと診断されました．その後正常血圧に戻り症状は改善，経過観察のMRIにてこれらの病変は消失しています．

■ 文献

1）「よくわかる脳MRI 第3版」（青木茂樹，他/編），学研メディカル秀潤社，2012
2）「脳MRI 1．正常解剖 第2版」（高橋昭喜/編，著），秀潤社，2005
3）「圧倒的画像数で診る！頭部疾患画像アトラス」（土屋一洋，他/編），羊土社，2014
4）「神経内科疾患の画像診断」（柳下 章/著），学研メディカル秀潤社，2011
5）田岡俊昭：頭部・頭頸部の拡散強調像の臨床：総復習．画像診断，33：709-723，2013

# Chapter 3　MR所見からのアプローチ

## A 基本中の基本

# 2　FLAIR画像で脳脊髄液を見る

高須深雪

### 所見からのアプローチ

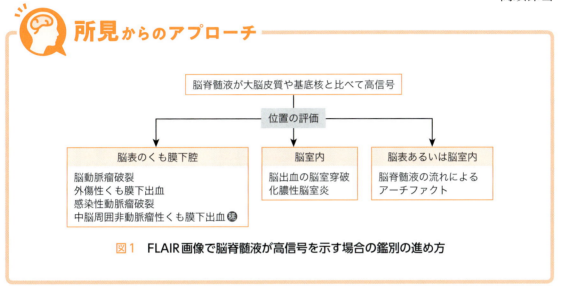

図1　FLAIR画像で脳脊髄液が高信号を示す場合の鑑別の進め方

## はじめに

　FLAIR（fluid-attenuated inversion recovery）は基本的には自由水の信号を抑制したT2強調画像です．脳脊髄液の信号は抑制され低信号となるために，脳脊髄液に隣接した病変が明瞭に描出されるという利点があります．

　FLAIRを理解するためには，**反転回復法**の知識が必要です．図2に反転回復法による信号強度の緩和曲線を示します．反転回復法では，はじめに180°RF反転パルスをかけます．すると縦磁化（MR信号のもととなるプロトンの向き）は－z方向に倒れます．その後，脳脊髄液の縦磁化は，そのT1緩和曲線に従い指数関数的に回復します．その間，緩和曲線は脳脊髄液の信号強度が0になるポイント（null point）を通過します．FLAIRでは，ちょうどそのタイミングで信号収集のためのパルスをかけるように反転時間（inversion time：TI）を設定しているため，脳脊髄液は低信号となります．TIを脳脊髄液のnull pointからずれた時間に設定してしまうと，脳脊髄液の信号は抑制されず，残ることになります（図3）．MR画像では，負の信号強度は絶対値表示されるため，TIがnull pointより短くても，脳脊髄液は正常より高信号に描出されます．

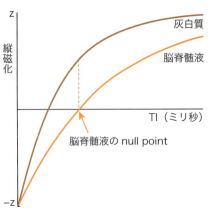

### 図2　反転回復法でのT1緩和曲線
FLAIRでは脳脊髄液のT1緩和曲線がnull pointを通過するタイミングで信号収集のためのパルスをかけます．脳脊髄液の信号は抑制されますが，灰白質は点線で示される縦磁化の信号をもっています．

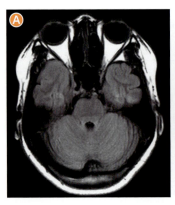
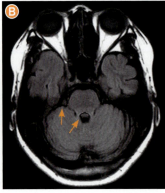

### 図3　第4脳室レベルのFLAIR横断像
20歳代女性．正常像．
Ⓐ適切なTI（2,700ミリ秒）で撮像されたFLAIR．
Ⓑnull pointより短いTI（2,300ミリ秒）で撮像されたFLAIR．橋周囲の脳脊髄液が抑制されず，脳実質に近い信号で描出されています（→）．

 **脳脊髄液の場所を理解する**

　脳脊髄液の約70％は，側脳室，第4脳室，第3脳室にある脈絡叢から分泌された水で，残りの約30％は代謝によって生じた水です．脳脊髄液の全量は約150 mLであり，その内25 mLが脳室内にあるとされています．側脳室と第3脳室で生産された脳脊髄液は，中脳水道を通って第4脳室に流れます．さらに，第4脳室正中口（Magendie孔），第4脳室外側口（Luschka孔）を通り，小脳延髄槽に入ります．この部位から脳脊髄液は，脳の周囲にあるくも膜下腔を循環し，くも膜顆粒を通り静脈系に排出されます．少量の脳脊髄液は，脳室の上衣，くも膜の毛細血管，髄膜や血管の周囲に存在するリンパ管に吸収されます．

 **脳脊髄液の信号強度を評価する**

　FLAIRでは脳脊髄液の信号が0になるタイミングで撮像しているため，正常では低信号です．脳脊髄液に異常が生じてnull pointが正常の脳脊髄液より短縮すると，FLAIRでは正常の脳脊髄液より高信号を示すことになります．脳脊髄液のT1緩和時間は生体で最長であり，通常null pointが延長することはありません．

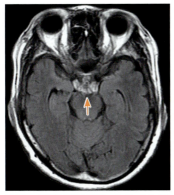
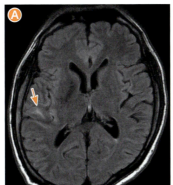
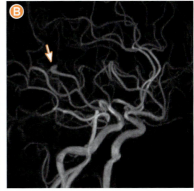

**図4　動脈瘤破裂によるくも膜下出血**
60歳代女性．主訴は突然の頭痛です．橋レベルのFLAIR横断像では，鞍上槽を中心に，くも膜下腔が高信号となっています（→）．前交通動脈瘤の症例です．

**図5　感染性動脈瘤によるくも膜下出血**
40歳代男性．主訴は発熱と意識障害，*Enterococcus faecalis*による感染性心内膜炎です．
Ⓐ基底核レベルのFLAIR横断像では，右側頭葉の脳溝が高信号となっています（→）．
ⒷMR angiographyでは，右中大脳動脈皮質枝に動脈瘤がみられます（⇨）．

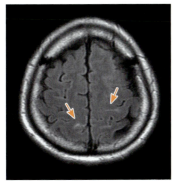

**図6　外傷性くも膜下出血**
30歳代女性．交通事故による頭部打撲です．大脳上部レベルのFLAIR横断像では，左中心溝や両側頭頂葉の脳溝が高信号となっています（→）．

##  脳脊髄液がFLAIRで異常を示す疾患

### 1）くも膜下出血

　　MRIによるくも膜下出血の診断は，CT画像，T1強調画像，T2強調画像よりもFLAIR画像が有用とされています[1]．T1強調画像でも亜急性期には高信号として描出されることがありますが，FLAIRでは急性期から慢性期の血腫が高信号です．これは，脳脊髄液中に増加した蛋白と細胞成分の増加によりT1緩和時間が短縮し，null pointが左方へ偏位するためです．くも膜下出血は，原因となる病変の近傍で最も目立ちます．動脈瘤破裂によるくも膜下出血（図4），感染性動脈瘤によるくも膜下出血（図5），外傷性くも膜下出血（図6）の例を示します．

### 2）脳出血の脳室穿破

　　脳出血には，高血圧性脳出血と，血管奇形，アミロイドアンギオパチーなど，その他の原因による非高血圧性脳出血があります．高血圧性脳出血には被殻出血，視床出血，尾状核出血，

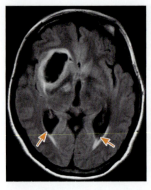

**図7 右被殻出血による右側脳室穿破**
30歳代女性．妊娠高血圧症候群，主訴は左片麻痺です．基底核レベルのFLAIR横断像では，右被殻に血腫がみられ，右側脳室前角に接しています．両側側脳室後角に淡い高信号域が液面を形成しています（➡）．

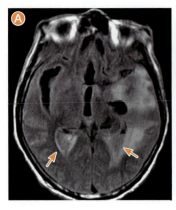
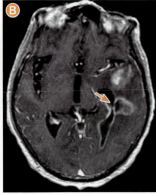

**図8 左脳膿瘍の側脳室穿破による化膿性脳室炎**
70歳代男性．主訴は意識障害と発熱，左上顎がん治療後です．
Ⓐ 第3脳室レベルのFLAIR横断像では，両側側脳室後角に高信号域が見られ，液面を形成しています（➡）．左側頭葉は腫脹しています．
Ⓑ 造影T1強調横断像では，左側頭葉に膿瘍を示すリングエンハンスメントがみられ（➡），左側脳室下角付近に穿破しています．

皮質下出血，脳幹出血，小脳出血があります．脳室出血を生じやすいのは，脳室壁の近傍に生じる視床出血や小脳・脳幹出血です（図7）．脳室内出血はFLAIRで最初の48時間は高信号ですが，その後の信号強度はさまざまです[2]．

## 3）化膿性脳室炎

脳室壁と脳室内の細菌感染で，髄膜炎からの炎症波及，脳膿瘍の脳内穿破，術後の感染などにより生じます．脳室内にFLAIRで高信号域がみられ（図8），約半数が両側性です[3]．側脳室では後角あるいは三角部など，背側にみられます．約半数で水頭症がみられます．FLAIRでの高信号は，脳脊髄液中の蛋白濃度が上昇し，T1緩和時間が短縮するために生じます[4]．

> 💡 **Pitfall**
>
> **フローアーチファクト**
> 　FLAIRでは脳脊髄液の動きによるフローアーチファクトが生じることがあります．これは，脳脊髄液の位置に不整形の高信号として認められ，好発部位は胸前槽やMonro孔付近，第4脳室です．小児や高齢者で目立つことがあります（図9）．

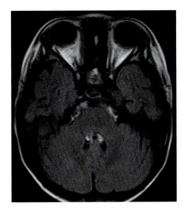

**図9 フローアーチファクト**
6歳女児．急性リンパ性白血病にて末梢血幹細胞移植後の寛解状態です．橋レベルのFLAIR横断像では，橋前槽と第4脳室にフローアーチファクトによる高信号が見られます．

### 文献

1) Noguchi K, et al：Acute subarachnoid hemorrhage: MR imaging with fluid-attenuated inversion recovery pulse sequences. Radiology, 196：773-777, 1995

2) Bakshi R, et al：Fluid-attenuated inversion-recovery MR imaging in acute and subacute cerebral intraventricular hemorrhage. AJNR Am J Neuroradiol, 20：629-636, 1999

3) Fujikawa A, et al：Comparison of MRI sequences to detect ventriculitis. AJR Am J Roentgenol, 187：1048-1053, 2006

4) Ferreira NP, et al：Imaging aspects of pyogenic infections of the central nervous system. Top Magn Reson Imaging, 16：145-154, 2005

# Chapter 3 　MR所見からのアプローチ

## A 　基本中の基本

# 3　T2*強調画像，SWIの威力

掛田伸吾

## 所見からのアプローチ

### 表1　T2*強調画像で低信号となる状態

| | |
|---|---|
| 正常 | ● 生理的な石灰化（脈絡叢，松果体，淡蒼球など）<br>● 加齢に伴う鉄沈着（大脳基底核，赤核など）<br>● 血管（flow void）<br>● 頭蓋骨<br>● 空気（副鼻腔など） |
| 病変 | ● 出血（デオキシヘモグロビン，メトヘモグロビン，ヘモジデリン）<br>● 血栓<br>● 病的な石灰化（腫瘍，血管奇形など）<br>● 異物（コイルやクリップ）<br>● 空気（空気塞栓） |

## はじめに

　おのおのの物質は固有の磁化率をもった磁性体です．T2*強調画像は，磁化率の変化を鋭敏にとらえる画像であり，T2強調画像など通常のMRIに比べ，磁性体をより明瞭な低信号（黒く）に描出します．実際のT2*強調画像は，病的な磁化率変化の検出を目的として，補助的に用いられます．磁化率強調画像（susceptibility-weighted imaging：SWI）は，位相情報を利用することで，磁化率変化をさらに強調した画像であり，静脈を低信号化する効果（blood oxygen level dependent：BOLD効果）を用いることで静脈の評価にも有用です[1]．SWIの適応はT2*強調画像とほぼ同じです．病変の検出はT2*強調画像より優れており，将来的にはさらなる普及が期待されます．

　本稿では，T2*強調画像を用いた診断について，「STEP❶ T2*強調画像を見る」，「STEP❷ T2*強調画像が診断に有用な病態を知る」，「STEP❸ T2*強調画像を活用して診断する」の順で解説します．

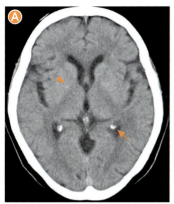
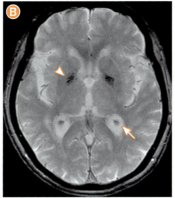
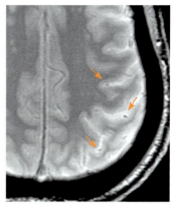

**図1　低信号となる正常構造：石灰化・鉄沈着**
80歳代女性．頭痛を主訴に受診されました．
Ⓐ単純CT画像．脈絡叢（→）と淡蒼球（▶）に生理的な石灰化沈着を認めます．
ⒷT2*強調画像．脈絡叢が生理的な石灰化沈着により低信号を示しています（⇨）．
また，淡蒼球が生理的な鉄沈着と石灰化沈着で低信号を示しています（▷）．

**図2　低信号となる正常構造：脳表血管のflow void**
80歳代男性．頭痛を主訴に受診されました．
T2*強調画像．脳表の血管が点状の低信号を示しています（→）．

## T2*強調画像を見る

　T2*強調画像を見る場合，低信号域を探します．次に低信号域が病変であるのかを判断をします．

- 病変と正常構造を区別するために，T2*強調画像で低信号となる状態を知っておく必要があります（表1）．
- 病変と区別が必要な正常像として次のものがあります．
    ① 大脳基底核での生理的な石灰化と鉄沈着（図1）：CTなど他の画像と見比べることで区別できます．
    ② 皮質溝付近にみられる脳表血管のflow void（図2）：血管としての連続性や部位に注目し区別します．

## T2*強調画像が診断に有用な病態を知る

　病変を診断する場合の基礎知識として，T2*強調画像が診断に有用な病態を整理しておくことが重要です（表2）．

- T2*強調画像の主なターゲットは**出血の検出**です．特にT2強調画像やCTで検出が難しい軽微な出血の検出に威力を発揮します（図3）．
- T2*強調画像の急性期出血の検出率はCTと同等，亜急性期と慢性期出血ではCTより感度が高いとされています[2]．

### 表2　T2*強調画像やSWIが診断に有用な病態

- 急性期脳梗塞の評価（出血性梗塞の診断，塞栓子の同定，異常灌流領域の評価）
- 微小出血の診断（高血圧性脳血管病変，脳アミロイド血管症）
- 頭部外傷の診断（脳挫傷，びまん性軸索損傷）
- 脳静脈洞血栓症の診断
- 海綿状血管腫，血管奇形の診断
- 脂肪塞栓㊙，空気塞栓㊙の診断
- 出血成分の検出（腫瘍内出血など）

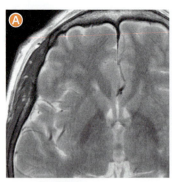 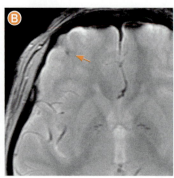 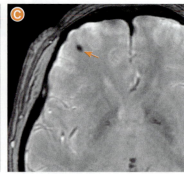

### 図3　微小出血
60歳代女性．物忘れを主訴に受診されました．
Ⓐ T2強調画像．微小出血は同定できません．
Ⓑ T2*強調画像．微小出血が低信号を示しています（→）．これはT2*強調画像が，T2強調画像より微小出血の検出に優れていることを示しています．
Ⓒ SWI．病変の描出は，T2*強調画像に比べて，SWIで明瞭です（→）．これはSWIが磁化率変化をより強調した画像だからです．

## STEP 3　T2*強調画像を活用して診断する

　救急の現場では，脳卒中，外傷，意識障害，てんかん・痙攣など各病態を前提に診断が求められます．それぞれの診断におけるT2*強調画像の役割と診断アプローチについて述べます．

### 1）急性期脳梗塞の診断

- 急性期脳梗塞患者の血栓溶解療法（t-PA治療）の適応判定にMRIを用いる施設が増えています．急性期脳梗塞の診断において，T2*強調画像は次の役割があります（図4）．
  ① 出血性梗塞の早期診断
  ② 塞栓子の同定：塞栓子が含有するデオキシヘモグロビンにより低信号化します（図4Ⓑ）．
  ③ 異常灌流領域の推定：T2*強調画像やSWIでは，misery perfusionの領域が，デオキシヘモグロビンの増加のため低信号化し，皮質静脈や髄質静脈が太く描出されます（図4Ⓒ）．これらの所見は，異常灌流領域の推定に役立ちます[3]．

### 2）微小出血の診断

- 脳卒中患者に多発する微小出血を見た場合，その分布様式を評価します．これにより高血圧性脳血管病変や脳アミロイド血管症という病理学的背景が推定できます[4]．
  ① 深部白質，基底核・視床，脳幹に分布する場合は，高血圧性脳血管病変を考えます（図5）．

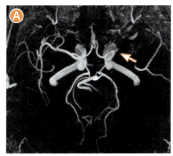
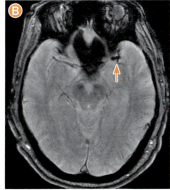
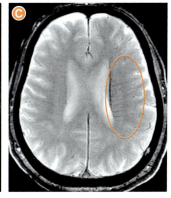
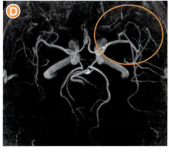
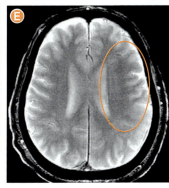

### 図4 心原性塞栓による左中大脳動脈閉塞

60歳代男性．意識障害と右片麻痺を主訴に受診されました．
受診時：MRAでは左中大脳動脈M1近位側に閉塞を認めます（Ⓐ➡）．T2*強調画像では，左中大脳動脈の塞栓子が低信号として描出されています（Ⓑ➡）．また，対側に比べ還流静脈である髄質静脈が太く抽出され低信号を示しています（Ⓒ○）．
t-PA治療後：MRAでは左中大脳動脈が再開通しています（Ⓓ）．T2*強調画像では治療前に認めた髄質静脈の低信号化が消失しています（Ⓔ）．

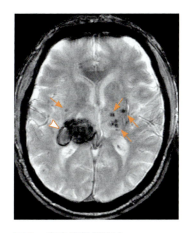

### 図5 高血圧性脳出血

高血圧で内服加療中の50歳代男性．意識障害と左片麻痺を主訴に受診されました．
T2*強調画像．右視床に血腫を認めます（▷）．両側の視床および基底核に多発する微小出血を認めます（➡）．画像からも視床出血の病理学的背景が高血圧性であることが推定されます．

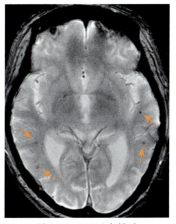

### 図6 脳アミロイド血管症

60歳代女性．物忘れを主訴に受診されました．
T2*強調画像．両側の皮質・皮質下に多発する微小出血を認めます．一方，基底核領域には微小出血を認めません．

② 脳葉，皮質および皮質下に分布する場合は，脳アミロイド血管症を考えます（図6）．脳アミロイド血管症では，脳表に沿った低信号帯を認める場合があり，これはくも膜下出血/脳表ヘモジデローシスの所見です．脳表ヘモジデローシスは，くも膜下出血後に脳表に沿って血液成分であるヘモジデリンが沈着した状態です．

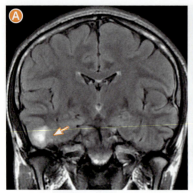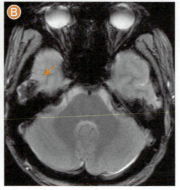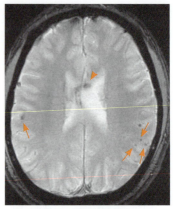

**図7 脳挫傷**
40歳代男性．交通外傷で受診されました．
Ⓐ FLAIR冠状断像．右側頭葉底部に脳挫傷を認めます（⇨）．
Ⓑ T2*強調画像．右脳挫傷内の出血が低信号を示しています（→）．

**図8 びまん性軸索損傷**
20歳代男性．交通外傷で受診されました．大脳皮質下白質（→）に多発する微小出血を認めます．脳梁（▶）にも出血を認めます．

### 3）頭部外傷の診断（脳挫傷，びまん性軸索損傷）

- CTで臨床所見を説明できる病変が検出されない場合，あるいはCTで軽症に見えるのに意識障害が強い場合にT2*強調画像を含めてMRIを行います．
- T2*強調画像は次の目的で用いられます．
  ① 脳挫傷の診断（図7）：脳挫傷内の出血を検出します．
  ② びまん性軸索損傷の診断：微小出血を反映した低信号域を検出します（図8）．好発部位は大脳皮質下白質，脳梁，基底核，中脳，橋上部です．

### 4）脳静脈洞血栓症の診断

- 脳静脈洞血栓症は静脈洞が血栓化により閉塞した状態で，ときに静脈灌流障害によって静脈性梗塞や脳出血を生じます．
- 病歴や症状が多彩なため，診断に難渋する場合があります．本症を疑う場合は，T2*強調画像とMR静脈造影を撮像します．
- T2*強調画像では，血栓化した静脈洞がデオキシヘモグロビンの磁化率効果で低信号となります（図9）．

### 5）海綿状血管腫（海綿状血管奇形）の診断

- 多くは無症候性ですが，稀に脳表近傍や海馬領域の海綿状血管腫がてんかんの原因となります．
- T2*強調画像は，ヘモジデリンの沈着を含む海綿状血管腫の検出に優れています（図10）．

### 6）脳脂肪塞栓症

- 病理像は，広範な多発微小梗塞と大脳白質を中心とした微小出血です．微小出血が生じる理由として，脂肪滴で生じた炎症反応による血管透過性の亢進が知られています．
- 早期診断はCTよりMRIが優れており，特に拡散強調像とT2*強調画像が病変の検出に有用です．
- T2*強調画像では多発する微小出血を認めます．

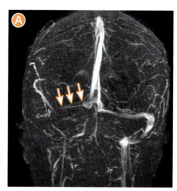
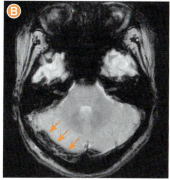

**図9 静脈洞血栓症**
20歳代男性．意識障害を主訴に受診されました．
ⒶMR静脈造影．右横静脈洞からS状静脈洞にかけて閉塞を認めます（⇨）．
ⒷT2*強調画像．右横静脈洞内の血栓が低信号を示しています（→）．

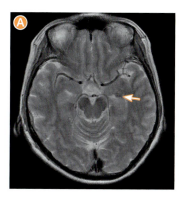
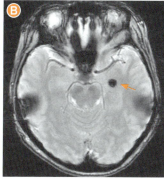

**図10 海綿状血管腫**
50歳代女性．てんかんを主訴に受診されました．
ⒶT2強調画像．左海馬に低信号域を認め，内部に淡い高信号域を伴っています（⇨）．
ⒷT2*強調画像．病変の描出は，T2強調画像に比べ，T2*強調画像で明瞭です（→）．病変はT2*強調画像でより大きく見えます

## 💡 Pitfall

- T2*強調画像やSWIは磁化率を強調した画像なので病変は実際のサイズより大きく描出されます（**図10**）．
- T2*強調画像の欠点として，骨や空気と隣接する部位で磁化率の影響による歪み（磁化率アーチファクト）が生じます．これにより診断範囲が制限される場合があります．
- T2*強調画像では，出血の新旧の鑑別は困難であり，両者とも低信号を示します．この鑑別には，その他のMRIやCTを総合的に評価することが重要です．

### ■ 文献

1) Nandigam RN, et al：MR imaging detection of cerebral microbleeds: effect of susceptibility-weighted imaging, section thickness, and field strength. AJNR Am J Neuroradiol, 30：338-343, 2009
2) Kidwell CS, et al：Comparison of MRI and CT for detection of acute intracerebral hemorrhage. JAMA, 292：1823-1830, 2004
3) Tamura H, et al：Detection of deoxygenation-related signal change in acute ischemic stroke patients by T2*-weighted magnetic resonance imaging. Stroke, 33：967-971, 2002
4) Linn J, et al：Prevalence of superficial siderosis in patients with cerebral amyloid angiopathy. Neurology, 74：1346-1350, 2010

# Chapter 3　MR所見からのアプローチ

## A　基本中の基本

# 4 flow voidは必ず確認

塚部明大

**所見からのアプローチ**

**表1　多くでflow voidが認められる部位**

| 血管 | | 脳脊髄液腔 |
|---|---|---|
| **動脈** | **静脈** | |
| 内頸動脈 | 内頸静脈 | Monro孔周囲 |
| 椎骨動脈 | S状静脈洞 | 中脳水道およびその周囲 |
| 脳底動脈 | 横静脈洞 | 脳底動脈周囲 |
| 前大脳動脈 | 上矢状静脈洞 | 小脳橋角部 |
| 中大脳動脈 | 直静脈洞 | |
| 後大脳動脈 | 内大脳静脈 | |
| | 脳底静脈 | |
| | 皮質静脈 | |

大脳動脈，特に中大脳動脈は比較的末梢まで同定できます．
小脳動脈は後下小脳動脈（PICA）が同定できることが多いですが左右差があります．
上矢状静脈洞や直静脈洞は正中構造であり，見落としやすいです．
皮質静脈も側頭葉脳表を走行するvein of labbのような太い静脈は比較的同定しやすいです．

 **はじめに**

　flow voidとは動き（流れ）によりMRIの信号が低下することを言います．信号低下の原因には高速度信号欠損や位相分散があります．一方で，流れによる信号上昇（flow related enhancement）も存在するため，動きのある構造から得られる信号の機序は複雑です．flow voidを確認しやすい撮像法は，一般論としてエコータイム（TE）の長い撮像法であるT2強調画像になりますが，撮像装置や撮像シーケンスにより大きく異なります．

　血管（特に動脈）を直接描出するCT angiography（CTA）やMR angiography（MRA）が同時に撮像されていることが多い救急の現場ではflow voidの多寡が有用となる状況は比較的限定されますが，本稿では脳卒中を中心に血管内の信号に注意する必要がある状況を概説します．

表2 flow voidの異常パターンと考えられる病態・疾患

| | | | |
|---|---|---|---|
| 動脈 | 消失/減弱 | | 脳梗塞（塞栓性，血栓性） |
| | | | 血管攣縮（くも膜下出血やRCVS/PRES後） |
| | | | 血管炎 |
| | 増強 | 恒常性 | AVM/AVF |
| | | | 多血性腫瘍 |
| | | 一過性 | 再灌流障害（梗塞，頸動脈拡張術後） |
| | | | てんかん重積 |
| | | | ミトコンドリア病（MELAS） |
| | 形態異常 | | 動脈瘤 |
| | | | 蛇行（結合織病や早老症） |
| 静脈 | 消失/減弱 | | 血栓 |
| | | | 腫瘍浸潤 |
| | 増強 | 血流増加 | AVM/AVFの排血路 |
| | | | 多血性腫瘍の排血路 |

もやもや病などの腫瘍動脈の慢性狭窄では側副路の増生もありflow voidの減弱と増強が同時に起こります．
RCVS：reversible cerebral vasoconstriction syndrome（可逆性脳血管攣縮症候群）
AVM：arteriovenous malformation（脳動静脈奇形），AVF：arteriovenous fistula（動静脈瘻）

## 異常なflow voidを認識する．

頭蓋内でflow voidが認められる部位を表1に記載します．flow voidの異常を指摘するためには，これらの構造内の動きによる信号低下（flow void）を正常所見として把握しておく必要があります．解剖に不安があるようでしたら，一度正常患者のT2強調画像や造影画像で確認してください．

## 異常なflow voidから病態を推察し診断する．

flow voidの異常に気づくことができれば，血管内・脳脊髄液腔のそれぞれについて，その異常を，①通常見られるflow voidが消失/減弱している，②通常見られる部位あるいは見られない部位にflow voidが増強・出現している，③flow voidの形態異常が出現している，の3パターンに分けて考えていきます（表2）．考えるべき疾患が異なりますので，flow voidの存在する血管が動脈か，静脈かを判断する必要もあります．

### 1）動脈のflow void

#### a）消失/減弱する病態

ここでは塞栓や血栓，攣縮，血管炎など，閉塞/狭窄により動脈血流の低下する病態を考えます．大部分は塞栓性の脳梗塞です．

中大脳動脈M1の塞栓性脳梗塞の症例を図1に示します．このような中枢側閉塞の症例は

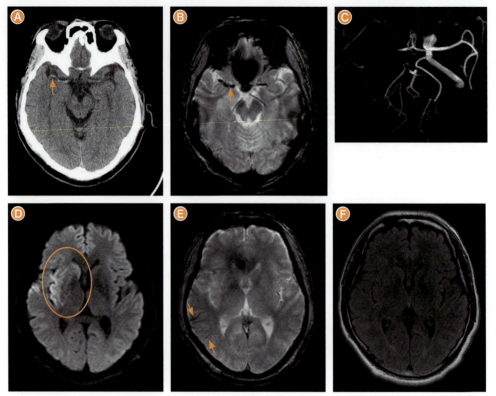

### 図1　塞栓による中大脳動脈のflow voidの消失

50歳代男性．左片麻痺で発症．
右内頸動脈動脈硬化に伴い，急性狭窄および右中大脳動脈への血栓塞栓症をきたした症例．
Ⓐ単純CT，ⒷT2*強調画像，ⒸMRA（MIP），Ⓓ拡散強調画像，ⒺT2*強調画像，ⒻFLAIR画像
MRAでは右内頸動脈および中大脳動脈が描出されていません（Ⓒ）．
右中大脳動脈に単純CTで高吸収となる血栓を認め（Ⓐ→），同血栓部はT2*強調画像でblooming効果を伴う低信号となります（Ⓑ→）．
拡散強調画像では島皮質や線状体が軽度高信号となります（Ⓓ○）．
右シルビウス裂では左と比較して中大脳動脈M2のflow voidが消失し，FLAIRでは高信号の線状構造が出現しています（Ⓕ）．
なお，右大脳半球で皮質静脈が拡張して見えますが（Ⓔ→）これは静脈内のデオキシヘモジデリンの増加による磁化率効果を反映しています．同じ機序で右側脳実質全体が軽度の低信号となっています．

　flow voidの消失がわかりやすいですが，拡散強調画像（DWI）で異常信号が存在する，一致した領域でMRAの信号が消失している，閉塞部位に磁化率強調画像で血栓を疑う低信号が出現するといった所見が描出されます．そのため，T2強調画像でのflow voidは診断のために有用な所見ではありません．**末梢側での血流低下による微細な所見を拾うためにはFLAIR画像**でのintra arterial signalが有用になります．

Pitfall

#### Intra arterial signal

　FLAIR画像で認める動脈の高信号描出．血液のT1短縮効果と流速の低下により高信号を呈すると言われます．一過性脳虚血発作（transit ischemic attack：TIA）などとの関連が報告されており，動脈血流の低下に対して感度の高いものになります．特にMRAでは抽出されにくい末梢での塞栓では，T2強調画像におけるflow voidの減弱よりFLAIR画像での血管信号の描出が有用な所見になります．

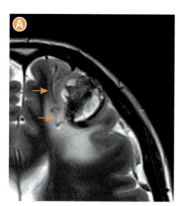 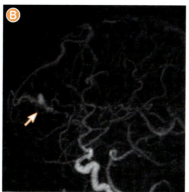 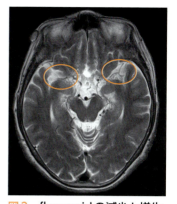

**図2　血腫周囲に存在する異常なflow void**
30歳代女性．頭痛のため撮像されたCTで前頭葉に血腫を認め，精査のためにMRIが撮像されました．
🅐T2強調画像，🅑造影4DMRA（MIP）．
左前頭葉に血腫を認め，硬膜下血腫を伴います．血腫近傍に蛇行した低信号線状構造を認め（🅐→），flow voidと考えられます．くも膜腔の血管も拡張．造影剤を用いた4DMRAを撮像するとナイダスの存在（🅑⇨），静脈の早期灌流像が明瞭に描出されます．

**図3　flow voidの減少と増生**
10歳代男性．一過性の意識消失．TIA発作で発症したもやもや病．
T2強調画像．脳底槽で両側中大脳動脈のflow voidが減少しており，側副血行路の形成を反映する細かな線状構造が多数増生しています．

### b）増強する病態

通常見られない部位にflow voidが出現する状態と，通常見られるflow voidがより目立って見える状態を分けて考える必要がありますが，一部ではその境界は曖昧です．

#### ①通常見られない部位にflow voidが出現する

flow voidが通常見られない部位に見られた場合，AVMの異常な血管の塊であるnidusや動脈主幹部の慢性狭窄に伴う側副血行路の増生のような病態を考えます．

非典型的な出血を見た場合，周囲にflow voidが目立っていないか注意する必要があります（図2）．目立つ印象があれば，円蓋部など通常はMRAの撮像範囲に含めない末梢まで撮像し，その元画像を丹念に見ることが重要になります．異常所見を検知できれば疾患の存在を強く疑えますが，逆にMRAでその存在を完全に否定することはできません．血管造影でなければ同定できない小さなAVM/AVFが出血の原因であることがあり，一部の症例では血管造影の必要性を考慮する必要があります．

もやもや病など慢性の狭窄があれば脳底槽における中大脳動脈のflow voidの減少とともに，脳底槽や基底核部に発達した側副血行路がflow voidの増生として捕えられます（図3）．

#### ②flow voidが通常より目立って（太く）見える

flow voidが恒常的に目立つものではAVMやAVF，多血性腫瘍の供血路となる血管が血流増加により拡張するような病態を考えます．AVMやAVFなどで血流増加をきたすとそのfeederの本幹となる血管が拡張し，flow voidも拡大してきます．こういった恒常的な高負荷のために拡張，蛇行した動脈では動脈瘤の形成にも注意する必要があります．

flow voidが一過性に目立つものでは脳梗塞後や頸動脈拡張術後の再灌流障害のように動脈血流の自己調節機能失調による動脈血流の増加，てんかん重積による動脈血流の増加，急性症状発症時のMELASのように正確な機序が不明な動脈血流増加といった病態が考えられます．これらは拡散強調画像で異常信号をきたすという点で画像所見が一致します．鑑別し診断するには，病変分布，動脈血流支配との一致の有無，症状・経過といったものをあわせて総合的に判断する必要があります（図4）．

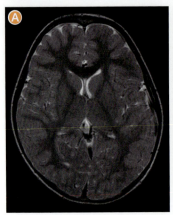 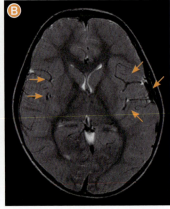

**図4 一過性の血流増加に伴うflow voidの増強**
3歳女児．HHV6に伴うAESD
Ⓐ初回痙攣時，Ⓑ痙攣再発時のT2強調画像
Ⓑでは全体に脳腫脹を認め，脳溝が狭小化．両側中大脳動脈の拡張が明瞭で，皮質静脈も拡張しており，血流が増加していることがわかります．
HHV：ヒトヘルペスウイルス
AESD：痙攣重積型（二相性）急性脳症

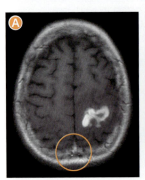 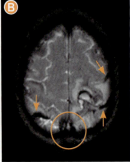 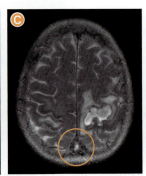 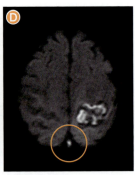

**図5 静脈洞のflow voidが消失**
30歳代女性．頭痛および右上肢麻痺を主訴に受診．発症2週間後のMRI
ⒶT1強調画像，ⒷT2*強調画像，ⒸT2強調画像，Ⓓ拡散強調画像
左大脳半球円蓋部に亜急性期の血腫を認めます．上矢状静脈洞はT1強調画像，T2強調画像，拡散強調画像で高信号を呈します．亜急性期の血栓の像です（Ⓐ～Ⓓ○）．T2*強調画像では上矢状静脈洞，皮質静脈に低信号を認め，これも血栓を反映しています（Ⓑ→）．提示していませんが同時期に撮像されたCTでは血栓閉塞部は非閉塞部と等吸収となっていました．
比較的若年者（非高血圧患者）の円蓋部出血では上矢状静脈洞，側頭葉底部～外側の血腫ではS状静脈洞の血栓形成の有無に注意する必要があります．

### c）形態の異常をきたす病態

動脈瘤による囊状の拡張や動脈蛇行の目立つ状態を考えます．

若年にもかかわらず，血管の蛇行や拡張が目立てば神経線維腫症Ⅰ型といった結合織に異常をきたす疾患を考える必要があります．動脈瘤の多くは4 mm程度あればT2強調画像のみでも見つけられますが，巨大なものはT2強調画像で低信号を呈する腫瘤との鑑別が必要になります．動脈瘤には拍動によるアーチファクトが存在することも診断の手がかりになります．

## 2）静脈のflow void

- 増強：AVFや内頸動脈海綿静脈同瘻（carotid cavernous fistula：CCF）における逆流／うっ滞により皮質静脈や眼静脈などが拡張する病態．
- 消失／減弱：血栓症や腫瘍浸潤により皮質静脈，静脈洞が閉塞する病態．

静脈のflow voidの異常は血栓症に代表されます．静脈血栓症の症状は幅広く，静脈洞の信号に常時注意する必要があります．静脈は正常でも流れが遅く，逆流もしばしば存在することに加え，血管内で形成された血栓には経時的な信号変化が生じます．さらには部位によって異なる時期に形成された血栓が存在することもあり，静脈内信号の解釈は複雑です（図5）．特に血栓

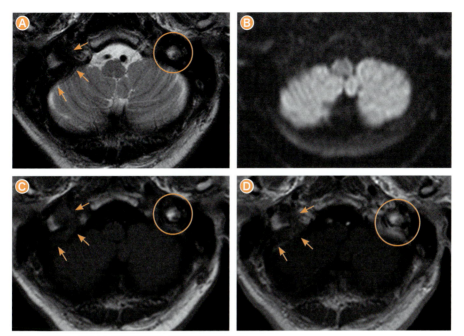

**図6　造影しないと診断の難しい静脈洞血栓症**
60歳代男性．複視のためMRIが撮像されました．
Ⓐ T2強調画像，Ⓑ 拡張強調画像，Ⓒ T1強調画像，Ⓓ CE-T1強調画像
右内頸静脈はT1強調画像で等信号，T2強調画像で低信号を呈します．拡散強調画像での異常は指摘できません（Ⓐ〜Ⓒ →）．よく見るとT2強調画像の信号は内部不均一で，flow voidではないことがわかりますが指摘しづらいです．同日に撮像されたCTでは同部は高吸収を呈するが見落とされていました．急性期の血栓の像です．左内頸静脈はT2強調画像，T1強調画像ともに高信号を呈し（ⒶⒸ○），大部分のflow voidが消失していますが，内部は層流のアーチファクトが存在します．造影効果も認めており（Ⓓ○），血流の低下を反映しています．

の急性期の所見はとりにくく，脳実質に異常所見のない静脈血栓は見落とされがちです（図6）．急性期では特にCTでの高吸収が重要な所見となりますし，磁化率強調画像の撮像や造影CT/MRIでの評価が推奨されます．気にしすぎると偽陽性の多くなる所見ではありますが，蜂巣骨炎や骨折を伴う頭部外傷，後頭蓋窩開頭術後に静脈洞の閉塞をきたしやすくなることが知られており，頭蓋内圧亢進症状を呈した際には積極的に疑い造影などの評価を加える必要があります．

### 3）脳脊髄液のflow void

　　脳脊髄液では中脳水道やMonro孔など比較的狭い部位を通過する脳脊髄液の流れや，血管の拍動に伴う周囲の脳脊髄液の動きもflow voidとして同定できます．**脳脊髄液にflow voidの異常所見が出ることは稀であり，むしろ小脳橋角部や側脳室前角で見ることの多い正常のflow voidを腫瘍などの異常と間違えないことが重要です**．水頭症の際は中脳水道やMonro孔周囲，第3脳室底部開窓部などのflow voidが存在することで同部に閉塞が存在しない傍証とすることができます．

#### ⚠ Pitfall

**流れの種類〜層流，渦流，乱流，栓流など**

　　血管内の流れは必ずしも定状流ではありません．太い静脈において中心と辺縁とで信号強度が異なるのは層流を反映し，血管内で流れの速さが異なるためです．血栓でも酸化度の違いを反映して成分が異なるために辺縁と内部で信号が異なることが多く注意が必要です．

# Chapter 3　MR所見からのアプローチ

## A　基本中の基本

# 5　髄膜の異常所見

徳丸阿耶

### 所見からのアプローチ

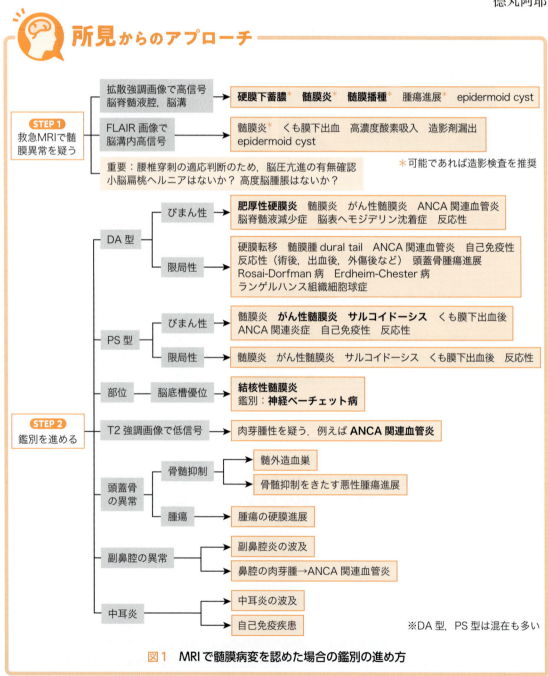

図1　MRIで髄膜病変を認めた場合の鑑別の進め方

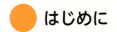
## はじめに

髄膜は，大まかに**硬膜**，**くも膜**，**軟膜**の3層構造からなります．くも膜は，外くも膜，くも膜小柱，内くも膜からなり，くも膜下腔は，内外くも膜下腔の間にあり脳脊髄液で満たされています．さらに内側に脳に密着するように軟膜が存在しています．

本稿では，救急診療で遭遇しうる髄膜病変の診断過程を解説します（図1）．

## STEP 1 髄膜異常を疑う

救急のMRI検査では髄膜病変に的を絞った必要十分な検査が行われることは，むしろ少ないでしょう．救急現場で施行しうる最低限の検査のなかで，まず髄膜異常を指摘することが第1段階です．そのためには，①正常髄膜のMRI所見を把握すること，②髄膜異常を疑わせるMRI所見を熟知することが必須です．

### 1）正常髄膜のMRI所見

- 髄膜はMRIの機種，撮像法，撮像断面，画面上のウインドウレベル（WL）/ウインドウ幅（WW）で，大きく描出のされかたが変わります（図2）．各施設における「正常での髄膜の見えかた」を把握することが大切です．
- 硬膜は正常でも造影増強効果を有します（図2**F**）．1 mm以下の厚みで平滑であり，限局せず左右差がないことが特徴です．一方でくも膜と軟膜はタイトジャンクションを有する細胞による血液関門が存在するため正常では造影効果はとらえられません．

### 2）救急検査で，髄膜異常を疑うMRI所見

#### a）拡散強調画像（表1）

救急でMRIが施行される場合，通常は拡散強調画像が含まれていることが多いと思います．しかし正常例では拡散強調画像で髄膜に異常信号をみることは，まずありません（図2**A**）．もし脳表，脳溝に沿って高信号が見えたら，すべて異常と考えて差し支えありません（図3**A**）．**硬膜下蓄膿**，**髄膜炎**，**髄膜播種**，**腫瘍進展**などを考えることが必要で，かつ急を要します．腎機能をチェックし，問題がなければ造影検査を考慮しましょう．造影後FLAIR画像も有用です．

#### b）FLAIR画像（表2）

FLAIR画像で脳溝深部の脳脊髄液が高信号を示したら，それは異常所見です[1〜4]（Chapter 3-A-2 FLAIR画像で脳脊髄液を見る 参照）．髄膜炎（図3，4），くも膜下出血，**髄膜播種**（図5）の鑑別が必要になります．ただし例外的な事例もあるので注意が必要です（Pitfall参照）．

#### c）左右差，限局性肥厚

非造影検査のみでの髄膜評価は難しい場合が多いものの，明瞭な左右差や限局性肥厚が存在すれば異常と考えてよいです．造影効果に関しても同様で，限局性であった場合や左右差が存在する場合は異常です（図3, 5, 6）．

## Pitfall

- 髄膜の濃染像はときに脳表の静脈の造影増強効果と見分けにくいことがあります．このような場合，両者の鑑別に固執することなく「髄膜異常疑い」をまず報告しましょう．このような症例では，造影後FLAIRを追加すると役立つことがあります．
- FLAIRでの脳溝における脳脊髄液の信号上昇は，炎症や出血だけで生じるわけではありません．腫瘍によるmass effectや血管障害近傍でも認められることがあります[3]．その原因として血管床の変化，脳脊髄液中蛋白濃度上昇などが考えられています．
- もやもや病では，側副血行や血流のうっ滞に伴う髄膜肥厚を呈することがあります．FLAIRで脳溝深部に点状，線状の高信号を示すivy sign（図7）が有名です[5, 6]．
- 酸素投与中の患者ではFLAIRで脳溝に高信号を認めることがあります．脳脊髄液中の酸素濃度が上昇することにより生じる所見です[7]．

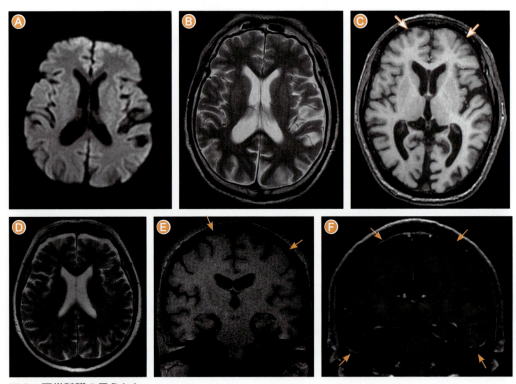

**図2　正常髄膜の見えかた**
機種，シーケンス，撮像断面で異なる見えかたに注意．
Ⓐ 1.5T 拡散強調画像．Ⓑ 1.5T T2強調画像．拡散強調画像，T2強調画像では髄膜はほとんど見えない，あるいは意識することはありません．
Ⓒ 1.5T 3D SPGR．1.5Tでも，3D SPGRでは硬膜は見えます（⇨）．
Ⓓ 3T T2強調画像．3Tでも，T2強調画像では，正常髄膜はほとんど見えません．
Ⓔ 3T 3D T1 CUBE．連続する硬膜の確認ができます（→）．
Ⓕ 3T 造影後 3D T1 CUBE．滑らかに連続する正常の硬膜造影増強効果が認められ，頭蓋頂や中頭蓋窩で，明らかに見えることが多いです（→）．

**表1　拡散強調画像で，くも膜下腔，硬膜下腔に高信号を示す疾患**

- 硬膜下蓄膿→緊急性あり（髄膜炎検索必須）
- 髄膜炎　　→緊急性あり
- 髄膜播種　→緊急性あり
- 腫瘍進展
- epidermoid cyst（類表皮嚢胞）

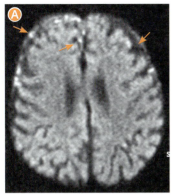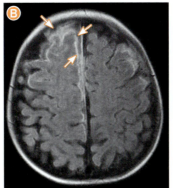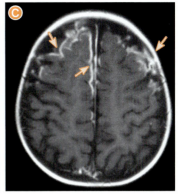

#### 図3　細菌性髄膜炎①

発熱，意識障害で救急検査．
Ⓐ拡散強調画像でくも膜下腔，脳実質外に不均一な高信号を認めます（→）．
ⒷFLAIR画像でも脳溝に沿った高信号，硬膜下に不均一な高信号を認め，髄膜，くも膜下腔，硬膜下腔に異常があることが示唆されます（⇨）．
Ⓒ造影後Ｔ１強調画像でPS型，一部大脳鎌，硬膜にも造影増強効果が認められます（⇨）．
硬膜下膿瘍を伴う髄膜炎と考えられます．

#### 表2　FLAIR画像で，くも膜下腔に高信号を示す疾患

- 髄膜炎
  - 感染性　→緊急性あり（造影検査の検討要）
  - がんの播種→緊急性あり（造影検査の検討要）
  - 自己免疫疾患（造影検査の検討要）
- くも膜下出血→緊急性
- 側副血行（もやもや病のivy signなど）
- 高濃度酸素吸入
- epidermoid cyst（類表皮嚢胞）
- 髄腔内に漏出したガドリニウム造影剤
- 腫瘍のmass effect
- 血管系の異常（脳梗塞，静脈洞血栓症，硬膜動静脈瘻）

（文献1〜6を参考に作成）

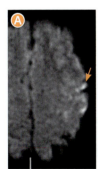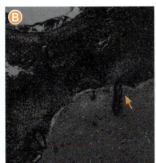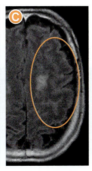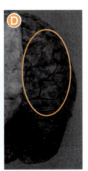

#### 図4　細菌性髄膜炎②

80歳代女性，意識障害で救急搬送．
Ⓐ拡散強調画像で，左前頭葉，頭頂葉脳表に高信号を認めます（→）．
Ⓑ左前頭葉ＨＥ染色では，髄膜に炎症細胞浸潤を高度に認め，脳表血管周囲に沿って炎症細胞浸潤が進展し，血球漏出，小梗塞を伴っています．脳表の拡散強調画像の高信号は，脳炎と小さい虚血梗塞に相当する可能性があります（→）．
ⒸFLAIR画像で，左優位に脳溝には高信号が生じています（◯）．
Ⓓ剖検，硬膜をはずしたマクロ像では，脳表に黄緑色の膿が覆っており（◯），重症髄膜炎を示しています．
（文献4より改変して転載）
〈p.8 Color Atlas❷参照〉

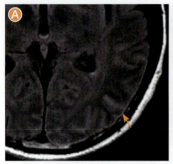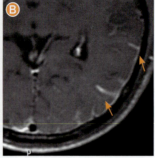

#### 図5 髄膜播種の疑い
60歳代男性．発語困難．悪性リンパ腫の経過中．
Ⓐ FLAIR画像で左側頭後頭葉脳表，脳溝に高信号を認めます（→）．
Ⓑ 造影後T1強調画像で，左側頭葉から後頭葉の脳溝に沿って造影増強効果が認められます（→）．炎症所見に乏しく，悪性リンパ腫の経過中であり，髄膜播種から検討をはじめる必要があります．

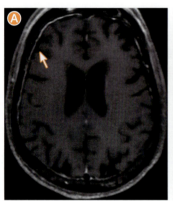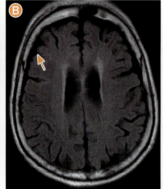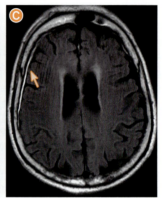

#### 図6 細菌性髄膜炎③
80歳代女性，行動異常で救急受診．
Ⓐ 造影後T1強調画像で，右側硬膜造影増強効果が認められます（⇨）．
Ⓑ FLAIR画像での脳溝内高信号ははっきりしませんが，よく見ると，わずかに左側にくらべ，脳脊髄液の信号上昇が疑われます（→）．
Ⓒ 造影後FLAIR画像で，右硬膜造影増強効果が明瞭に認められます（⇨）．比較的滑らかとはいえ，左右差があり，髄膜炎をはじめとする鑑別が緊急に検討され，細菌性髄膜炎が確認されています．

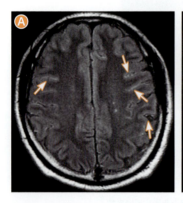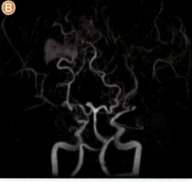

#### 図7 右被殻出血後
Ⓐ FLAIR横断像で，脳溝に沿う線状高信号，脳溝内点状高信号を示すivy signを認めます（⇨）．
Ⓑ MR angiographyでは，右内頸動脈C2狭窄，両側中大脳動脈M1狭窄あり，側副血行も描出され，もやもや病が示唆されています．

**鑑別を進める：異常所見の局在と広がりを確認する**

鑑別を進めましょう．髄膜異常を見つけたら，異常所見の局在と広がりを確認します．

## 1）DA型とPS型造影増強効果[8]

硬膜，くも膜主体に造影増強効果を示すdura-arachnoid pattern（DA型）とくも膜，軟膜主体のpia-subarachnoid pattern（PS型）に分けることは，鑑別を絞るうえである程度役立ちます（表3）．ただしこれらのパターンに拘泥しすぎてはいけません．例えば化膿性髄膜炎は病態や病期によって両者が混在する例（図3）やDA型を示す例など（図6）非典型例が存在します．常に臨床像を参考にしながら画像を検証することが必要です．

### a）DA型の典型例

DA型を呈する典型が**脳脊髄液減少症（低髄圧症候群）**です．図8にその一例を示します．本症は外傷，硬膜穿刺，特発性などによって生じ，臨床症状は起立・体位変換で増悪する頭痛です．症状の割にはCT所見に乏しく，診断に苦慮するときもありますが，MRIは診断にきわめて有用です[9]．Monro-Kellieの法則によって，脳脊髄液減少に伴う頭蓋内容積低下は血管床拡張で代償されます．その結果，硬膜は血流がうっ滞し，びまん性の肥厚像を呈します（図8）．付随所見として静脈洞拡張，慢性水腫/血腫，下垂体腫大，鞍上槽，脚間槽の狭小，小脳扁桃下垂，脳表へモジデリン沈着を伴う場合があります．

自己免疫疾患による髄膜病変はDA型が多いものの，PS型を示すものや，両者の混在するものがあります．これら髄膜病変を見た場合の鑑別には，**ANCA関連血管炎**（図9），**IgG関連炎症**，**抗MOG抗体関連疾患**（図10）[10]などの自己免疫性髄膜脳脊髄炎も重要な鑑別になります[11]．

DA型単独を呈する疾患としては（必ずしも救急疾患ではありませんが）髄膜腫のdural tail[12]，術後の硬膜肥厚，骨転移からの腫瘍進展，硬膜転移，Erdheim-Chester病，Rosai-Dorfman病などがあがります．

**表3 髄膜造影増強効果を示す疾患：DA型とPS型**

| DA型 | PS型 |
|---|---|
| ●硬膜転移，腫瘍浸潤，腫瘍進展 | ●髄膜炎 |
| ●髄外造血 | ●がん性髄膜炎，髄膜播種 |
| ●ANCA関連血管炎 | ●サルコイドーシス |
| ●IgG関連炎症 | ●ランゲルハンス組織細胞球症 |
| ●Rosai-Dorfman病 | ●脳表へモジデリン沈着症 |
| ●Erdheim-Chester病 | ●IgG関連炎症 |
| ●サルコイドーシス | ●抗MOG抗体関連の髄膜炎 |
| ●肥厚性硬膜炎 | ●反応性：術後，出血後，髄注後 |
| ●髄膜炎（炎症，がん性） | |
| ●脳脊髄液減少症 | |
| ●脳表へモジデリン沈着症 | |
| ●反応性：術後，硬膜下血腫後，くも膜下出血後，髄注後，髄膜腫のdural tail signなど | |

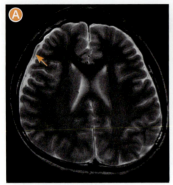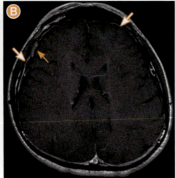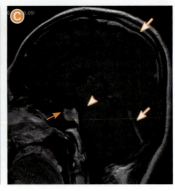

#### 図8 脳脊髄液減少症
若年男性，遷延する激しい頭痛．
- Ⓐ T2強調画像では，20歳代としては，くも膜下腔，硬膜下腔の軽度拡大がありそうです．脳脊髄液の中に見える低信号の線状構造（→）は，静脈拡張か，硬膜肥厚かを考慮する必要があります．
- Ⓑ 造影後T1強調画像では，右優位に硬膜肥厚を認めます（→）．→は静脈拡張を示唆できます．
- Ⓒ 造影後T1強調矢状断像では，硬膜肥厚，小脳テント肥厚（⇨）に加え，軽度の脚間窩狭小（▷），鞍上部狭小（→）があり，脳脊髄液減少症（低髄圧症候群）が示唆されます．

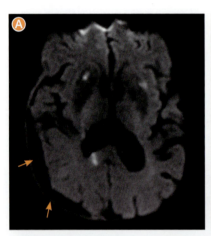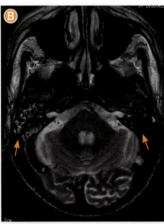

#### 図9 ANCA関連肥厚性硬膜炎
70歳代男性，発熱，関節炎．ANCA陽性．
- Ⓐ 拡散強調画像（b = 1,000）で右硬膜肥厚が認められ（→），硬膜下には液貯留が認められます．慢性硬膜下水腫/血腫でも反応性肥厚はありますが，本例はANCA陽性，両側中耳の炎症（Ⓑ）所見もあり，肥厚性硬膜炎を疑う必要があります．剖検にて硬膜の線維性肥厚と炎症細胞浸潤が確認されています．両側基底核，脳梁膨大にも高信号がとらえらえています．
- Ⓑ T2強調横断画像では，両側中耳に炎症所見が認められます（→）．

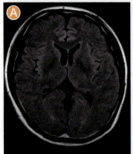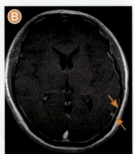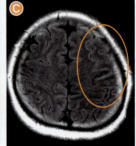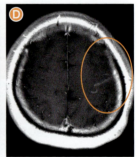

#### 図10 抗MOG抗体関連の髄膜脳炎
40歳代女性，頭痛，右上下肢不全麻痺．視神経炎の既往．
- Ⓐ FLAIR画像．側脳室前角の見えるレベルでは，明らかな所見を指摘できません．
- Ⓑ 造影後T1強調画像で左優位に硬膜造影増強効果が認められます（→）．
- Ⓒ 円蓋部FLAIR画像では，左右前頭頂葉の脳溝に高信号を認めます（○）．
- Ⓓ 同レベルの造影後T1強調画像ではPS型の造影増強効果が認められ，硬膜，髄膜に病巣があることがわかります．視神経炎の既往があり，自己免疫疾患の鑑別必須の所見となります．感染性を否定し，各種抗体の検討を行います．本症例は，抗MOG抗体関連の髄膜脳炎でした．

（東北大学医学部放射線科 明石敏昭 先生の御厚意による）

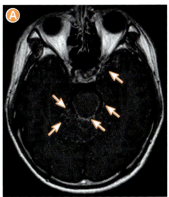 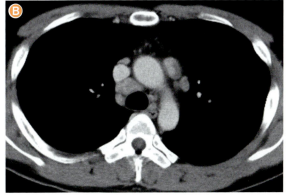

**図11 サルコイドーシス**
Ⓐ造影後T1強調画像では，脳幹，小脳，側頭葉脳表，髄膜に沿うように線状，小結節状の造影増強効果が認められます（⇨）．点状，小結節状の造影増強効果は，サルコイドーシスの鑑別が必須です．
Ⓑ造影後胸部CTでは，多数のリンパ節腫大を認めました．サルコイドーシスを疑った場合，全身検索は必須事項です．
（東海大学医学部放射線科 柳町徳春 先生の御厚意による）

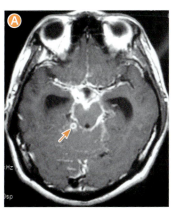 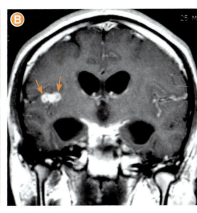

**図12 結核性髄膜炎**
70歳代女性．頭痛，発熱
Ⓐ造影後T1強調画像で，脳底槽，脳幹周囲に厚い造影増強効果が認められます．リング状造影増強効果（→）は結核腫疑いです．
Ⓑ造影後T1強調冠状断像．テント上にも髄膜造影増強効果，リング状造影増強効果（→）が認められ，水頭症を伴っています．
（帝京大学医学部放射線科　大場 洋 先生の御厚意による）

#### b）PS型の典型例

　　PS型の造影増強効果をみたら，図3，5に示した**細菌性髄膜炎，がん性髄膜炎**は鑑別の筆頭にあがります．異常所見の分布から細菌性，真菌性，ウイルス性を鑑別することは一般に困難です．**神経サルコイドーシス**は多彩な所見を示しますが，図11に示したように点状，結節状の造影増強効果を見た場合は比較的特異的な所見と考えて問題ありません[13]．

### 2）局在からの鑑別

　　脳底槽に強い造影増強効果を示す症例では結核を第1に考えます（図12）．もちろん，他の原因菌による細菌性髄膜炎，がん性髄膜炎，サルコイドーシス（図11），**神経ベーチェット病**なども忘れることはできません．

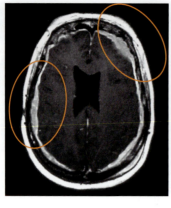

**図13　腫瘍進展**
50歳代女性．激しい頭痛．乳がん骨転移．硬膜進展．造影後T1強調画像で，不均一，厚い硬膜造影増強効果が認められます．頭蓋骨にも不均一な造影増強が認められ，乳がん既往，全身の骨転移が，確認されました．骨転移，硬膜進展が考えられます．

### 3) 異常部位の周囲を見る

#### a) 頭蓋内圧亢進

髄膜病変の原因検索のために脳脊髄液のサンプリングが必須となりますが，腰椎穿刺が安全に施行可能な状態であるかを把握するために**頭蓋内圧亢進の有無は確認の必要**があります．水頭症の有無もチェックリストに入れておきましょう．

#### b) 炎症はどこから来たか？

髄膜の異常をみたら，**必ずその周囲に目を向けてください**．髄膜炎は血行性のみならず，中耳，副鼻腔，歯牙，口腔，眼窩，などの炎症が直接波及する場合があります．経静脈性の波及は，**Lemierre症候群**として知られています．

#### c) 炎症はどこに向かうか？

髄膜の炎症は，脳室，血管，脳神経に進展し，重篤な病態を惹起することがあります．図4では脳表の血管周囲へ進展した炎症が脳炎および小梗塞に進展した症例を呈示しました．血管病変が静脈に波及すれば，**静脈洞血栓症**を生じます．もちろん，脳膿瘍，硬膜下蓄膿（図3）合併の評価も必須です．

#### d) 腫瘍進展

髄膜病変をみたら，隣接する頭蓋骨も観察してください．硬膜は内板に密接しており，従って骨病変は容易に髄膜に進展可能です（図13）．骨病変を指摘することは原病の指摘にも直結する大事な情報となりえます．

### 4) 全身を俯瞰する

#### a) 炎症の背景を探る

**易感染性の可能性**は念頭においたうえで臨床情報を集めましょう．例えば，**糖尿病，脾摘出後，加齢あるいは免疫抑制状態（治療，AIDS）**など背景因子を常に意識することが大切です．

#### b) 自己免疫疾患，担がん

髄膜病変が端緒となり，原病が診断されることは決して稀ではありません．骨髄抑制が存在する患者では硬膜の限局的肥厚が髄外造血巣である場合もあります．全身を俯瞰し，また既往を丁寧に探索しながら，画像に向き合いましょう．

## ■ 文献

1 ) Noguchi K, et al：Acute subarachnoid hemorrhage: MR imaging with fluid-attenuated inversion recovery pulse sequences. Radiology, 196：773-777, 1995
2 ) Lummel N, et al：Spectrum and Prevalence of Pathological Intracranial Magnetic Resonance Imaging Findings in Acute Bacterial Meningitis. Clin Neuroradiol, 26：159-167, 2016
3 ) Taoka T, et al：Sulcal hyperintensity on fluid-attenuated inversion recovery mr images in patients without apparent cerebrospinal fluid abnormality. AJR Am J Roentgenol, 176：519-524, 2001
4 ) 德丸阿耶, 他：画像で診る感染症：中枢神経系④ 高齢者の中枢神経感染症. 感染症, 37：110, 113-115, 2007
5 ) Vuignier S, et al：Ivy sign, misery perfusion, and asymptomatic moyamoya disease: FLAIR imaging and (15) O-gas positron emission tomography. Acta Neurochir (Wien), 155：2097-2104, 2013
6 ) Mori N, et al：The leptomeningeal "ivy sign" on fluid-attenuated inversion recovery MR imaging in Moyamoya disease: a sign of decreased cerebral vascular reserve? AJNR Am J Neuroradiol, 30：930-935, 2009
7 ) Anzai Y, et al：Paramagnetic effect of supplemental oxygen on CSF hyperintensity on fluid-attenuated inversion recovery MR images. AJNR Am J Neuroradiol, 25：274-279, 2004
8 ) Meltzer CC, et al：MR imaging of the meninges. Part I. Normal anatomic features and nonneoplastic disease. Radiology, 201：297-308, 1996
9 ) 井田正博：低髄液圧症候群のMR診断. 医学のあゆみ, 235：757-764, 2010
10) Ogawa R, et al：MOG antibody-positive, benign, unilateral, cerebral cortical encephalitis with epilepsy. Neurol Neuroimmunol Neuroinflamm, 4：e322, 2017
11) 德丸阿耶, 他：神経系における全身性（自己免疫）疾患の画像診断（神経系における炎症および感染症の画像診断）. 臨床放射線, 53：783-796, 2008
12) Tokumaru A, et al：Prominent meningeal enhancement adjacent to meningioma on Gd-DTPA-enhanced MR images: histopathologic correlation. Radiology, 175：431-433, 1990
13) Shah R, et al：Correlation of MR imaging findings and clinical manifestations in neurosarcoidosis. AJNR Am J Neuroradiol, 30：953-961, 2009

# Chapter 3 MR所見からのアプローチ

## A 基本中の基本

## 6 所見のでない疾患だって存在する

森 墾

### 所見からのアプローチ

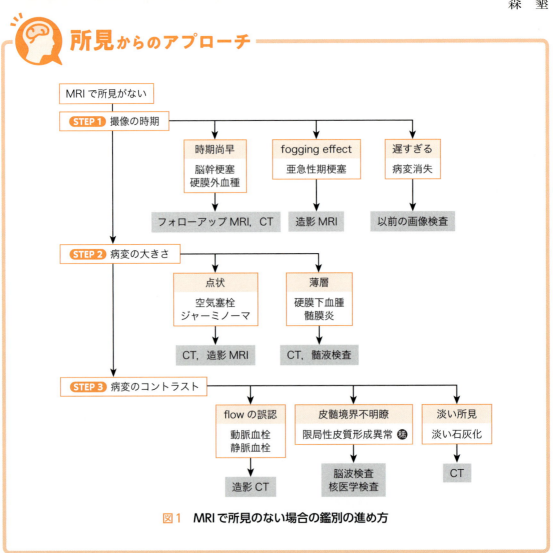

図1 MRIで所見のない場合の鑑別の進め方

## はじめに

　本来ならば，画像診断などの検査は施行する前におおかた勝負がついていなければいけません．画像検査は，主訴・病歴や身体所見（および血液検査などの検査データなど）から得られた鑑別リストを検証するために行うものだからです．ただし救急の現場では，取るものもとりあえず画像検査を行ってしまうこともあります．そのような場合には検査目的が漠然としがちであり，結果として不十分な検査となり，ゆえに見落としの頻度も高まります．そもそもMRIで所見のでない疾患もありえます．本稿では，そんな危うい状況のなかで，いかに見落としを減らすかに迫ります（図1）．

## 撮像の時期 〜適切なタイミングで撮られているか〜

　何らかの症状があるからMRIを施行したとしても，画像所見に現れていない場合があります．その理由として①撮るのが早過ぎた，②病変がマスクされる時期だった，および③好機を逸してしまった場合が考えられます．

### 1）時期尚早

　麻痺症状が明らかでも，MRIでは異常が見えないこともあります．一般的に，発症数時間以内の超急性期脳梗塞では拡散強調画像でも異常はわかりません[1]．特に，脳幹梗塞ではこの検知閾未満の期間が長いことが知られており，発症翌日以降にようやく描出されることもあります（図2，3）．

　また，高エネルギー頭部外傷では，文字通り硬い硬膜が頭蓋骨よりようやく引き剥がされて硬膜外血腫を形成するまでに数時間の猶予（意識清明期，lucid interval）があります．この時期に画像検査をしても，所見はかすかで見逃される可能性があります[2]．すなわち，現病歴や身体所見から蓋然性の高い疾患が想定される場合は，時間をおいて再検査しなければいけません．

### 2）fogging effect

　CTにおけるfogging effectと同様に，MRIでも病変が検知しにくいpseudonormalizationが起きます（図4）．梗塞巣の細胞脱落に至る過程で，いったん低下した見かけの拡散係数（apparent diffusion coefficient：ADC）が上昇に転じるに際し，正常値を横切る時期がこれに相当します．血栓塞栓性の梗塞では10日〜2週間前後で生じますが，血行力学性の境界領域梗塞では1カ月後に起こり，発症機序により違いがあります[1]．このようなpseudonormalizationを呈する時期でも造影検査を追加することにより，輪状増強効果を呈するため亜急性期の梗塞であることがわかる場合があります．

　新生児の低酸素性虚血性脳症において，出生2週目のMRIでpseudonormalizationを認めない場合は予後の悪い可能性があります．

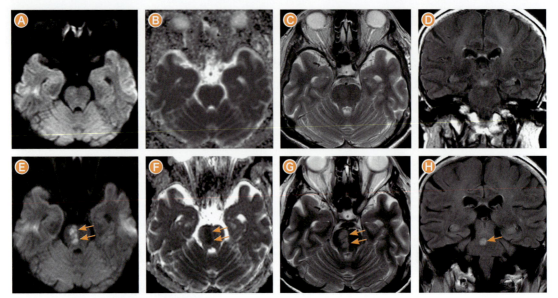

図2 MRI撮像の時期尚早：脳幹梗塞①
60歳代女性．右眼内転障害および輻輳障害．
Ⓐ拡散強調画像，発症6時間後．橋底部右側の病変ははっきりしません．
ⒷADCマップ，発症6時間後．ADCの低下も不明瞭です．
ⒸT2強調画像，発症6時間後．後頭蓋窩のアーチファクトに埋もれて病変は指摘困難です．
ⒹFLAIR冠状断像，発症6時間後．冠状像でも病変の同定は難しいです．
Ⓔ拡散強調画像，発症3日後．橋底部正中右寄りの右橋正中傍動脈領域に沿った高信号域が顕在化しています（→）．
ⒻADCマップ，発症3日後．同部のADCは低下しています（→）．
ⒼT2強調画像，発症3日後．病変は高信号化しています（→）．
ⒽFLAIR冠状断像，発症3日後．境界明瞭な高信号域として明瞭に認めます（→）．

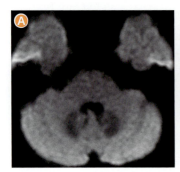
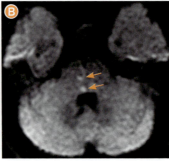

図3 MRI撮像の時期尚早：脳幹梗塞②
60歳代女性．右大腿動脈アプローチによるCAG施行4時間後に右動眼神経麻痺で発症しました．
Ⓐ拡散強調画像，発症2.5時間後．橋底部右側の病変は不明瞭です．
Ⓑ拡散強調画像，発症25時間後．高信号病変がようやく出現しています（→）．

### 3）遅すぎる

　　　　pseudonormalizationの概念とも重なりますが，何らかの生理的修飾が加わったり，すでに治癒してしまった時期にMRIを施行しても画像では検知されないことがあります．このような場合は，もし過去に画像検査の履歴があれば，振り返って見なおすべきでしょう．

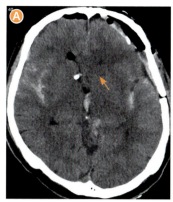 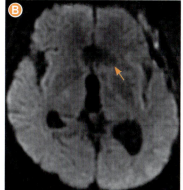 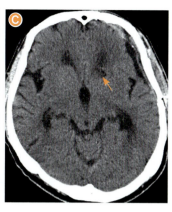

**図4　fogging effect：亜急性期梗塞**
60歳代男性．前大脳動脈瘤破裂に対する開頭クリッピング術後．
Ⓐ単純CT画像．術直後．左尾状核頭部に低吸収値を示す急性期梗塞を認めます（→）．
Ⓑ拡散強調画像．2週間後．同部に異常高信号はなく，pseudonormalizationの時期にあります（→）．
Ⓒ単純CT画像．3週間後．梗塞巣は脳実質の萎縮を伴って陳旧化しています（→）．

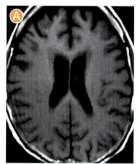 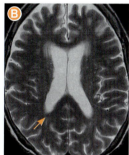 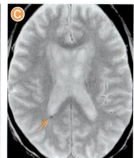 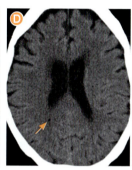

**図5　点状病変：空気塞栓**
60歳代女性．搬送中にCVカテーテルの接続が外れ，呼吸困難を訴えた後に意識レベルが徐々に低下．
ⒶT1強調画像．空気塞栓を指摘できません．
ⒷT2強調画像．右側脳室体後部上壁に点状の低信号域はありますが，指摘は困難です（→）．
ⒸT2*強調画像．空気は磁化率の変化が大きく，低信号点状域として描出されていますが，脈管のflow voidとの鑑別を要します（→）．
Ⓓ単純CT画像．著しい低吸収値を示す気泡を認めます（→）．

## STEP 2　病変の大きさ　～分解能の問題ではないか～

　明確な症状があるにもかかわらず病変の大きさが小さいために画像上は見逃されることがあります．例えば，戦略拠点型破壊性脳血管障害のように，重要な脳機能を司る部位や経路に傷害を起こした場合には，病変が小さくても臨床症状は顕著になりえます．以下に病変が点状であるために見逃される場合と薄層であるために見逃される場合に分けて述べます．

### 1）点状

　MRIでは小さな気泡や脂肪滴に対する感度は高くありません．医原性の空気塞栓を起こした場合でも，ルーチンのMRIではわからない場合があります（図5）．空気塞栓や，骨折後の脂肪塞栓では磁化率強調画像を追加すると病変がわかりやすくなります．モダリティーを変えた

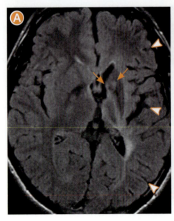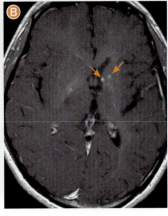

**図6 遠隔性の脳萎縮：左基底核ジャーミノーマ**

10歳代男性．性格変化や認知機能低下が急速に進行．
Ⓐ FLAIR画像．うっかりすると右線条体前方部にある点状病変を見逃すかもしれません（→）．左基底核や視床の萎縮のみならず，左大脳半球は全体的に萎縮しています（▷）．
Ⓑ 造影T1強調画像．病変は小さいながらも造影増強効果を示しています（→）．

CTによる評価も有効です．

　病変が小さいために遠隔効果（remote effect）の方が前景に立つ場合もあります．ジャーミノーマの早期では片麻痺などの症状が明らかでも病変局在の同定に苦慮することもしばしばあります．むしろ，病変本体よりも神経連絡を介した遠隔性の脳萎縮で見つかることが多いです（図6）．このような場合には磁化率強調画像のヘモジデリン沈着や，造影での増強効果がないか，好発部位を含めて丹念に探すしかありません[3]．

### 2）薄層

　一般的に，少量の出血や液体貯留はMRIの方がCTよりも感度が高い傾向にあります．しかし，血腫／炎症の時期や存在部位によっては周囲組織との弁別がCTの方が容易なこともあります．MRIでの髄膜炎の検出感度は決して高くないため，画像所見がなくても項部硬直やJolt accentuationなどの髄膜刺激症状を認めればまず髄膜炎を想定して，髄液検査を行う必要性があります．また，次のSTEP❸で取り上げるコントラストにも関与しますが，脊椎の硬膜外血腫や硬膜下血腫はそもそも菲薄で検知しにくい病変ですが，加えて発症当初は周囲組織とほとんどコントラストがない場合があります．このような病変がT1強調画像で高信号化するのに数日かかることもあり，そのため診断は遅れがちです．

## STEP❸ 病変のコントラスト ～MRI特有の弱点ではないか～

　MRIにおける信号の濃淡を決定する因子は，プロトン密度，T1値，T2値，その他の磁化率，ADCや流れなど多くの強度情報や位相情報が複雑にかかわります．そのため，X線透過性を単純に画像化しているCTと異なり，解釈に難渋する場合があります．

### 1）flowの誤認

　動脈血栓にしろ静脈血栓にしろ，血栓の形成時期によっては，MRIであたかも血流が存在するかのように見えることがあります．特に，T2強調画像では動脈血栓が低信号を示し，flow voidのように描出されることもよくあります（図7）．多少でも疑いがあれば，MR angiography

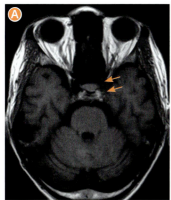 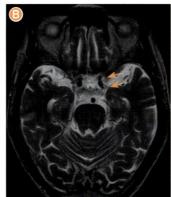 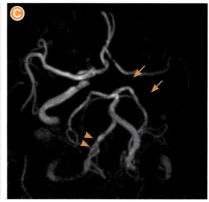

### 図7　flowの誤認：左内頸動脈閉塞

70歳代女性．肝硬変，食道静脈瘤破裂あり，ワルファリンカリウム休薬中に下肢筋力低下および右下肢失調症状出現．MRIは発症翌日に施行．
- Ⓐ T1強調像．左内頸動脈床上部に淡い信号を認めますが，うっかりするとflow voidがあるかのようにも見えます（→）．
- Ⓑ T2強調像．左内頸動脈床上部の血栓はある程度の低信号を示し，あたかも内腔が開存しているようです（→）．
- Ⓒ TOF-MRA．左内頸動脈は全く描出されていません（→）．高度狭窄／slow flowもしくは閉塞があると考えます．なお，右椎骨動脈に解離を認めます（▶）．

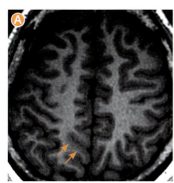 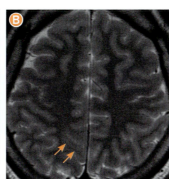

### 図8　皮髄境界不明瞭：右頭頂葉の限局性皮質形成異常

10歳代男性．幻覚様の訴えや，けいれん発作をくり返す．
- Ⓐ T1強調画像．右上頭頂小葉の内側部で皮質に淡い信号上昇を認め，皮髄境界も不明瞭化しています（→）．ただし，撮像断面を斜走する脳回による部分容積効果との鑑別を要します．
- Ⓑ T2強調画像．限局性の皮質肥厚と淡い信号低下はありますが，自信をもって指摘するのは難しいです（→）．

（MRA）を行うか，造影CT（CT angiography）などを追加して確認すべきです．

　静脈洞内の血流は不均一であり，さまざまな流速や乱流が存在するため，MRI上，一様な信号強度は呈しません．このため静脈洞血栓の評価に苦慮することがあります．仮に造影MRIを追加したとしても，MRIでは造影剤に対する感度が高すぎるため（および薬剤注入から撮像までの時間がCTよりも長いため）に静脈洞血栓自体が造影され，内腔開存と誤診することも経験します．このような症例では，造影CTを追加することが有用です．逆に，頸静脈球部などでは生理的な流れによる混合信号を腫瘍と誤認することもありますので注意が必要です[2]．

### 2) 皮髄境界不明瞭

　てんかんの画像診断では，微細な神経病理の変化を捉える必要があります（図8）．患者が発作に悩まされていても，てんかん焦点の多くはMRIのみでは同定できません．形態画像では限界があるため，脳波検査に加えて機能画像の核医学検査は必須です．

### 3）淡い所見

　MRIにおける石灰化の感度は低く，また組織の石灰化濃度と信号強度にはCTのような単純な比例関係が成り立ちません〔BPP（Bloembergen, Purcell and Pound）理論に従った曲線関係にあります〕．そのため，軽度な石灰化もしくは顕著な石灰化の確認にCTを要すことがあります．

> **Pitfall**
>
> **人間の思考には2種類のシステムがある！**
>
> 　人間の認知活動は，自律的および分析的システムが並行して存在するというdual process modelで解釈されています（Chapter1-10 救急における画像診断の戦略 参照）．これに従うと，予断をもって画像に臨むのは自律的システムを重視した行為であり，まっさらな眼で画像を隈なく見るのは分析的システムを駆動していると考えられます．どちらの過程にも長所短所があるため，適宜，相補的に使い分けなければいけません．

### ■ 文献

1）「これでわかる拡散MRI 第3版」（青木茂樹，他/編著），秀潤社，2013
2）「脳・脊髄の連想画像診断―画像に見えないものを診る―」（森 墾/編著），メジカルビュー社，2013
3）「圧倒的画像数で診る！頭部疾患画像アトラス：典型例から応用例まで，2000画像できわめる読影力！」（土屋一洋，他/編），羊土社，2014

## Chapter 3 MR所見からのアプローチ

### A 基本中の基本

# 7 MRIのアーチファクト

横山幸太, 野口智幸

所見からのアプローチ

表1　MRIのアーチファクト

| | |
|---|---|
| 位置ずれ | 折り返しアーチファクト<br>N/2アーチファクト<br>打ち切りアーチファクト<br>体動アーチファクト |
| 特徴のある<br>アーチファクト | 化学シフトアーチファクト<br>第2の化学シフトアーチファクト<br>ジッパーアーチファクト |
| 低信号域をつくる<br>アーチファクト | 磁化率アーチファクト<br>位相分散帯<br>誘電効果とRF遮蔽効果<br>流れによる低信号 |
| 高信号になる<br>アーチファクト | 魔法角アーチファクト<br>流れによる高信号<br>クロストーク |

(文献1を参考に作成)

はじめに

　アーチファクトは画質に影響を与える重要な因子です（表1）．近年はアーチファクトの低減技術が発達し，いわゆる"古典的な"アーチファクト（図1）に遭遇する機会は稀であり，むしろ拾い上げた所見が有意な異常か，それともアーチファクトなのか迷う場合がほとんどです．本稿ではこうした間違えやすい偽病変あるいは診断に有用なアーチファクトに絞って，とりわけ救急の現場で遭遇する頻度の高いものに関して簡単に解説したいと思います．

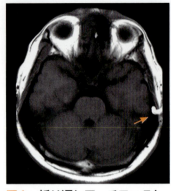

**図1　折り返しアーチファクト**
T1強調画像．FOV（撮像視野）外にある右耳介が画像の左側に折り返して描出されています（→）．

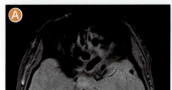 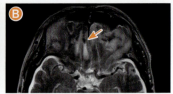

**図2　副鼻腔の磁化率アーチファクト**
60歳代男性．脳挫傷疑いで撮像された頭部MRIです．
Ⓐ T2*強調画像．頭蓋底では副鼻腔の磁化率アーチファクトがあり，評価が難しくなっています．
Ⓑ T2強調画像．前頭葉底部に微小出血とT2延長域（→）を認め，脳挫傷と診断できます．FSE法の撮像なので，磁化率アーチファクトが出にくいです．

## 1　磁化率アーチファクト

磁化率アーチファクトとは，磁化率の異なる組織の境界で局所的な磁場勾配（磁化率効果）が生じることにより信号の低下と歪みが発生するアーチファクトです．空気や金属など磁化率の大きく異なる物質と接する部分に生じます．

### 1）空気による磁化率アーチファクト

空気による磁化率アーチファクトは副鼻腔や乳突洞に近い頭蓋底領域で見られます．特に前頭蓋底は脳挫傷の好発部位でもあり，同じく磁化率効果を示すヘモジデリンとの鑑別が問題となる場合があります．磁化率アーチファクトはグラディエントエコー（GRE）法で顕著でファストスピンエコー（FSE）法では影響が少ないという特徴があるので，迷ったときにはFSE法のT2強調画像と見比べることも重要です（図2）．

### 2）金属による磁化率アーチファクト

金属による磁化率アーチファクトは，空気よりも顕著かつ広範囲に偽病変を生じやすく，特に脳動脈瘤クリップ，ステント，塞栓コイル，歯科金属に伴う画質劣化を，頭蓋底から頸部の高さにかけて認めます．特にT2*強調画像やTOF-MRA（time of flight-MR angiography）はGRE法で撮像されるため，磁化率アーチファクトは強くなります．これらでは無信号域が形成されるため，アーチファクトと判定するのは容易ですが，MRAをMIPのみで評価すると血管が閉塞しているように見えることもあるため注意が必要です（図3）．また，FLAIR画像では磁化率アーチファクトにより逆に高信号を呈しうることを知っておくことも重要です（図4, 5）．忘れがちな金属として知っておくべきは化粧です（図6）．アーチファクトが生じるだけでなく，熱傷のリスクがあり，救急外来などでMRIをオーダーする場合に留意しておく必要があります．

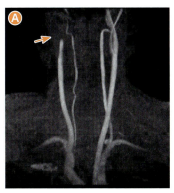
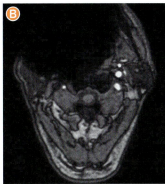

**図3 歯科金属による磁化率アーチファクト：MIP画像の血管閉塞**

60歳代男性．糖尿病の血管病変スクリーニング目的にMRIが撮像されました．
Ⓐ 3D-TOF-MRA MIP画像．右内頸動脈・外頸動脈は途絶しているように見えます（→）．
Ⓑ 3D-TOF-MRA 元画像．右下顎に無信号野が見られ，歯科金属による磁化率アーチファクトであると確認できます．

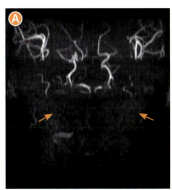
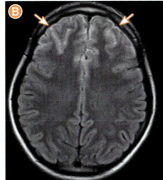
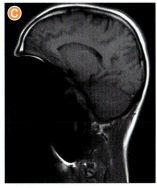

**図4 歯科金属による磁化率アーチファクト：動脈抽出不良とFLAIR画像の高信号**

20歳代男性．頭痛の精査目的にMRIが撮像されました．
Ⓐ 3D-TOF-MRA MIP画像．両側内頸動脈や中大脳動脈も含め，Willis動脈輪の描出が不良です（→）．
Ⓑ FLAIR画像．脳溝に沿った高信号域が見られ，もやもや病に合併したくも膜下出血のように見えます（⇨）．
Ⓒ T1強調画像矢状断像．歯科金属の磁化率アーチファクトであると判定できます．

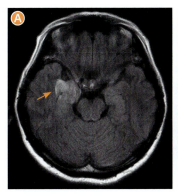
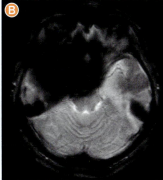

**図5 歯科金属による磁化率アーチファクト：FLAIR画像の高信号**

30歳代女性．頭痛の精査目的に頭部MRIが撮像されました．
Ⓐ FLAIR画像．FLAIRで右扁桃体が高信号を呈しており，脳炎や神経膠腫のように見えてしまいます（→）．
Ⓑ T2*強調画像．歯科金属による磁化率アーチファクトと判定できます．

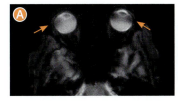
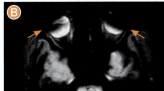

**図6 化粧による磁化率アーチファクト**

40歳代女性．頭部外傷で受診し，初回と数日後に経過観察目的に撮像されたMRIです．化粧の具合によるアーチファクトの違いを反映しています．
Ⓐ 初回T2*強調画像．初回は眼球にかかる帯状の低信号域がわずかに見られます（→）．
Ⓑ 経過T2*強調画像．化粧の具合に違いがあるため，アイシャドウのアーチファクトが強く出ています（→）．

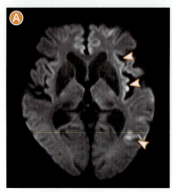 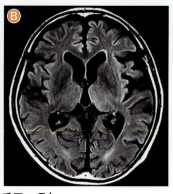 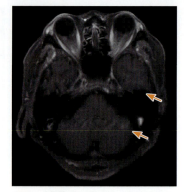

**図7 体動によるモーションアーチファクト**
70歳代男性．数カ月の経過で急速に進行した認知症と高次機能障害を主訴に頭部MRIを撮像，後にCJDと診断されました．
🅐 拡散強調画像．皮質の高信号を認め，CJDに典型的な所見を呈しています（▷）．モーションアーチファクトは認めません．
🅑 FLAIR画像．位相エンコード方向に皮下脂肪の円弧状の高信号域が複数ゴーストとして重なって見られます．

**図8 拍動によるアーチファクト（フローアーチファクト）**
60歳代男性．肺がんの脳転移スクリーニング目的に撮像されたMRIです．
造影FS-T1強調画像．内頸動脈，S状静脈洞のフローアーチファクトが位相エコード方向（左右方向）に見られます（→）．

## 2　モーションアーチファクト

MRIのデータ収集中に被写体の動きが加わることにより生じるアーチファクトです．データ収集のタイミングによりアーチファクトの生じ方が異なりますが，最もよく遭遇するのは高信号の構造が本来と異なる部位に出現するゴーストと呼ばれる現象で，データ収集時間の長さから位相エンコード方向に生じるという特徴があります．

### 1）体動に伴うモーションアーチファクト

体動によるモーションアーチファクトは，病変検出能の低下や，偽病変を生じる厄介な現象です．しかしながら，MRI撮像中に何らかの原因で静止できないことを示唆する貴重な臨床情報であるとも考えられます．自己免疫性脳炎やクロイツフェルト・ヤコブ病（Creutzfeldt-Jakob disease：CJD）では，初期にはMRIで異常所見がみられないことも多く，モーションアーチファクトだけが唯一の異常所見ということもあり，その意義を軽視してはいけません（図7）．拡散強調画像やT2*強調画像は早ければ1分以内で撮像できるのに対し，3D-TOF-MRAは3〜5分程度かかります．どのシーケンスでどの程度のアーチファクトが出ているかは，どの程度安静を保てるかなど患者さんの状態を客観的に示す指標になります．

### 2）拍動によるアーチファクト（フローアーチファクト）

拍動によるアーチファクトで，位相エンコード方向に等間隔で出現します（図8）．S状静脈洞や内頸動脈の高さでみられることが多く，偽病変と間違わないことが重要です．

#### 💡 Pitfall

**「意識障害の患者さんです！拡散強調画像だけでよいので，すぐにMRI撮ってください！」**

緊急MRIに際し，こうしたオーダーは稀ではありませんね．しかし，拡散強調画像はアーチファクトが出やすく，拾った所見が有意なのか判定に困るケースがあります．例えば，視

床下部や乳頭体は磁化率アーチファクトが出やすい部位であり，拡散強調画像のみでは不完全な評価になります．図9にWernicke脳症と正常例のMRIを示しますが，拡散強調画像のみでは自信をもって診断することはできません．状態が不安定な患者さんに対する緊急検査では，不十分な診断となることは稀ではありません．必要に応じてシーケエンスを追加することも考慮すべきと思われます．

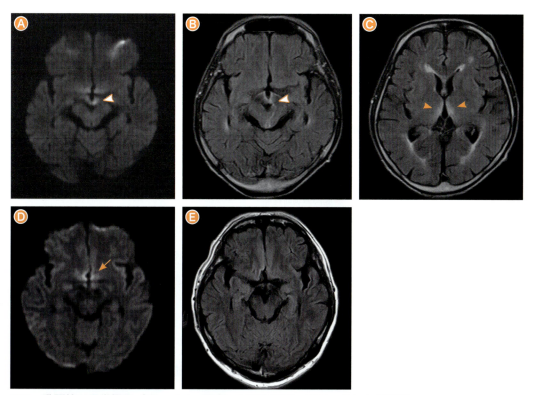

**図9 乳頭体の異常信号（Wernicke脳症）と磁化率アーチファクトとの比較**

Ⓐ～Ⓒ 60歳代男性．大酒家の意識障害を主訴に救急搬送されました．MRI所見からWernicke脳症が疑われ，血清ビタミン$B_1$低値が確認されました．拡散強調画像で左乳頭体の信号上昇（Ⓐ▷）が疑われますが，磁化率アーチファクトの強く出る部位であり，有意な異常かどうか判定しにくいと思います．FLAIR画像では左乳頭体（Ⓑ▷）のほか，第3脳室周囲（Ⓒ▶）にも信号上昇が見られ，典型的なWernicke脳症と診断できます．拡散強調画像で見られた乳頭体の異常信号も有意な異常と判定できます．

ⒹⒺ 60歳代男性．人間ドックで撮像された正常例の頭部MRIです．拡散強調画像で両側視索から乳頭体，前頭葉底部が高信号に見えます（Ⓓ→）．FLAIR画像では異常信号に再現性はなく，蝶形骨洞の磁化率アーチファクトと判定できます（Ⓔ）．

■ 文献

1）「決定版 MRI完全解説 第2版」（荒木 力/著），学研メディカル秀潤社，2014
2）「一目瞭然！画像でみるMRI撮像法」（バル M.ランゲ，他/著，押尾晃一，百島祐貴/訳），メディカル・サイエンス・インターナショナル，2015
3）Morelli JN, et al：An image-based approach to understanding the physics of MR artifacts. Radiographics, 31：849-866, 2011
4）Krupa K & Bekiesińska-Figatowska M：Artifacts in magnetic resonance imaging. Pol J Radiol, 80：93-106, 2015
5）Shimono T, et al：Discordance of motion artifacts on magnetic resonance imaging in Creutzfeldt-Jakob disease: comparison of diffusion-weighted and conventional imaging sequences. Radiat Med, 26：151-155, 2008

# Chapter 3　MR所見からのアプローチ

## B　ハイレベルな判断

# 1　造影剤を使うべきか？

中條正典

 **所見からのアプローチ**

**STEP 1** MRI造影剤が有用である疾患かどうかを判断する

**造影剤使用が有用な疾患**
- 脳梗塞（超急性期または急性期）
- 脳静脈洞血栓症
- 髄膜炎

**STEP 2** MRI造影剤の副作用・リスクファクターを理解する

**MRI造影剤の副作用**
- 非アレルギー様反応〈即時性〉
- アレルギー様反応〈即時性，遅発性〉
- 腎性全身性線維症〈遅発性〉

**図1　MRI造影剤を使用する際の診療の進め方**

 **はじめに**

　MRI造影剤はガドリニウム（Gd）という常磁性体金属をキレート化した薬剤であり，通常，T1短縮造影剤として使用されます．Gd造影剤はさまざまな頭部疾患で有用ですが，副作用の可能性があり，造影剤使用が有用かどうかを適切に判断し，安全に使用できるかどうかを確認したうえで使用すべきです．特に，救急の現場においては，迅速な診断が求められ，造影剤使用における同意をすぐに得ることや，造影剤を含むアレルギー歴・腎機能障害の有無などを把握するのが，困難な場合もあります．

　よって，本稿ではMRI造影剤が有用な疾患ならびにMRI造影剤の副作用を中心に解説します（図1）．

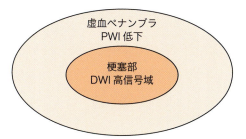

**図2　虚血ペナンブラとDWI/PWIミスマッチ**
脳梗塞病変部の中心部は不可逆性の虚血性変化を呈しますが、辺縁部は血流の再開通により梗塞を免れます.

## STEP 1　MRI造影剤が有用である疾患かどうかを判断する

　造影剤使用が有用な頭部救急疾患には、脳梗塞（超急性期または急性期）・脳静脈洞血栓症・髄膜炎などがあります.

### 1）脳梗塞（超急性期）

　脳梗塞病変部には、中心部の不可逆性の虚血性変化を呈する梗塞部の核（コア）と辺縁部の血流の再開通により梗塞を免れる可逆性の虚血性変化を呈する虚血ペナンブラがあります. 再灌流療法の適応を決定するうえで虚血ペナンブラの同定は重要であり、拡散強調画像（diffusion-weighted image：DWI）と灌流画像（perfusion-weighted image：PWI）による虚血域の差（DWI/PWIミスマッチ, 図2）として評価されることがあります[1].
　PWIには造影剤を使用しないarterial spin labeling（ASL）法と造影剤を使用するdynamic susceptibility contrast（DSC）法があり、rt-PA静注療法による早期再開通が得られた脳梗塞患者の予後は、DSC法でのDWI/PWIミスマッチがある症例がない症例と比べ良好であったとの報告もあり[2]、造影によるPWIが脳梗塞患者の再開通療法の治療効果の予測に有用と考えられます.

### 2）脳静脈洞血栓症

　脳静脈洞血栓症の診断は静脈洞内の血栓を同定することが重要ですが、血栓の信号は血栓の発生時期により異なることもあり[3]、診断が困難な場合が少なくありません. そのような場合には造影MRI（特に高分解能3D T1強調画像）による診断が有用で[4]、血栓は欠損像として描出されます（図3**C**）. また脳実質内には静脈還流障害による浮腫や静脈性梗塞、出血を認めることがあり[3]、動脈閉塞とは異なり、動脈の血管支配に一致しない皮質下白質を主体として同所見を認めます（図3**A B**）.

### 3）髄膜炎

　髄膜炎は脳表のくも膜下腔・軟膜に炎症を認める軟髄膜炎と硬膜に炎症を認める硬膜炎があり、さまざまな炎症性疾患ならびに腫瘍の播種で認められます. 髄膜炎は、造影T1強調画像での髄膜の異常造影効果として認められ[5]、病変の局在に応じて、硬膜～軟膜を中心とする

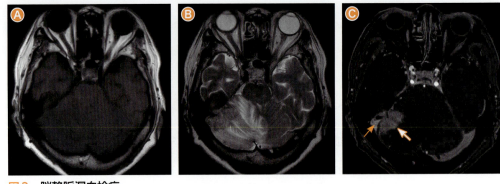

**図3 脳静脈洞血栓症**
70歳代女性．3カ月前からふらつきを認め，症状増悪のため来院された．
Ⓐ T1強調画像．右S状静脈洞に等信号域，右小脳半球に軽度の低信号域と等信号域が混在しています．
Ⓑ T2強調画像．右S状静脈洞に血栓と思われる中心部の低信号域と淡い高信号域，右小脳半球にはヘモジデリン沈着と思われる低信号域と静脈性梗塞と思われる高信号域を認めます．
Ⓒ 3D造影MRA．右S状静脈洞に血栓と思われるdefect像（→）を認め，右小脳半球部の静脈性梗塞部に増強効果を認めます（⇨）．

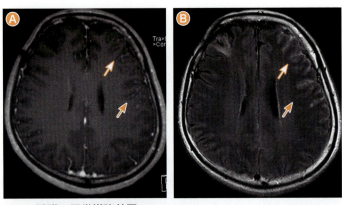

**図4 髄膜の異常増強効果**
40歳代女性．肺がん，がん性髄膜炎の症例．
Ⓐ 3D造影T1強調画像．左前頭葉脳溝に沿った増強効果（⇨ →）を認めます．
Ⓑ 造影後FLAIR画像．T1強調画像で増強効果が見られた⇨の部分では高信号を呈しており，髄膜の異常増強効果と考えられますが，→の部分は高信号を呈しておらず，脳表の静脈と考えられます．

　dura-arachnoidパターンと軟膜〜くも膜下を中心とするpia-subarachnoidパターンの2つの増強パターンに分けられます．また増強効果が，限局性かびまん性かで原疾患の鑑別に役立つことがあります[6]（Chapter3-A-5 髄膜の異常所見 参照）．

　ただ，造影T1強調画像では血管も増強されますので，脳溝での増強効果が，髄膜か静脈か鑑別が困難な場合もあり，このような場合には，静脈の増強効果が消失する造影後FLAIR画像で髄膜の異常増強効果を評価することできます[7]（図4）．

## STEP 2 MRI造影剤の副作用・リスクファクターを理解する

　MRI造影剤（Gd造影剤）の即時性副作用は，非アレルギー様反応（頭痛・嘔気・嘔吐・倦怠感など）とアレルギー様反応（蕁麻疹・喉頭浮腫・アナフィラキシーショック・心停止など）の2つに分類され[8]，**アナフィラキシーショック・心停止などの重篤なアレルギー様反応は命にかかわる危険性があります**．Gd造影剤の副作用の発現頻度は，全体として2.4％，喘息・アレルギーの既往がある場合はともに3.7％（喘息の既往なし：2.4％，アレルギーの既往なし：1.9％），またGd造影剤・ヨード造影剤（CT造影剤）の副作用歴がある場合はそれぞれ21.3％，6.3％であったと報告[9]されており，喘息・アレルギーの既往ならびにMRI造影剤・CT造影剤の副作用歴があると，Gd造影剤の副作用の発現の頻度は2〜9倍と高くなります．そのため，**Gd造影剤を使用する際には，喘息・アレルギーの既往歴ならびにMRI・CT造影剤の副作用歴をしっかり把握することが大切です**．

　また，MRI造影剤の重篤な遅発性副作用の1つに腎性全身性線維症（nephrogenic systemic fibrosis：NSF）があります．NSFは，**Gd造影剤投与後数日から数年後に発症**し，皮膚の腫張・発赤ならびに疼痛を伴う疾患です．NSFの病変の主体は線維組織で，進行すると皮膚の硬化や筋肉・腱の石灰化ならびに関節の拘縮が生じ，身体機能障害を認め，また横紋筋・胸膜ならびに心臓にも及ぶことがあり，ときに死亡することもあります．**NSFのリスクファクターとしては，① 長期透析が行われている終末期腎障害，② 非透析例でGFRが30 mL/分/1.73 m$^2$未満の慢性腎不全，③ 急性腎不全**があげられ，原則としてGd造影剤を使用せず，ほかの検査法で代替すべきと言われています[10]．

　以上のように，MRI造影剤であるGd造影剤は，さまざまな副作用がありますので，使用する際には，その副作用ならびに副作用が生じるリスクファクターを理解したうえで，Gd造影剤が画像診断に有用な頭部疾患が疑われた際に使用すべきであり，患者さんにその有用性・副作用に関する説明を行い，理解ならびに同意をいただくことが大切です．

## Pitfall

**Gd造影剤による急性（即時性）反応のリスク軽減のための対策[11]**

　Gd造影剤の急性反応の副作用のリスクが高い患者さん（喘息アレルギーの既往歴，CT・MRI造影剤の急性反応の既往歴がある）に対する対策としては下記のようなものがありますが，蘇生用の薬剤・装置を直ちに使用できる状態にすることや造影剤投与後30分間は患者さんを処置できる環境下におくなどの急性反応への対処法を準備することが大切です．

＜急性反応の副作用のリスクが高い患者さんに対する対策＞
　①Gd造影剤を使用しない代替検査の検討
　②以前に副作用があった場合，それとは異なるGd造影剤を使用する
　③前処置薬の使用の検討〔プレドニゾロン 30 mg（もしくはメチルプレドニゾロン 32 mg）を造影剤投与の12時間前と2時間前に経口投与する前処置投与法がありますが，有効性に関する臨床的エビデンスはありません〕

■ 文献

1）「画像診断ガイドライン 2013年版」（日本医学放射線学会，日本放射線科専門医会・医会/編），2013
2）Albers GW, et al：Magnetic resonance imaging profiles predict clinical response to early reperfusion: the diffusion and perfusion imaging evaluation for understanding stroke evolution (DEFUSE) study. Ann Neurol, 60：508-517, 2006
3）Renowden S：Cerebral venous sinus thrombosis. Eur Radiol, 14：215-226, 2004
4）Haroun A：Utility of contrast-enhanced 3D turbo-flash MR angiography in evaluating the intracranial venous system. Neuroradiology, 47：322-327, 2005
5）Sze G：Diseases of the intracranial meninges: MR imaging features. AJR Am J Roentgenol, 160：727-733, 1993
6）Meltzer CC, et al：MR imaging of the meninges. Part I. Normal anatomic features and nonneoplastic disease. Radiology, 201：297-308, 1996
7）Splendiani A, et al：Contrast-enhanced FLAIR in the early diagnosis of infectious meningitis. Neuroradiology, 47：591-598, 2005
8）Granata V, et al：Immediate Adverse Reactions to Gadolinium-Based MR Contrast Media: A Retrospective Analysis on 10,608 Examinations. Biomed Res Int, 2016：3918292, 2016
9）Nelson KL, et al：Clinical safety of gadopentetate dimeglumine. Radiology, 196：439-443, 1995
10）「腎障害患者におけるガドリニウム造影剤使用に関するガイドライン 改訂2版」〔NSFとガドリニウム造影剤使用に関する合同委員会（日本医学放射線学会・日本腎臓学会）/編〕，2009
11）「ESUR guidelines on contrast media version 9.0」(European Society of Urogenital Radiology, ed), 2014

# Chapter 3 MR所見からのアプローチ

## B ハイレベルな判断

## 2 次の一手：MRA・wall imaging

横田　元

### 所見からのアプローチ

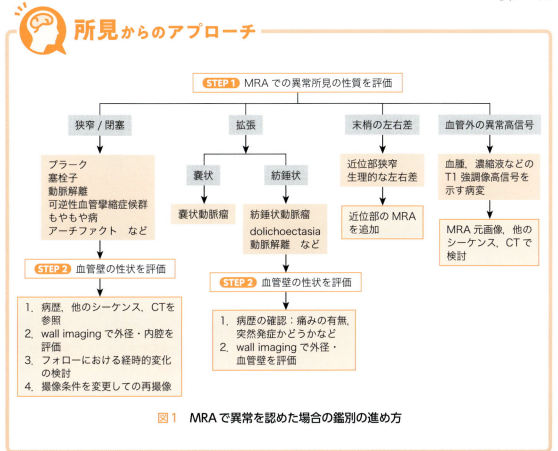

図1　MRAで異常を認めた場合の鑑別の進め方

### はじめに〜どんなときにMRAを撮像するか〜

　救急の現場でMRIを用いるにあたっては複数のシーケンスを組み合わせ，正しい診断ができ，かつその後の治療に役立つ画像を撮る必要があります．MR angiography（MRA）は，動脈を評価できるシーケンスの1つで救急の現場では必須です．一方，救急における頭部疾患は1分1秒を争う場合も多く，いかに効率的に，必要十分な画像を得るかが重要です．例えば脳梗塞疑

いの場合は，拡散強調画像が何よりも優先されます．そこで梗塞が確認された場合，適応があれば，撮像をいったん中断しt-PA静脈療法が行われることがあります．その後，他のシーケンスを追加していくことになりますが，脳梗塞の病型分類，その後の治療選択に動脈の情報は必須であり，MRAは優先度が高いシーケンスとなります．このように脳梗塞が疑われる症例では治療選択にMRIが決定的な役割を果たし，かつMRIでも出血の診断が可能であるという背景から，CT撮像を省略し，MRIが最初に撮像されることがあります（いわゆるMRI first）．MRIは軽度のくも膜下出血症例でも有用で，頭痛発症時には受診せず，その後血管攣縮で梗塞を起こし，そこではじめて受診することがあります．さらに，動脈瘤の位置や向きによっては，破裂時に脳実質内に出血することがあります．こういった事例でも，動脈瘤検索などにMRAは有効です．

## MRAの性質

MRAにはいくつかの撮像法が存在しますが，脳動脈を評価する場合，通常は非造影のtime of flight（TOF）-MRAが選択されます．TOF-MRAは流速の速い部分を高信号として描出する性質をもち，この性質ゆえに，高度狭窄で血流が非常に遅くなっている場合は，血管が全く描出されなくなり，閉塞と区別がつかなくなります．すなわち，過大評価の可能性に留意する必要があります．

MRAでは撮像面に垂直（頭尾方向）に走行する血管は良好に描出されますが，撮像面に平行（水平方向）に走行する血管は描出しづらい性質があります．そのため，内頸動脈サイフォン部などの屈曲が強い部分の評価には注意が必要です（図2）．

TOF-MRAはT1強調画像と同様の性質ももっているため，出血や濃縮タンパクといったT1強調画像で強い高信号を示す病変が描出される可能性があります（図3）．これらは，最大値

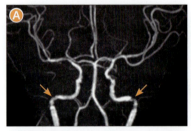
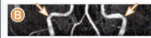

**図2　MRAでアーチファクトがでやすい部位**
Ⓐ頭部MRA．両側内頸動脈錐体骨部に狭窄があるように見えます（→）．左右対称性で，血管が水平に走行する部位にでるアーチファクトの可能性があります．
Ⓑ撮像条件を変えたところ（エコータイムの短縮），同部位に狭窄はないことがわかります（⇨）．

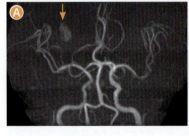
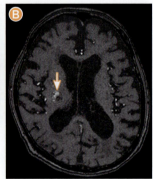

**図3　血管以外にMRAで高信号を示すもの**
Ⓐ頭部MRA．MIP像にて，右中大脳動脈頭側に高信号を示す結節状の病変を認めます（→）．
ⒷMRA元画像．右視床から内包後脚にかけて，高信号と低信号が入り交じった病変を認めます（⇨）．これは亜急性期の血腫でした．

投影（maximum intensity projection：MIP）像で観察していると，一見巨大な動脈瘤に見えることもあり，注意が必要です．

なお，ガドリニウムを使用した造影MRAは，大動脈弓から頸部血管をきれいに描出することが可能です．経カテーテル血栓除去術が一般的になってきた昨今，アクセスルートを事前に検討するのに役立ちます．

## STEP 1 MRAの異常所見の性質を評価する

MRAで異常を発見した場合，それがどんな異常かによって鑑別が変わります．

### 1) 狭窄/閉塞

血管が細く見える場合，それが真の狭窄か，アーチファクトか評価する必要があります．アーチファクトは，左右対称性なことが多く，同じ撮像平面に起こりやすいです．真の狭窄の場合はその原因，すなわちプラーク，塞栓子，動脈解離などを評価します．鑑別はMRAのみでは困難なことが多く，病歴・CT・他のMRIシーケンスを含めて評価することになります（図4）．狭窄が全般的なものか局所か，側副血行路として穿通枝が発達しているか（いわゆる"もやもや血管"）などの評価は，その狭窄が急性なのか慢性のものかを判断する参考になります．また，可逆性血管攣縮症候群という，一過性に血管が不均一に狭窄する病態もあります．突然発症の頭痛を特徴として，動脈瘤性くも膜下出血との鑑別になります．

### 2) 拡張

血管が拡張していると判断した場合，まずは一般的な脳動脈瘤である囊状動脈瘤を除外します．紡錘状の場合，それが全般的な拡張か，それとも局所での拡張かを判断する必要があります．前者では動脈硬化からのリモデリングを背景とするdolichoectasiaと呼ばれる病態のことが多いです．後者として代表的なのが動脈解離です（図5）．なお**動脈解離**は，真腔・偽

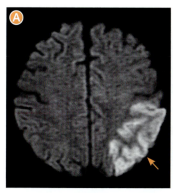
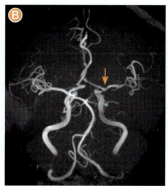
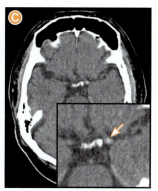

**図4　MRAで狭窄を示す病変（心原性脳梗塞）**
Ⓐ拡散強調画像．左頭頂葉に高信号域が広がり（→），急性期脳梗塞が示唆されます．左中大脳動脈灌流域に相当します．
Ⓑ頭部MRA．左中大脳動脈起始部に狭窄がみられ（→），狭窄の原因について判断が必要となります．
Ⓒ単純頭部CT画像．MRAで確認された狭窄部は，CTで高濃度を示していました（⇨）．心房細動を合併しており，総合的に心原性脳梗塞と診断されました．

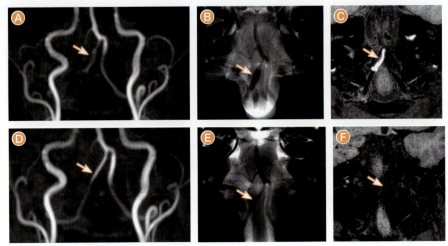

**図5　MRAで拡張を示す病変（椎骨動脈解離）**
- **Ⓐ** 頭部MRA．右椎骨動脈近位部の描出は不良です．遠位部で拡張しているように見えます（⇨）．
- **Ⓑ** cisternographyにて，外径はMRAで見えるよりもさらに拡張していることがわかります（⇨）．紡錘状瘤を形成しています．
- **Ⓒ** T1強調画像．壁評価のために，薄いスライス厚のT1強調画像が撮像されました．椎骨動脈遠位部に沿って，高信号の病変が見られます（⇨）．血腫を見ていると思われます．

以上から，椎骨動脈解離と診断されました．
- **Ⓓ～Ⓕ** 4カ月後の画像にて，拡張は改善し，偽腔に相当した血腫も消失しています．経時変化があることも，解離の特徴です．

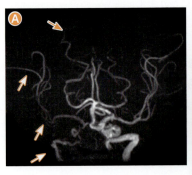
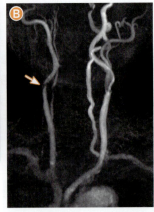

**図6　脳動脈の左右差（右内頸動脈起始部狭窄）**
- **Ⓐ** 頭部MRA．右内頸動脈から中大脳動脈へと，全般的に描出が不良です（⇨）．一方，右後大脳動脈は対側よりも目立ち，軟膜側副動脈吻合を介した側副血行路の発達が示唆されます（→）．
- **Ⓑ** 頸部MRA．右内頸動脈は起始部から描出が不良で（⇨），頭部MRAで見られる所見の原因となっています．

腔のバランスによって，狭窄と拡張の両者を呈しうることに注意が必要です．狭窄と拡張を同時に呈した場合は，pearl and string signを呈します[1]．動脈解離は突然発症の痛みが特徴的とされます．動脈瘤性くも膜下出血，上記の可逆性血管攣縮症候群など，突然発症の頭痛をみた場合の鑑別となります．

### 3）末梢の左右差

　MRAで中大脳動脈の末梢の描出が低下していた場合，撮像範囲外の近位動脈（例えば内頸動脈起始部）の狭小化が原因であることがあります（図6）．こういった左右差を認めた場合は，頸部MRAを追加し，頸部内頸・総頸動脈，椎骨動脈を評価するとよいでしょう．このよ

うな症例では軟膜吻合を介した側副血行路が発達することになりますが，それを反映して同側の後大脳動脈末梢が拡張して見えることがあります．

## 血管壁の性状を評価する（wall imaging）

**MRAは，流れの速い血流が存在する部分だけを画像化している**ことを忘れてはいけません．コントラストのよい画像が得られますが，逆に血流がない部分の情報は限られています．例えば動脈解離のときは，MRAで血管が狭窄して見えますがそれは真腔のみを反映しているだけで，実は偽腔を伴って，いわゆる仮性瘤を形成している場合があります．また，椎骨動脈がMRAで細く見えた場合，解離による狭窄か，生理的な低形成/無形成なのか，一見区別がつかないことがあります．この場合，血管の外径を評価するシーケンス（wall imaging）が必要となります．通常のT2強調画像などでもある程度の評価は可能ですが，厚いスライスで撮像されるため，細かい血管の評価は難しいです．この場合，**MR cisternography（脳槽撮像）**と呼ばれる，水（脳脊髄液）を強い高信号にし，それ以外を低信号に描出するシーケンスが有効です．これによってくも膜下腔を走行する血管の外壁を容易に認識できます．また，3次元撮像法を利用した高解像度の画像を得て，血管壁そのものを直接評価しようという試みも，最近実現されつつあります．

なお，大動脈解離に対する造影CTのごとく，脳動脈解離の評価に造影剤が有用という報告もあります．さらなる知見の集積が必要です[2]．実際に，非特異的な動脈壁の造影効果は，特に高齢者でしばしばみられることに留意が必要です[3]．

### MRAの読影について

MRAのMIP像は3次元で動脈を観察でき，便利で理解のしやすい画像です．ただ，病変が狭い場所で重なっている場合などは観察が難しくなり，見落としの原因となります．元画像を覗く癖をつけておくとよいでしょう．

### 文献

1) 横田　元：動脈解離．「わずかな異常も見逃さない！救急での頭部画像の読み方」（山田　惠/編），pp67-73，羊土社，2014
2) Gao PH, et al：Symptomatic unruptured isolated middle cerebral artery dissection: clinical and magnetic resonance imaging features. Clin Neuroradiol, 26：81-91, 2016
3) Harteveld AA, et al：High-resolution intracranial vessel wall MRI in an elderly asymptomatic population: comparison of 3T and 7T. Eur Radiol, 27：1585-1595, 2017

# Chapter 3　MR所見からのアプローチ

## B　ハイレベルな判断

# 3　次の一手：造影後FLAIR・MRV

野口　京

### ● はじめに

本稿においては，通常のMRIに加えて造影後FLAIRやMR静脈造影（MR venography：MRV）を追加すべき状況を，実際の症例を使用しながら解説を行います．

### ❶ 造影後FLAIRを追加するとき

臨床情報からある程度疾患を絞って診断していくことは重要です．最初に提示する症例1（図1）は臨床状況から髄膜炎が最も疑われました．臨床的にはくも膜下出血は考えにくいものの，FLAIR画像上の脳溝における高信号からは少量のくも膜下出血とは明確な区別ができないと考えられ，追加の撮像が行われました．

#### STEP 1：FLAIR画像にて脳溝が高信号を呈するとき

症例1は頭痛のため頭部MRIを施行した患者さんです．T1強調画像，T2強調画像では明らかな異常所見はなく（図1 Ⓐ Ⓑ），FLAIR画像にて脳溝に高信号が認められました（図1 Ⓒ）．FLAIRにて脳溝が高信号を呈する代表疾患・病態を表1にあげます．

FLAIRで脳溝に高信号を認め脳動脈瘤破裂によるくも膜下出血を疑ったときは，T2*強調画像および3D-TOF MRAも組み合わせて診断することが重要です．本症例では3D-TOF-MRAにて脳動脈瘤を指摘できず，T2*強調画像にてくも膜下出血を積極的に示唆するような低信号所見を認めませんでした（T2*強調画像は非掲載）．髄膜炎・がん性髄膜炎が最も考えられたため，病変部の造影効果の確認のために造影MRIが撮像されました（図1 Ⓓ）．造影効果は認められたものの，静脈の造影効果の可能性もあり，確定はできません．

次の一手として，造影後FLAIRが追加撮像されました（図1 Ⓔ）．脳溝内の造影効果が確認されたため，下記の診断に至りました．

診断：髄膜炎・がん性髄膜炎（その後，乳がんからのがん性髄膜炎と診断された）

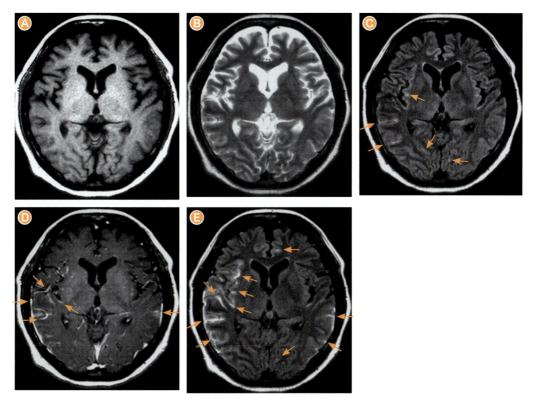

**図1　症例1：成人女性，頭痛が続いているため来院．精査のため頭部MRIを施行**
Ⓐ T1強調画像にて，わずかながら脳室系が拡張しています．その他には明らかな異常所見を指摘できません．
Ⓑ T2強調画像にても，軽度の脳室拡大以外に，明らかな異常所見を指摘できません．
Ⓒ FLAIR画像にて，右島回，右側頭・頭頂葉および両側の後頭葉の脳溝に線状の高信号が多発しています（→）．
Ⓓ 造影MRI画像にて，右シルビウス裂および両側の側頭頭頂葉の脳溝内に線状の造影効果が多発しています（→）．しかしながら，造影MRI画像では静脈の造影効果との明確な区別が困難です．
Ⓔ 造影後FLAIRにて，右シルビウス裂，右島回および両側の側頭頭頂葉などの脳溝内に線状の造影効果が多発しています（→）．造影後FLAIRでは静脈の造影効果が目立たないことから，脳溝内の造影効果との診断が可能です．

**表1　FLAIRにて脳溝が高信号を呈する代表的疾患・病態**

- 急性期・亜急性期くも膜下出血
- 髄膜炎（化膿性，がん性）
- もやもや病（ivy sign）
- 硬膜動静脈瘻（venous congestion）
- 神経皮膚黒色症
- 破裂類皮腫
- 高濃度酸素吸入中
- ガドリニウム造影剤の投与数日後
- 髄液流や金属に伴うアーチファクト
- その他

## STEP 2：髄膜炎を疑ったとき：造影後FLAIRの有用性

　髄膜炎で観察されるような脳溝内の軽微な造影効果は，造影後T1強調画像よりも造影後FLAIRの方が敏感であることが知られています．逆にT1強調画像で高度の造影効果を呈する部位は，造影後FLAIRよりも造影T1強調画像でより明瞭に描出されます（Pitfall参照）．

髄膜炎で観察されるような脳溝の軽微な造影効果が，T1強調画像よりもFLAIRでより捉えやすい理由は，検出感度が高いことに加えて，造影MRIにて観察される正常静脈の造影効果が，造影後FLAIRでは観察されにくいためです．症例1でも，造影後T1強調画像では脳溝内・脳表の造影効果と正常静脈の造影効果との明確な区別が難しかったですが，FLAIRでは静脈の造影効果を認めないため診断が容易でした．

髄膜炎における造影後FLAIRの有用性は，2D-FLAIRよりも3D-FLAIRの方がより有用性が高いと報告されています[1]．3D-FLAIRは，2D-FLAIRよりも空間分解能が高いこと，非選択的IRパルスを使用するため脳脊髄液アーチファクトが出にくいこと，非選択的IRパルスに加えてvariable refocus flip angleを使用するため，slow flowの脈管の信号強度が抑制されることがその理由です．それゆえ，髄膜炎を疑った際には，造影後3D-FLAIRの追加撮像が最も有用です．

## 💡 Pitfall

### FLAIRにて脳実質外病変が脳実質よりも高信号を呈するための条件

FLAIRにて，脳実質外病変が脳実質よりも高信号を呈するためには，以下の2つの条件が必要です[2]．

病変部のT1緩和時間が，
① 脳脊髄液よりも短縮していること（null pointからはずれるため抑制されない）
② 脳実質のT2緩和時間よりも短縮していないこと

逆に，強い造影効果部や濃いくも膜下出血がFLAIRにて高信号病変として描出されないことがありますが，これは②の条件を満たさず，病変部のT2緩和時間が脳実質と同程度あるいは短縮しているためです．それゆえ強い造影効果部や濃いくも膜下出血がFLAIRにて高信号病変として描出されない現象は，1.5T装置よりもT2緩和時間がより短くなる3T装置でより起こりやすいです．

## ② MRVを追加するとき

次に示す症例2（図2）は臨床症状からは疾患を絞ることは難しく，まず画像上，脳実質内の病変から静脈血栓症を疑いました．静脈血栓自体の所見と確認するため追加の撮像が行われました．

### STEP 1：FLAIR画像にて両側の視床が高信号を呈するとき

症例2は頭痛の増悪のため頭部MRIを施行し，FLAIR画像にて両側の視床に高信号を認めました（図2Ⓐ）．FLAIRにて両側の視床が高信号を呈する代表的疾患を表2に示します．

拡散強調画像の所見（図2Ⓑ）も見ると，両側の視床のみならず線条体にも病変が認められており，動脈性病変は否定的であり，脳炎・脳症，代謝性疾患あるいは神経膠腫も考えにくいです．この両側の視床と線条体を含む病変範囲は，脳深部静脈の支配領域と非常によく一致していることから，急性期の脳深部静脈血栓症が強く疑われました．

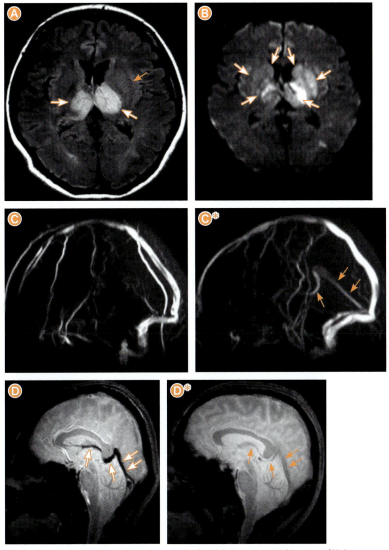

**図2 症例2：成人女性，頭痛の出現・増悪のため来院．精査のため頭部MRIが施行された．**

Ⓐ FLAIRにて両側の視床が明瞭な高信号を呈しています（⇨）．左被殻の信号強度もわずかに上昇しているようですが，軽微な変化であり断定できません（→）．
Ⓑ 拡散強調画像にて両側の視床のみならず，両側の線条体も淡く高信号を呈しています（⇨）．
Ⓒ MRVにて深部静脈（ガレン大静脈・直静脈洞）が描出されません．
Ⓒ* 参照画像（正常MRV）では深部静脈（ガレン大静脈・直静脈洞）が明瞭に描出されます（→）．
Ⓓ T2*強調画像の正中矢状断画像にて，深部静脈（内大脳静脈・ガレン大静脈・直静脈洞）が強い低信号を呈しており（⇨），急性期の血栓が示唆されます．
Ⓓ* 参照画像（正常T2*強調画像）では深部静脈（内大脳静脈・ガレン大静脈・直静脈洞）（→）は脳梁に近い信号強度であり，強い低信号を呈していません．
（ⒶⒷⒹは文献3より転載）

**表2 FLAIRにて両側の視床が高信号を呈する代表的疾患**

- 脳底動脈先端部閉塞による動脈性梗塞
- 脳深部静脈血栓症による静脈性梗塞
- 急性脳症・脳炎
- 神経膠腫
- 代謝性疾患
- その他

次の一手として，MRVおよびT2*強調画像が撮像されました．MRVでは深部静脈は描出されず（図2**C**），さらにT2*強調画像で深部静脈が強い低信号を呈しており（図2**D**），以下の診断に至りました．

> 診断：急性期脳深部静脈血栓症

## STEP 2：脳静脈血栓症を疑ったとき：MRVの有用性

静脈洞内がCTにて周囲よりも高吸収を呈することから急性期静脈血栓症と診断できる症例がときにあります．また造影CTにて静脈内の造影欠損所見を認めることで判断可能な症例も存在します．このような症例ではMRIの追加は多くの場合有用です．MRIで急性期脳静脈血栓症を観察しようとした場合，MRVやT2*強調画像を組み合わせて用います．MRIのT2*強調画像では，症例2のように急性期の静脈血栓が明瞭な低信号を呈するため，診断に有用です．発症からやや時間が経過し亜急性期になると，FLAIRおよびT1強調画像にて血栓が高信号を呈するようになります．また拡散強調画像では急性期から亜急性期の静脈血栓が高信号を呈することが多く，診断に有用です．

MRVは，造影剤を使用することなく，静脈血流を評価することができるため，脳静脈血栓症の診断に非常に有用です．ただし，MRVにて静脈や静脈洞が描出されない場合には，必ずしも静脈血栓による閉塞だけではなく，正常変異による低形成・無形成の可能性があります．それゆえ，MRVによる静脈血流の評価は，単純CT，T2*強調画像あるいは拡散強調画像における静脈血栓自体の所見あるいは造影CTあるいは造影3D-MRIによる静脈内造影欠損所見とあわせて評価する必要があります．

### 💡 Pitfall

**脳静脈血栓症の画像診断について**

脳静脈血栓症の臨床症状は非特異的な場合が多いため画像診断が重要です．脳静脈血栓症の画像診断は，大きく2つの所見に分けられます．①脳静脈血栓症に伴う脳実質内病変および，②静脈血栓自体の所見です．脳静脈血栓症の診断には，まずは①脳静脈血栓症に伴う脳実質内病変（浮腫，皮質下出血，くも膜下出血，出血性梗塞）から静脈性病変の可能性を疑うことが非常に重要です．浮腫の範囲（動脈支配領域に一致しない，または静脈支配領域に一致している）あるいは浮腫を伴う出血性病変の存在から静脈性病変を疑い，静脈血栓自体の画像診断を行っていくことが重要です．

### ■ 文献

1) Fukuoka H, et al：Comparison of the added value of contrast-enhanced 3D fluid-attenuated inversion recovery and magnetization-prepared rapid acquisition of gradient echo sequences in relation to conventional postcontrast T1-weighted images for the evaluation of leptomeningeal diseases at 3T. AJNR Am J Neuroradiol, 31：868-873, 2010
2) Noguchi K, et al：Acute subarachnoid hemorrhage: MR imaging with fluid-attenuated inversion recovery pulse sequences. Radiology, 196：773-777, 1995
3) 野口 京：頭部MRI．「必携 脳卒中ハンドブック 改訂第3版」（高嶋修太郎，伊藤義彰/編），p80，診断と治療社，2017

# Chapter 3 MR所見からのアプローチ

## B ハイレベルな判断

# 4 次の一手：灌流画像

工藤與亮

### はじめに

灌流画像は局所脳血流の評価に用いられます．救急では脳卒中のなかでも虚血性疾患，すなわち急性期脳梗塞の診断に利用されます．灌流画像を用い虚血の範囲，虚血の程度を迅速に判断することが求められます．

### STEP 1 灌流画像の種類や手法を知る

　MR灌流画像にはガドリニウム（Gd）造影剤を用いるDSC（dynamic susceptibility contrast）法と，Gd造影剤を用いないASL（arterial spin labeling）法があり，CTでもヨード造影剤を用いてCT灌流画像を得ることができますので，状況に応じて使い分けが必要です（表1）.
　DSC法ではGd造影剤の通常量（0.2 mL/kg体重）を3〜5 mL/秒程度の速度で急速静注し，生理的食塩水で後押しします．撮像法はGRE（gradient echo）タイプのEPI法（echo planar imaging）を用い，エコータイム（TE）は最短，くり返し時間（TR）は1,500ミリ秒以下に設定し，できるだけ全脳をカバーするように撮像範囲を設定します．撮像開始から10〜20秒後にGd造影剤を注入し，90〜120秒程度の連続撮像を行います．解析はMRI装置メーカのものを使うか，PMA（perfusion mismatch analyzer）などのフリーソフトを用います（http://

表1　MR灌流画像（DSC法，ASL法）とCT灌流画像

| | MR灌流画像 | | CT灌流画像 |
|---|---|---|---|
| | DSC法 | ASL法 | |
| 救急対応 | △ | △ | ◎ |
| 体内金属の安全性 | × | × | ◎ |
| 造影剤の安全性 | × | ◎ | × |
| 虚血範囲の判定 | ◎ | ◎ | ◎ |
| 虚血重症度の判定 | ◎ | △ | ◎ |
| 側副血行路の評価 | △ | ◎ | △ |
| 梗塞コアの評価 | ◎ | ◎ | ◎ |

表2 脳血流パラメータマップ

|  |  |  | 単位 | 意味 |
|---|---|---|---|---|
| BAT | bolus arrival time | ボーラス到達時間 | 秒 | 造影剤が最初に到達する時間 |
| TTP | time to peak | ピーク到達時間 | 秒 | 造影剤がピークに到達する時間 |
| MTT | mean transit time | 平均通過時間 | 秒 | 血流の平均通過時間 |
| CBF | cerebral blood flow | 脳血流量 | mL/分/100 g | 単位体積・時間あたりの血流量 |
| CBV | cerebral blood volume | 脳血液量 | mL/100 g | 単位体積あたりの血液量 |
| Tmax | time to peak of R（t） | - | 秒 | AIFから見た造影剤のピーク到達時間 |

asist.umin.jp/）．定量解析を行う場合は動脈入力関数（arterial input function：AIF）として近位側の正常血管を指定します．

　DSC法ではさまざまな脳血流パラメータマップが作成されますが，それぞれのマップの意味を知ることが重要です（表2）．CT灌流画像でも同様のマップが作成されます．

　ASL法は各MRI装置メーカでそれぞれ独自の手法を採用しています．撮像パラメータで最も重要なのは動脈ラベルの印加から撮像開始の間のディレイ時間です．1.5秒程度にするのが一般的ですが，急性期脳梗塞では血流到達が遅れている部分があるため，少し遅いディレイ時間に設定したものを追加で撮像することもあります．ASL法では基本的にCBFマップのみが得られます．

## STEP 2 虚血ペナンブラを評価する

　拡散強調画像で高信号の部分は不可逆的な脳梗塞領域（コア）と考えますので，灌流画像の異常域（灌流異常域）と拡散強調画像での異常域（拡散異常域）の間のミスマッチ部分（DWI/PWIミスマッチ）を虚血ペナンブラと考えます（図1，「Chapter3-B-1 造影剤を使うべきか？」参照）．このミスマッチ部分は，局所脳血流が低下しているものの脳梗塞には陥っていない部分ですので，t-PA静注療法やカテーテルを用いた血栓回収療法での治療ターゲットになりえます．これらの治療により早期再灌流が得られれば，最終梗塞は当初の拡散異常域と同程度に抑えられます．再灌流が得られなければ，最終梗塞は灌流画像での異常域まで拡大する可能性があります．

　灌流異常域の範囲はDSC法のTmaxマップで定義するのが一般的で，Tmaxの値が6秒より大きい部分を虚血領域と考えます（図2）．ASL法ではCBFマップで低値の部分を虚血領域と考えますが，明確な閾値設定は難しいので視覚評価にとどまることになります（図3）．

## STEP 3 虚血の程度を評価する

　重度の虚血は再灌流後の出血合併症につながりますので，虚血の程度を知ることは治療適応の判断や予後予測に重要です．DSC法でCBFやCBVの値がかなり低い場合には重度の虚血領

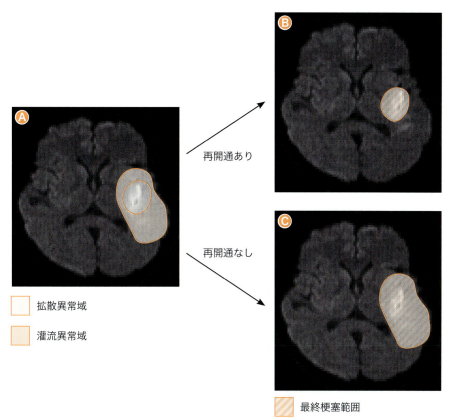

#### 図1　虚血ペナンブラと最終梗塞範囲

拡散異常域はコアであり非可逆的，灌流異常域は血流低下があるものの梗塞になっていない領域，そして両者のミスマッチ部分がペナンブラと考えます（Ⓐ）．閉塞血管が早期に再開通した場合の最終梗塞はコアと同程度になりますが（Ⓑ），再開通がない場合の最終梗塞範囲は灌流異常域と同程度になります（Ⓒ）．

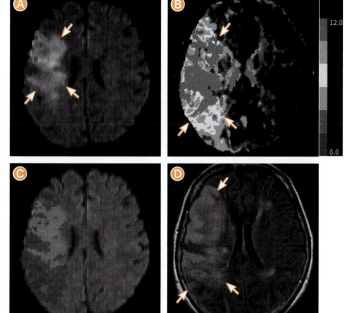

#### 図2　DSC法でのDWI/PWIミスマッチ

右中大脳動脈領域に拡散強調画像で高信号を認めます（Ⓐ⇨）．DSC法のMR灌流でのTmaxマップでは，Tmaxが6秒より大きい部分（黄色〜赤色※）を灌流異常域と考えます（Ⓑ⇨）．拡散異常域と灌流異常域を重ね合わせたDWI/PWIミスマッチマップでは拡散異常域（赤色※）よりも灌流異常域（青色※）の方が広く，虚血ペナンブラが広い範囲で存在することがわかります（Ⓒ）．本症例は非開通症例であり，3日後のFLAIR画像で高信号として認められる最終梗塞の範囲は，灌流異常域にほぼ一致しています（Ⓓ⇨）．
〈※ p.9 Color Atlas ❸ 参照〉

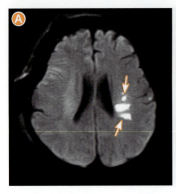
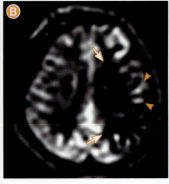

**図3 ASL法でのDWI/PWIミスマッチ**
左中大脳動脈領域に拡散強調画像で散在性の高信号を認めます（Ⓐ⇒）．ASL法でのCBFマップではより広い範囲で血流低下があることがわかります（Ⓑ）．そのCBF低下域の内部には点状・線状の高信号があり（▶），遅れて到達した血流（側副血行路）を示しています．

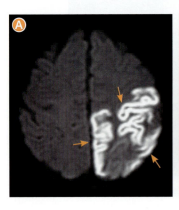
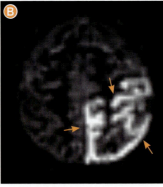

**図4 MELASでの過灌流**
拡散強調画像で左頭頂葉に皮質に沿った高信号を認め，超急性期脳梗塞に類似した所見です（Ⓐ→）．ASL法でのCBFマップでも同様に皮質に沿った高信号があり，脳梗塞の除外ができます（Ⓑ→）．血管支配で考えても，中大脳動脈（MCA）と前大脳動脈（ACA）の両者にまたがっているため，脳梗塞は考えにくい所見です．

域と考えますが，ここでもTmaxによって定量的に判定することが可能です．Tmaxの値が10秒あるいは12秒以上の領域は重度虚血や側副血行路の発達が悪い状態であり，その範囲が広いと予後不良と考えられます．また側副血行路を介した遅い血流は，ASL法では血管が点状に目立って見えるという所見になり注意を要します（**図3**）．

## 🔍 Pitfall

### 過灌流（hyperperfusion）が見られる病態

　脳梗塞が疑われた場合，灌流画像が正常あるいは過灌流（hyperperfusion）のとき，閉塞血管の自然再開通や，脳梗塞以外の病態を考慮することになります．そのような過灌流が見られる病態には，てんかん発作，脳炎，悪性神経膠腫，MELAS，PRES，片頭痛発作などがあり，いずれも脳梗塞様の症状で発症することがあるために鑑別診断として重要です．このような病態の除外には，Gd造影剤を使用しないASL法の方が簡便であり適しています（**図4**）．

### ■ 文献

1) Wintermark M, et al：Acute stroke imaging research roadmap. Stroke, 39：1621-1628, 2008
2) Wintermark M, et al：Acute Stroke Imaging Research Roadmap II. Stroke, 44：2628-2639, 2013
3) Campbell BC, et al：Endovascular therapy for ischemic stroke with perfusion-imaging selection. N Engl J Med, 372：1009-1018, 2015
4) Kudo K, et al：Differences in CT perfusion maps generated by different commercial software: quantitative analysis by using identical source data of acute stroke patients. Radiology, 254：200-209, 2010

# Chapter 4

# 来院時の状況からのアプローチ

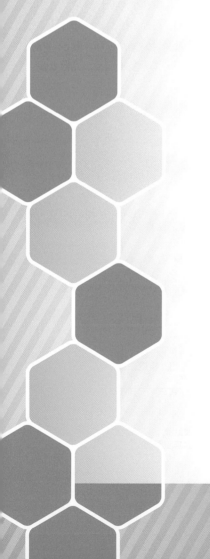

# Chapter 4 来院時の状況からのアプローチ

## 1 頭部外傷

東　美菜子

###  はじめに

　頭部外傷は救急外来で頻繁に遭遇する病態です．「重症頭部外傷治療・管理のガイドライン」によると，軽症頭部外傷は受診時の Glasgow Coma Scale（GCS）13〜15点，中等症頭部外傷は GCS 9〜12点と定義され，頭部外傷の90％は軽症・中等症とされます[1]．**GCS 14点以下や頭蓋内病変を合併する危険因子を伴う患者**（表）において CT 検査は必須とされ，GCS 15点の患者でも**一過性の意識消失あるいは健忘症がある場合**は CT 検査が勧められます[1]．また，**GCS 8点以下の重症頭部外傷，短時間での GCS 2点以上の低下，瞳孔不同や片麻痺（脳ヘルニア徴候）を認めた場合**（いわゆる"切迫する D"）は直ちに CT 検査を施行します[1]．CT では，可能なかぎり複数の断面（軸位段，冠状断，矢状断），複数条件（脳，軟部，骨，3D）での評価を心がけます．読影の際には，問診と身体診察から想定しうる病態を考え，見落としがないようにします（図1）．

**表　軽症頭部外傷で頭蓋内病変を合併する危険因子**

| | |
|---|---|
| ① 受傷歴が不明 | ⑦ 局所神経症状 |
| ② 外傷後（前向性）健忘の持続 | ⑧ 痙攣 |
| ③ 30分以上の逆行性健忘 | ⑨ 2歳未満 |
| ④ 頭蓋骨骨折の臨床徴候を含む肋骨より上の外傷 | ⑩ 60歳以上 |
| | ⑪ 血液凝固異常 |
| ⑤ 激しい頭痛 | ⑫ 高エネルギー外傷 |
| ⑥ 嘔吐 | ⑬ アルコールまたは薬物中毒 |

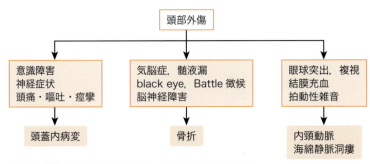

**図1　読影の際に念頭におくべき身体所見と病態**

頭部外傷においてCT検査が第1選択である理由は，その安全性や経済性に加え，骨折や頭蓋内出血の同定に優れている点です．MRIは，体内外磁性体の有無確認やバイタルサインのモニタリング，急変時の迅速な対応に限界がある点などから第1選択となりませんが，**びまん性軸索損傷や脳幹部損傷ではMRI検査を考慮**します．

## 1 頭蓋内病変

### 1）急性硬膜外血腫

急性硬膜外血腫は，頭蓋骨内板と硬膜の間（硬膜外腔）に形成される血腫で，外力が直接的に加わって起こる直撃損傷（coup injury）です．通常，骨折線下に形成され，大脳鎌やテントは越えますが頭蓋縫合は越えません（図2）．形状は凸レンズ型と言われていますが，**実際は形態のみで硬膜下血腫との鑑別は難しいことが多く，骨折が認められないこともあります**．意識清明期が特徴とされ，80％が受傷後12時間までに意識障害の悪化をきたすとされています[1]．

### 2）急性硬膜下血腫

急性硬膜下血腫は，硬膜とくも膜の間（硬膜下腔）に形成された血腫で，通常，外力が加わった部位と反対の部位に生じる反衝損傷（contrecoup injury，図2Ⓐ）とされますが，同側にも見られます．頭蓋縫合は越えますが大脳鎌やテントは越えません．頭蓋骨骨折とは特に関連をもちません．急性期はCTで三日月状または線状の高吸収域として確認できます（図3）．慢性硬膜下血腫と異なり被膜がないため，脳表側は脳回にあわせて凹凸になります（図3）．この疾患の20％にも意識清明期が存在するとされます．

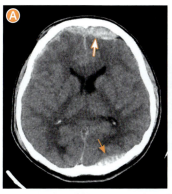
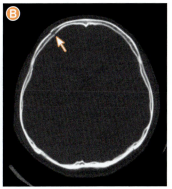

**図2　急性硬膜外血腫・急性硬膜下血腫**
50歳代男性．歩行時に乗用車に接触し受傷後救急搬送されました．
Ⓐ単純CT．Ⓑ単純CT骨条件．
前頭部に硬膜外血腫があり，正中を超え左右に広がっています（Ⓐ⇨）．右前頭骨に骨折を認めます（Ⓑ⇨）．左後頭部に硬膜下血腫があり，contrecoup injuryと考えられます（Ⓐ→）．

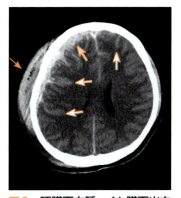

**図3　硬膜下血腫・くも膜下出血**
40歳代女性．自転車走行中に乗用車に接触し受傷後救急搬送されました．
単純CT．右前頭部に硬膜下血腫を認めるほか（⇨），脳溝に沿ったくも膜下出血を示す高吸収域が多発しています（⇨）．右前頭部に皮下血腫を認めます（→）．

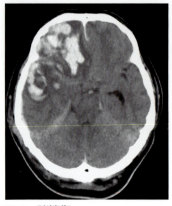

**図4 脳挫傷**
50歳代男性．路上で倒れているところを発見され救急搬送されました．受傷起点は不明でしたが，後頭部に打撲痕を認めました．単純CT．右前頭葉・側頭葉に血腫を伴った脳挫傷を認めます．

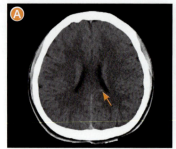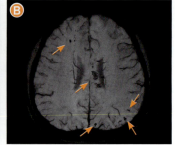

**図5 びまん性軸索損傷**
10歳代男性．バイク運転中に転倒し受傷後救急搬送されました．受傷直後の単純CTでは左脳梁体部に小さな血腫を認めます（Ⓐ）．意識障害が遷延し受傷9日後にMRIが施行され，磁化率強調画像では，脳梁体部のほか，大脳皮質下白質・深部白質に低信号が多発しています（Ⓑ）．

### 3）くも膜下出血

くも膜下出血は，くも膜下腔の脳脊髄液内に出血をきたす病態です．頭部外傷では脚間窩に認めることが多いです．連続せずに脳表に多発することも特徴の1つです（図3）．**脳動脈瘤やもやもや病などが原因の非外傷性くも膜下出血が先行している可能性も忘れてはならず**，その際はMR angiographyやCT angiographyが有用です．

### 4）脳挫傷

脳挫傷は，脳実質が近接する頭蓋骨と衝突し発生する損傷・挫滅で，外傷部直下や側頭葉前部，前頭葉下面，半球間裂面，脳梁などに好発します．脳挫傷の約半数が血腫を形成するため，CTで高吸収域として確認でき，周囲に低吸収の浮腫性変化やmass effectを伴います（図4）．出血性変化を伴わない場合，急性期はCTでの検出は困難ですが，経過中に低吸収域として顕在化します．

### 5）びまん性軸索損傷

びまん性軸索損傷は，回転や加速，減速によって生じた外力が，頭蓋内の密度の異なる構造間に動きのずれが形成された結果，軸索や穿通血管に損傷をきたすものです．**CTでの所見が乏しいか，または軽微な所見のわりに，受傷直後より意識障害が出現し遷延する場合**，本症を疑ってMRIを行う必要があります．MRIでは，**拡散強調画像や磁化率強調画像が診断に有用とされます**（図5）．

## 2 骨折

頭蓋内の空気は骨折を示唆する所見で，CTで同定できます．鼻孔・外耳道からの血性髄液を認めた際は頭蓋底骨折を疑います．骨折時に特徴的な皮下出血を認める部位として眼窩部

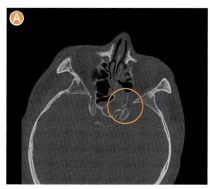
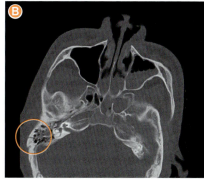

**図6 視神経管骨折・錐体骨骨折**
30歳代男性．飲酒後に路上で寝ているところを車に轢かれ受傷後救急搬送されました．
単純CT骨条件にて，左視神経管（Ⓐ），右錐体骨（Ⓑ）に骨折を認め，それぞれ，蝶形骨洞・乳突蜂巣に液貯留を伴っています．

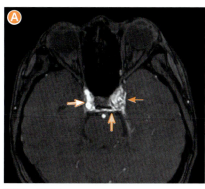
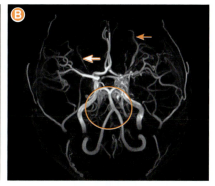

**図7 CCF**
10歳代女性．乗用車に接触し受傷後救急搬送され，左下顎骨骨折を認め入院となりました．受傷3日目に左眼球運動障害と眼球突出を認め，MRIが施行されました．
MRA元画像では，左海綿静脈洞が拡張し（Ⓐ→），両側の海綿静脈洞内に血流を示す高信号を認めます（Ⓐ→，⇨）．脳底静脈叢も目立ちます（Ⓐ⇨）．MRA MIP像では，左上眼静脈の拡張を認めるほか（Ⓑ→），右上眼静脈（Ⓑ⇨），下錐体静脈洞や脳底静脈叢（Ⓑ○）の拡張を認めます．

（black eye，前頭蓋底骨折）や耳介後部・乳様突起部（Battle徴候，錐体骨骨折）が知られています．頭部外傷の脳神経麻痺では嗅神経損傷が最も多く，前頭蓋底骨折によるものとされますが，骨折がない場合でも起こりえます．そのほか，骨折に伴う特徴的な脳神経症状として，視力障害（視神経管骨折）や聴力障害・顔面神経麻痺（錐体骨骨折）があります（図6）．

## ❸ 眼球突出

外傷に伴い動脈解離や動脈瘤ができることが稀にありますが，内頸動脈海綿静脈洞部に損傷が起こると内頸動脈海綿静脈洞瘻（carotid-cavernous fistula：CCF，図7）となり，**一側の眼球突出・結膜充血・拍動性雑音**が3主徴で，そのほか複視や視力障害などが見られます．**受傷24時間以内の発生は約3割で，遅発性のものがしばしばみられます**[2]．

■ 文献
1）「重症頭部外傷治療・管理のガイドライン第3版」（日本脳神経外科学会，日本脳神経外傷学会/監），医学書院，2013．
2）増本智彦：内頸動脈海綿静脈洞瘻．「よくわかる脳MRI 第3版」（青木茂樹，他/編），pp292-293，秀潤社，2012

# Chapter 4 来院時の状況からのアプローチ

# 2 頸椎外傷

齋藤尚子

## はじめに

CTを用いた外傷パンスキャンは広く一般化しており，頸椎外傷においてもCTの感度が非常に高いことに加え，単純X線写真と比較し撮影時間が短いことから，頸椎CTが画像検査の第一選択となることが多いです．頸椎外傷の診断の際に，見逃してはいけない不安定骨折・損傷について解説します．

## STEP 1 環椎，軸椎について評価する

環椎，軸椎の骨折のなかに，不安定骨折・損傷をきたすものがあります．

### 1) 環軸椎脱臼

- 機序：頭部から頸部の急激な過屈曲，過伸展，回旋により，環椎十字靱帯（横靱帯と縦束），翼状靱帯などが断裂して生じます．環椎が軸椎に対し前方へ偏位することが多いです．
- 環椎歯突起間距離（環椎前弓後縁から歯突起前縁までの距離：正常は2mm以下）の開大（図1）や，冠状断像での歯突起と環椎外側塊との間隙の左右差を認めます．

### 2) 軸椎歯突起骨折

- 機序：上位頸椎損傷のなかで最も頻度の高い骨折です．高エネルギー外傷により生じます．
- Anderson–D'Alonzo分類によりⅠ型（歯突起上部の斜骨折），Ⅱ型（歯突起基部での骨折，図2），Ⅲ型（椎体に及ぶ骨折）の3型に分けられ，Ⅱ型が最も多く，次にⅢ型で，Ⅰ型は稀です．
- Ⅰ，Ⅲ型は骨癒合が生じやすく，保存的治療が選択されますが，Ⅱ型は偽関節を高率に形成し，不安定となることがあるために外科的治療が必要となります．

### 3) hangman骨折（軸椎関節突起間部骨折）

- 機序：軸椎関節突起間部での骨折（図3）で，過伸展損傷によることが多いです．
- 骨折が両側椎間関節に及ぶ場合には不安定損傷となり，C2/3レベルの前方偏位が生じて脊柱管狭窄をきたし，神経症状を呈することがあります．

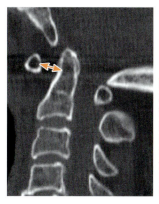

**図1　環軸椎脱臼**
80歳代女性．
頸椎CT（骨条件）矢状断像で，環椎歯突起間距離（⟷）の開大を認めます．環椎が軸椎に対し前方へ偏位し，このレベルで脊柱管は狭窄しています．

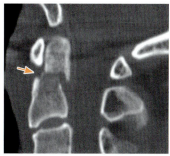

**図2　軸椎歯突起骨折Ⅱ型**
60歳代男性．
頸椎CT（骨条件）矢状断像で，歯突起基部での骨折を認めます（→）．

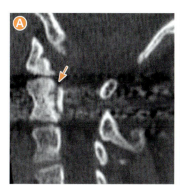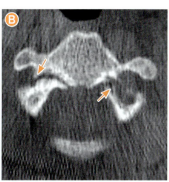

**図3　hangman骨折**
70歳代女性．
Ⓐ頸椎CT（骨条件）矢状断像で，軸椎椎弓根部に骨折を認めます（→）．
Ⓑ横断像で，骨折は軸椎後縁を横走し，両側横突孔へ及んでいます（→）．

## STEP 2　C2以下の頸椎について評価する：SLIC system

　SLIC system（the subaxial injury classification and severity score system，表）はC2以下の骨折・損傷を，①骨折・損傷の形態と，②椎間板靱帯複合体（discoligamentous complex：DLC）の損傷と，③神経学的所見の3つの項目に基づき評価する方法です．外科的治療が必要な不安定骨折・損傷を見逃さないためのよい指標になります．ここでは，画像所見にかかわる①と②について解説します．

### 1）骨折・損傷の形態評価

#### a）圧迫骨折，破裂骨折

- 機序：圧迫骨折，破裂骨折ともに軸方向の外力により生じます．破裂骨折は高所からの転落など高エネルギー外傷により生じます．
- 両者ともに椎体高が低下しますが，圧迫骨折は椎体前部が損傷され楔状変形をきたすことが多いです．一方，破裂骨折は椎体の粉砕骨折で，その骨片は椎体全体に及び，脊柱管内へ突出することが高頻度に見られます（図4）．

#### b）伸延損傷（distraction injury）

- 機序：高エネルギー外傷による過伸展や過屈曲により生じます．
- 不安定損傷をきたす場合があり，見逃してはならない損傷です．
- 外傷例：過伸展による前縦靱帯の断裂や涙滴骨折，椎間腔の開大を示す損傷，またこれに後

### 表　SLIC systemの評価項目

| 評価項目 | | 点数 |
|---|---|---|
| ① 骨折・損傷の形態 | 正常 | 0 |
| | 圧迫骨折 | 1 |
| | 破裂骨折 | 2 |
| | 伸延損傷 | 3 |
| | 回旋・並進損傷 | 4 |
| ② 椎間板靱帯複合体（DLC）の損傷 | 損傷なし | 0 |
| | 不確定（例：棘突起間開大のみ，MRIで信号異常のみ） | 1 |
| | 損傷あり | 2 |
| ③ 神経学的所見 | 正常 | 0 |
| | 神経根障害 | 1 |
| | 完全脊髄障害 | 2 |
| | 不完全脊髄障害 | 3 |

合計点数　1〜3点：保存的治療，4点：症例ごとに判断，5点以上：外科的治療
（文献1を参考に作成）

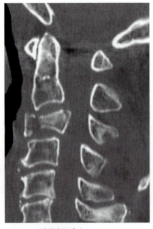

**図4　破裂骨折**
60歳代男性．
頸椎CT（骨条件）矢状断像で，C3椎体に破裂骨折を認めます．骨片は脊柱管内へ突出し，脊柱管を狭窄しています．

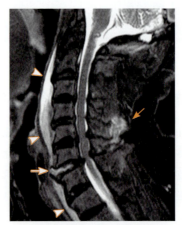

**図5　伸延損傷（過伸展損傷），DLC損傷（靱帯断裂や椎間板損傷）**
80歳代男性．
STIR画像矢状断像．C6/7レベルの椎間腔は開大し，前縦靱帯（⇨）と椎間板の断裂が認められます．これに伴い椎前間隙に血腫や浮腫が見られます（▷）．C5，C6棘突起後部やその周囲に高信号域が見られ（→），後方成分の損傷も伴っています．過伸展損傷によると考えられます．

方成分の損傷（椎間関節，椎弓，棘突起の骨折）を含む場合もあります（図5）．過屈曲による靱帯損傷，楔状骨折（図6），椎間関節の亜脱臼を示す損傷があげられます．
- 椎間板靱帯複合体（DLC）損傷のみで骨折を伴わない場合もあり，診断にはMRIが有用です．

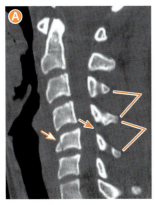
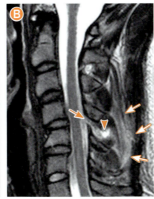

**図6 伸延損傷（過屈曲損傷），DLC損傷（靱帯断裂）**
20歳代女性
Ⓐ頸椎CT（骨条件）矢状断像で，C3/4，C4/5レベルの棘突起間が開大しています（⟶，➡）．C5椎体前下縁に楔状骨折を認めます（⇨）．
ⒷT2強調矢状断像で，黄色靱帯（➡）と棘間靱帯（▶）の断裂と，棘上靱帯（⇨）の損傷を認めます．

### c）回旋・並進損傷（rotation/translation injury）

- **機序**：水平方向への外力（過伸展や過屈曲，過回旋）により生じ，1つ以上の部位が転位する外傷を言います．
- SLIC systemで最も危険な骨折・損傷に位置づけられ，不安定損傷になります．
- 外傷例：片側または両側の椎間関節脱臼や骨折（図7），外側塊骨折，両側椎弓根骨折．
- 転位のみられない椎間関節の骨折は見逃されやすく，注意が必要です．
- 椎間関節脱臼を伴う損傷や横突孔に及ぶ骨折では，椎骨動脈解離や閉塞などの血管損傷（図7）を合併することがあり，CT angiographyやMR angiographyを行う必要があります．

## 2）椎間板靱帯複合体（DLC）の損傷評価

- 頸椎の配列（椎体前縁・後縁線，脊柱管後縁線，棘突起線，各棘突起間隔のバランス）を確認することにより靱帯損傷の有無を評価します（図8）．配列の不整はその部位での靱帯損傷を疑います．

| 〈配列の不整がある部位〉 | 〈損傷している靱帯〉 |
|---|---|
| ・椎体前縁線 | ⇒ 前縦靱帯 |
| ・椎体後縁線 | ⇒ 後縦靱帯 |
| ・脊柱管後縁線 | ⇒ 黄色靱帯 |
| ・棘突起線 | ⇒ 棘上靱帯 |
| ・各棘突起間バランス | ⇒ 棘間靱帯 |

- C2以下の頸椎では外力に対し前縦靱帯が最も強く，棘間靱帯が最も弱いと言われています．T2強調画像やSTIR画像で低信号を示す靱帯の途絶は，靱帯断裂，DLC損傷あり（SLIC system 2点）と診断できます（図5，6）．一方で，靱帯の腫大や高信号のみでは，外傷に伴う浮腫が疑われ，DLC損傷は不確定（1点）とされます．
- DLC損傷の二次的な所見には，椎前間隙や椎体周囲間隙の血腫や浮腫があります．周囲軟部組織を評価することによりDLCの損傷を疑うことができます．CT軟部条件でこれら所見を確認することも大切です．

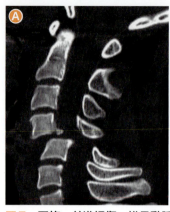 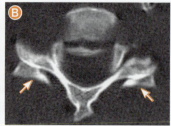 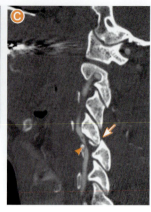

**図7　回旋・並進損傷，椎骨動脈損傷**
30歳代男性．
Ⓐ頸椎CT（骨条件）矢状断像で，C4椎体はC5椎体に対し前方へ偏位しています．
Ⓑ横断像で，両側のC4下関節突起がC5上関節突起を乗り越えています（⇨）．
Ⓒ造影CTAでは，C4/5椎間関節脱臼部（⇨）で，左椎骨動脈の損傷による狭窄を認めます（▶）．

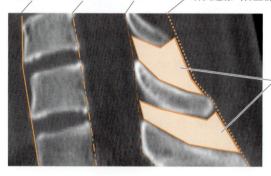

椎体前縁線（前縦靱帯）　椎体後縁線（後縦靱帯）　脊柱管後縁線（黄色靱帯）　棘突起線（棘上靱帯）

棘突起間（棘間靱帯）

**図8　頸椎の配列と靱帯**

 **Pitfall**

**高齢者や変性・癒合が背景にある患者の頸椎外傷**

　高齢者や変形性脊椎症が背景にある患者の場合，軽微な外傷でも頸椎損傷を生じることがあります．後縦靱帯骨化症（ossification of posterior longitudinal ligament：OPLL）やびまん性特発性骨増殖症（diffuse idiopathic skeletal hyperostosis：DISH）など脊椎の可動性が低下した状態では，外力が集中する強直部位やその近傍の損傷が多く，過伸展損傷が生じやすいです．

■ 文献

1）Vaccaro AR, et al：The subaxial cervical spine injury classification system: a novel approach to recognize the importance of morphology, neurology, and integrity of the disco-ligamentous complex. Spine (Phila Pa 1976), 32：2365-2374, 2007
2）杉本英治：見逃してはならない脊椎の不安定骨折には何がありますか？．画像診断，35：s204-s209, 2015
3）Rao SK, et al：Spectrum of imaging findings in hyperextension injuries of the neck. Radiographics, 25：1239-1254, 2005
4）Dreizin D, et al：Multidetector CT of blunt cervical spine trauma in adults. Radiographics, 34：1842-1865, 2014

# Chapter 4 来院時の状況からのアプローチ

# 3 顔面部外傷

外山芳弘

## はじめに

顔面部外傷の初期診療ではまず気道確保，大量出血に対する治療を行います．ガーゼ圧迫などで止血困難な大量鼻出血はすみやかに止血術を行う必要があります．

## STEP 1 緊急処置

救命措置によりバイタルが安定したら，これに続き，問診，視触診によって顔面部の障害部位を推定します．**視力障害，眼球運動障害（図1 ），顔面変形，咬合不全，開口障害**などは早急に原因を確認する必要があります．

## STEP 2 画像検査

顔面部外傷はCTの有用性が高く，第一選択の検査として迅速に施行すべきです．CTはボリュームデータを取得することにより多断面で再構成しながら観察を行います．このとき，**最低でも2方向（水平断と冠状断）で見る**ように心がけてください．

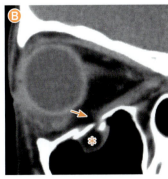

**図1 下直筋絞扼を伴う右眼窩下壁骨折**
9歳女児．他人の足が右眼にあたり受傷．
Ⓐ眼所見（上方視）．右上下転障害を認めました．
Ⓑ単純CT 下直筋長軸に沿った斜位断面．右眼窩下壁骨折があり，狭い裂隙から眼窩脂肪が逸脱しています（＊：tear drop sign）．下直筋は同部で消失したかのように見えます（→：missing rectum sign）．

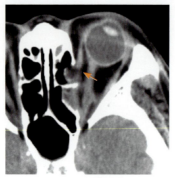

図2　外傷性内直筋損傷
60歳代男性．バイク転倒で受傷．単純CTにて左眼窩内側壁骨折と内直筋の部分断裂による濃度低下（➡）が認められます．

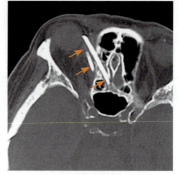

図3　ガラス穿通外傷
80歳代女性．ガラス戸に倒れ込み受傷．単純CTにて右眼窩内側から篩骨洞に貫通した2枚のガラス片が高濃度陰影として認められます（➡）．

## STEP 3　画像診断

以下に救急の現場で比較的，高頻度に遭遇する疾患を列記し解説を加えます．

### 1）眼窩損傷

- 眼窩壁骨折：内側壁と下壁に好発します．緊急手術の適応となる**外眼筋絞扼を伴う閉鎖型骨折**は涙滴状ヘルニア所見（tear drop sign）や外眼筋消失所見（missing rectum sign）に着目します[1]（図1 Ⓑ）．
- 外眼筋損傷：頻度は稀（眼窩部外傷の3％程度）ですが，早期に診断しないと機能障害が残ります．内直筋および下直筋に好発します（図2）．

### 2）穿通性外傷

- 金属やガラス片は高濃度陰影として確認されます（図3）．
- プラスチックや急性期の木片は低濃度陰影です[1]．

> 💡 **Pitfall**
>
> **木片の経時的濃度変化**
>
> 木片による穿通性外傷の場合，急性期では木片は低～等濃度（CT値 −276～27HU）の所見を示しますが，受傷1～5日以降では水分含量が上昇し，等～高濃度に変化します[1]．

### 3）顔面骨折

- 顔面骨折はCTの三次元再構成画像（3D画像）によって明瞭に確認できますが，3D画像は表面的で，診断能にある程度の限界があることより，深部骨折などは断層画像を参考にして診断します[2]（図4）．
- 気脳症を認めた場合は頭蓋底骨折が示唆されます．

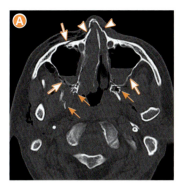
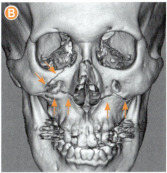

### 図4 顔面中央部骨折
40歳代男性．自転車走行中に転倒し受傷．
Ⓐ 単純CTで上顎骨右前壁と両後壁（⇨），両側翼状突起（→），鼻骨（▷）に骨折を認めます．
Ⓑ 3D画像では鼻骨骨折や両側上顎骨骨折（→）における骨折線の進展形態や変形の状態が明瞭です．

### ■ 文献
1) 外山芳弘：外傷性眼窩疾患の画像診断．画像診断，30：732-743, 2010.
2) Winegar BA, et al：Spectrum of critical imaging findings in complex facial skeletal trauma. Radiographics, 33：3-19, 2013

Chapter 4　来院時の状況からのアプローチ

# 4 これは虐待？

藤田和俊

## ● はじめに

　子どもの虐待は小児期の重大な病態です．児童相談所による児童虐待相談の対応件数は，2014年度で88,931件であり，年々増加傾向がみられます[1]．虐待における死亡例は，厚生労働省の調査で把握ないしは表面化した件数のみで71例に及び，少なくとも1週間に1人以上の子どもの命が虐待により失われています[2]．

## 1 虐待における頭部画像診断

　2歳以下の小児被虐待児の死因で最も頻度が高い原因は頭部損傷です．米国小児科学会は虐待による脳，脊髄・脊椎，頭部損傷の総称として，"abusive head trauma（AHT）"と医学的に記載することを提唱し，shaken baby syndrome（SBS，いわゆる"揺さぶられっこ症候群"）はその一型としています[3]．
　**AHT/SBSで，最も頻度が高い異常は硬膜下血腫（subdural hematoma：SDH）です**．また，硬膜下血腫以外の所見には，脳挫傷，びまん性軸索損傷（diffuse axonal injury：DAI），硬膜外血腫（epidural hematoma：EDH），脳浮腫，くも膜下出血（subarachnoid hemorrhage：SAH）および低酸素性虚血性脳症などがあります[4]．**SBSは2〜3歳ぐらいまで起きることはありますが，被害の多くは1歳未満の乳児です**．SBSが乳児に多いのは，乳児の身体的特徴が影響していると考えられています．体の大きさは大人が簡単に激しく揺することのできる大きさであり，また，頭が体に比して相対的に大きいが，支える首の筋力は未発達です．揺すられると頭部が大きく動きます．乳児期は生理的に脳表くも膜下腔が広く，大脳は頭蓋内で動きやすくなっています．その結果，頭部に急激な加速と減速が加わると，一次脳損傷とともに架橋静脈の破綻によるSDH/SAHが引き起こされると考えられています．
　一次脳損傷としては，脳損傷（直撃損傷：coup contusionおよび反衝損傷：contrecoup contusion）以外にDAIや白質裂傷が起きやすいとされています．これは髄鞘化が未完成であり，脳内支持組織である髄鞘が未発達であるため脳が柔らかいためと考えられています．白質裂傷は前頭葉・側頭葉に好発しやすいですが，これは大脳のなかで前頭葉と側頭葉の髄鞘化が最も遅れて生じるからと説明されています．
　二次性損傷としては低酸素性虚血性脳症があります．胸郭の強い圧迫や頭蓋頸椎移行部損傷

などによる呼吸困難や直接の首・胸部の絞扼などによって生じると考えられています.

AHT/SBSの臨床症状は，**重症な場合は直後から意識障害があり，しばしばけいれんや呼吸停止を伴います．重症ではない場合は，苛立ち，ミルクが飲めなくなる，嘔吐，無気力などの症状が認められます．**実際の臨床の現場では，最初から虐待を疑って頭部画像検査を行われることはきわめて少ないです．前述した症状から頭蓋内病変が疑われて検査が施行される場合が大部分です．

頭部画像検査で後述の所見を見た場合はすみやかに主治医に連絡し，虐待の可能性を伝える必要があります．これは，"虐待を受け，全く介入を受けずに親元に戻った小児に関する初期の研究から，約5％がその後殺害され，25％が重篤な損傷を再び受けたことが示されている"からです[5]．

## 2 虐待を疑う頭蓋内画像所見（図）

虐待を疑う頭蓋内画像所見には，以下の所見があります．

① **半球間裂に沿った硬膜下血腫**
架橋静脈は半球間裂に沿って分布しており，shakingによる架橋静脈の破綻により，半球間裂に沿った硬膜下血腫が生じます．特異性が高い所見です．
② **異なる受傷時期と思われる複数部位の頭蓋内出血**
③ **頭蓋内出血に実質損傷（脳浮腫，脳虚血，脳梗塞，脳実質裂傷）の合併．**

これらを説明しうる病歴がない場合は，受傷帰転に虐待を考慮します．

###  Pitfall

**網膜出血がないから頭部損傷はない？**

虐待による頭部損傷を疑う身体所見として網膜出血が重視されています．しかし，網膜出血がなくとも頭部損傷を認めることが報告されており，身体所見で頭部画像検査の必要性の有無を判断するべきではないとされています[6]．

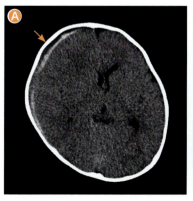
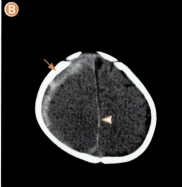

**図　AHTを疑う所見**

10カ月男児．生来健康な児．けいれんを発症し，近医受診．CTで硬膜下血腫を認め，当センター受診．けいれん発症から3時間後の頭部単純CTでは，右円蓋部（Ⓐ Ⓑ →）および半球間裂に沿って（Ⓑ ▷）硬膜下血腫が認められます．円蓋部の硬膜下血腫は低吸収と高吸収の層状の構造を認め，時期が異なる血腫と考えられます（Ⓐ →）．右大脳半球の腫脹を伴っています．時期が異なる頭蓋内血腫を認め，それに見合う病歴がないことから，AHTを疑います．本症例は網膜出血も認めています（Pitfall参照）．

## 3 外傷の程度と病歴との整合性の重要性

　被虐待児でよく聞く病歴に，家庭内での単純な転落（ベッドや椅子から落ちたなど）があります．しかし，**単純な転落で頭蓋内出血を起きることはないと考えるべきです**．また，転落で頭蓋内出血が起きても経過は良好です．Duhaimeらは2歳未満の頭部外傷100例における，受傷帰転と外傷の種類，重傷度についての前向き研究を報告しています[7]．ベッド・椅子などからの落下（落下距離120 cm未満と判断される）では，骨折，まれにEDHが生じるものの，SDH，SAH，脳挫傷は生じず，また，大人の腕からあるいはそれ以上の高さ（落下距離120 cm以上と判断される）からの落下でも，頭蓋内出血は39人中くも膜下出血と脳挫傷を計6名に認めたのみであり，家庭内事故はほとんど予後良好であったとしています．それに対し，虐待児24人では，13人に頭蓋内出血を認め，いずれも硬膜下血腫であったとしています．

　鑑別には出血傾向を示す疾患（ビタミンK欠乏症，血友病，von Villebrand病など）や代謝性疾患（グルタル酸尿症1型など）があります．これらは臨床的に鑑別可能です．重要なことは**病歴の一貫性と外傷の程度との整合性を確認し，整合性がみられない場合は主治医に虐待の可能性を示すことです**．

### ■ 文献

1) 厚生労働省：児童虐待相談の対応件数及び虐待による死亡事例件数の推移.
   http://www.mhlw.go.jp/file/06-Seisakujouhou-11900000-Koyoukintoujidoukateikyoku/0000108127.pdf
2) 厚生労働省：子ども虐待による死亡事例等の検証結果について（第12次報告）の概要.
   http://www.mhlw.go.jp/file/06-Seisakujouhou-11900000-Koyoukintoujidoukateikyoku/0000137017.pdf
3) Christian CW & Block R：Abusive head trauma in infants and children. Pediatrics, 123：1409–1411, 2009
4) Hsieh KL, et al：Revisiting neuroimaging of abusive head trauma in infants and young children. AJR Am J Roentgenol, 204：944–952, 2015
5) 小児への虐待とネグレクト．「ネルソン小児科学 原著第19版」（Nelson WE/著，Kliegman RM, 他/原著編，衛藤義勝/監，五十嵐隆, 他/編），エルゼビア・ジャパン，2015
6) Rubin DM, et al：Occult head injury in high-risk abused children. Pediatrics, 111：1382–1386, 2003
7) Duhaime AC, et al：Head injury in very young children: mechanisms, injury types, and ophthalmologic findings in 100 hospitalized patients younger than 2 years of age. Pediatrics, 90：179–185, 1992

Chapter 4 来院時の状況からのアプローチ

# 5 意識障害

木下俊文

## 所見からのアプローチ

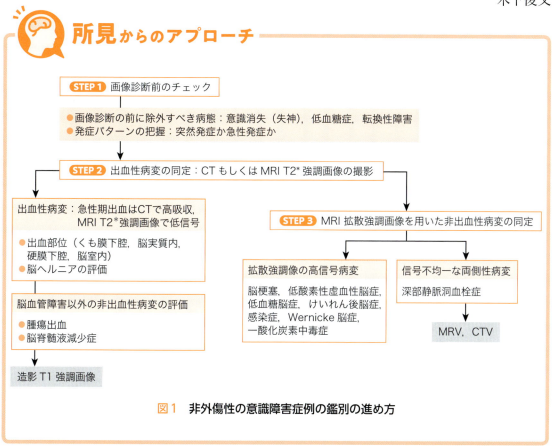

図1 非外傷性の意識障害症例の鑑別の進め方

## はじめに

　意識障害は頭部外傷でも起こるので，まず外傷歴を知ることが重要です（Chapter4-1 頭部外傷 参照）．本稿では非外傷性の意識障害症例について解説します（図1）．
　意識障害の重症度把握には Japan coma scale（JCS）ないし Glasgow coma scale（GCS）を用います．また合併する臨床症状を知ることが正確な診断につながります．**頭痛の合併はくも膜下出血，局所神経症状の合併は脳出血や脳梗塞を念頭において診断を進めます．**

## STEP 1　画像診断前のチェック

- 意識消失（失神）の否定：意識消失は失神と同義で，脳血流量の減少による短時間の意識を失うことを意味します．その多くが自然に回復し，不整脈や起立性低血圧などによるものです．
- 低血糖症の否定：血糖値の検査は迅速に実施でき，低血糖が原因の場合はブドウ糖溶液の投与により瞬時に回復しますので，その除外は重要です．
- 精神疾患の除外：転換性障害（ヒステリー発作）では身体に異常がないのに意識障害の症状を呈することがあります．
- 発症パターンの把握：意識障害が突然発症であるか，数分〜数十分間程度かけて悪化した急性発症であるかは診断に有用な情報です．脳卒中・けいれん発作・中毒では突然発症が多く，感染症・低血糖・代謝性疾患では通常，急性発症となります．

## STEP 2　出血性病変の同定

急性期の出血はCTで高吸収，T2*強調画像で低信号を呈します（Chapter2-A-1 脳実質内：高吸収，3-A-3 T2*強調画像，SWIの威力 参照）．出血の部位と広がりを調べることが重要で，意識障害は主として脳幹部の圧排と関連します．

- テント切痕ヘルニアの評価：テント上に血腫などの占拠性病変が存在すると頭蓋内圧が亢進し，下行性ヘルニアを生じて脳幹部が下方へ圧排されて脳幹部障害が起こり，意識障害を呈します（Chapter2-A-8 ヘルニア・シフト 参照）．
- 出血性病変の鑑別診断に造影T1強調画像が役立つことがあります．
  ① 腫瘍内出血：腫瘍内に血腫が形成され，ヘルニアを生じた場合に意識障害を生じます．造影T1強調画像では腫瘍の充実性成分が増強されます．
  ② 脳脊髄液減少症（低髄液圧症候群）：突然の頭痛を合併した意識障害が本症における特徴的症状です．脳脊髄液の減少を背景に前頭頭頂部の硬膜下水腫が見られます．しばしば架橋静脈が破綻して硬膜下出血を生じます（図2 A〜C）．脳の下方偏位を生じて中脳の圧排を伴って意識障害が起こります（図2 D）．造影T1強調画像では硬膜のびまん性肥厚，下垂体の腫大や静脈拡張が観察されます（図2 E F）[1]．

## STEP 3　意識障害をきたす急性期病変の評価 〜拡散強調画像の活用〜

非出血性の脳組織損傷をきたした急性期病変は拡散強調画像で高信号を呈し，疾患に特徴的な病変分布を理解することが重要です（Chapter3-A-1 拡散強調画像で高信号 参照）．

- 脳梗塞：血管支配域に一致した高信号を示し，ADCの低下を伴います（Chapter 5-1 脳梗塞 参照）．橋梗塞が両側性に広い領域に生じて脳幹網様体が障害されると意識障害を呈し，稀に昏睡状態となります．
- 低酸素性虚血性脳症：大脳皮質，基底核の灰白質域にADCの低下を伴う高信号変化が両側性に見られます[2]．

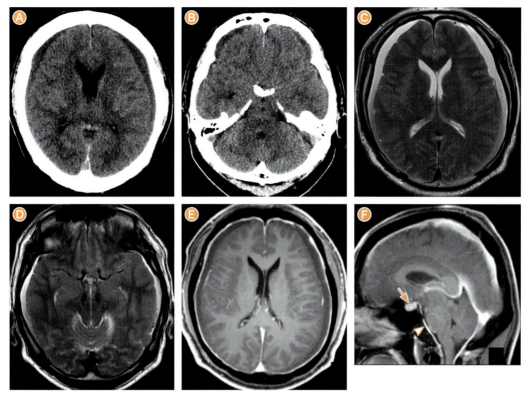

**図2 脳脊髄液減少症**
40歳代男性．主訴は意識障害（JCS10），体幹失調，頭痛です．
ⒶⒷ単純CT画像．両側大脳半球の円蓋部に硬膜下血腫が不均一な吸収値を呈し，硬膜下血腫を示しています．鞍上槽や両側大脳谷槽の脳脊髄液の低吸収が明瞭に描出されず，脳の下方偏位が示唆されます．
ⒸⒹT2強調画像．両側大脳半球の円蓋部の硬膜下血腫が不均一な高信号を呈しています．鞍上槽や両側大脳谷槽の脳脊髄液の高信号が描出されず，脳の下方偏位を示していて中脳が圧排されています．
ⒺⒻ造影T1強調画像．びまん性に肥厚した硬膜が両側性に増強されています．下垂体が腫大しています（→）．橋前槽が狭小化しています（▷）．

- 低血糖脳症：低酸素虚血性脳症の画像所見に類似しますが，頭頂後頭葉に多く，非対称性のこともあります．
- けいれん後脳症：大脳皮質に高信号域を認め，血管支配域と必ずしも一致せず，可逆的なことが多いです[3]．脳梗塞や脳出血の既往があると後遺症としててんかん発作を発症することがあります．
- Wernicke脳症：中脳水道周囲，第4脳室底部，視床内側，両側乳頭体に対称性の高信号が見られます．
- 一酸化炭素中毒症：両側淡蒼球の高信号が特徴的ですが，中脳黒質にも変化を生じることがあります[4]．
- 深部静脈洞血栓症：静脈洞に血栓が形成されると静脈圧が上昇し，静脈還流障害を生じて意識レベルが低下することがあります．静脈性梗塞を生じると細胞性浮腫と血管性浮腫が混在し，拡散強調画像では高信号域を含んで不均一な信号を呈します[5]．病変はしばしば両側性です．

**Pitfall**

**拡散強調画像で同定しがたい超急性期橋梗塞**

脳底動脈の急性閉塞に伴って橋の虚血が高度になると重篤な意識障害を生じることがありますが，超急性期の橋梗塞は拡散強調画像で高信号変化が明瞭に描出されず，遅れて信号が上昇することがあり，注意を要します．

■ 文献

1) 「脳脊髄液減少症ガイドライン2007」（脳脊髄液減少症研究会ガイドライン作成委員会/編著），メディカルレビュー社，2007
  ▶http://www.npo-aswp.org/data/2007-0330.pdf
2) Arbelaez A, et al：Diffusion-weighted MR imaging of global cerebral anoxia. AJNR Am J Neuroradiol, 20：999-1007, 1999
3) Cianfoni A, et al：Seizure-induced brain lesions: a wide spectrum of variably reversible MRI abnormalities. Eur J Radiol, 82：1964-1972, 2013
4) Kinoshita T, et al：Pallidoreticular damage in acute carbon monoxide poisoning: diffusion-weighted MR imaging findings. AJNR Am J Neuroradiol, 26：1845-1848, 2005
5) Lövblad KO, et al：Diffusion-weighted MRI suggests the coexistence of cytotoxic and vasogenic oedema in a case of deep cerebral venous thrombosis. Neuroradiology, 42：728-731, 2000

**Chapter 4 来院時の状況からのアプローチ**

# 6 上肢麻痺

池田耕士

 **所見からのアプローチ**

表　障害部位からみた麻痺・感覚障害の鑑別診断

| | |
|---|---|
| 単一神経の障害<br>(mononeuropathy) | 単一末梢神経の障害 |
| 多発神経障害<br>(polyneuropathy) | 感覚障害が左右対称性に四肢遠位部に出現 |
| 神経根の障害<br>(radiculopathy) | 神経根に支配される皮膚分節に一致する感覚障害が出現．前根も障害されると，支配筋の萎縮と麻痺 |
| 脊髄障害<br>(myelopathy) | 髄節以下の感覚障害<br>横断性障害：両側性の全感覚障害と対麻痺<br>半側障害　：病巣側の麻痺と深部感覚障害・反対側の表在感覚障害 |

 **はじめに**

　上肢の運動は，脳の命令が頸髄から出ている5本の神経根，すなわち，第5頸髄神経根から第1胸髄神経根を通って，おのおのの末梢神経に伝えられることによって起こります．この5本の神経が叢(くさむら)のように複雑に交叉している部を**腕神経叢**と呼びます．

　**腕神経叢損傷**は，オートバイの転倒事故やスキーなど高速滑走のスポーツでの転倒で，肩と側頭部で着地した際，また機械に腕を巻き込まれて腕が引き抜かれるような外力が働くと，腕神経叢が引き伸ばされて生じます．上肢のしびれ（**感覚障害**），肩の挙上や肘の屈曲ができなくなったり，ときには手指も全く動かなくなったり（**麻痺**）します．

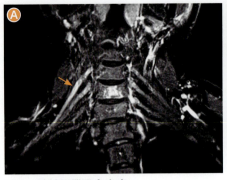
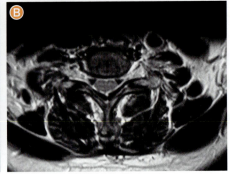

**図1 腕神経叢不全麻痺**

50歳代女性．バイク事故にて転倒し受傷されました．直後より右上肢が動かなくなり，しびれを伴いますが，徐々に改善しており不全麻痺の所見です．
Ⓐ STIR冠状断像にて右腕神経叢上部に高信号（→）を認めます．
Ⓑ T2強調水平断像にて右腕神経叢上部の信号変化は不明瞭です．

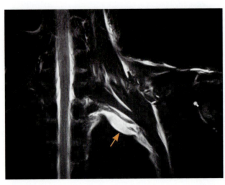

**図2 腕神経叢引き抜き損傷**

20歳代男性．バイク事故にて転倒し受傷されました．直後より2カ月間，左上肢の麻痺としびれは改善していません．
受傷2カ月後のSTIR冠状断像にて左下部腕神経叢に偽性髄膜瘤（→）が見られます．

## STEP 1 腕神経叢損傷の程度を評価する

　外傷の種類や力の加わり方によって，神経根が脊髄から引き抜けたり（**引き抜き損傷**），神経幹から神経束のレベルで神経が引き伸ばされたり（**有連続性損傷**）したりします．神経外周の連続性は温存されているのに，神経内の電線である軸索のみが損傷されていることを**軸索損傷**と呼びます．また神経が脊髄より末梢で損傷されることを**断裂**と呼びます．断裂は一般に神経移植などにより，神経をつなぐことができます．

　腕神経叢はMRI冠状断像により明瞭に描出することができます．また腕神経叢の急性期の浮腫や慢性期の壊死を反映して，**STIR像などの脂肪抑制像で腕神経叢は高信号**（図1）を示します．

## STEP 2 偽性髄膜瘤の有無を評価する

　腕神経叢麻痺が自然回復するか，手術で神経がつなげるかの判断には，神経が脊髄で引き抜かれているかどうかの判定が重要になります．

引き抜き損傷に特有の**偽性髄膜瘤**の所見（図2）があれば，いくら待っても自然回復はありませんので，早期に腕神経叢を展開して，再建手術をする必要があります．ただ，脊髄造影，ミエロCT，MRIなどの画像診断でも引き抜き損傷かどうかを100％診断することはできません．このような場合には損傷された腕神経叢を手術的に展開して，電気刺激を行い，電気生理学的検査（誘発脊髄波など）を行います．

### 文献

1) Yoshikawa T, et al：Brachial plexus injury：clinical manifestations, conventional imaging findings, and the latest imaging techniques. Radiographics, 26 Suppl 1：S133-S143, 2006
2) Sureka J, et al：MRI of brachial plexopathies. Clin Radiol, 64：208-218, 2009
3) Lawande M, et al：Pictorial essay: Role of magnetic resonance imaging in evaluation of brachial plexus pathologies. Indian J Radiol Imaging, 22：344-349, 2012
4) Fan YL, et al：Magnetic resonance imaging of traumatic and non-traumatic brachial plexopathies. Singapore Med J, 57：552-560, 2016

# Chapter 4 来院時の状況からのアプローチ

## 7 頭痛・発熱

鈴木卓也

###  はじめに

頭痛および発熱は，救急外来を受診する患者のなかでも頻度が高い症状の1つですが，そのなかには致死的となりうる疾患も少なからず混在しており，そのような疾患をいかに拾い上げ，鑑別するかが問題となります．本稿では頭痛・発熱を訴える患者を適切に診断するために画像診断に至るまでの考え方（図1）や，画像診断の適応を「慢性頭痛診療ガイドライン」[1]や「国際頭痛分類第3版beta版」[2]を中心に述べていきます．

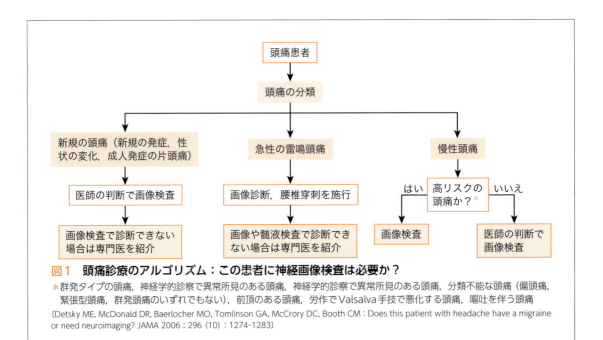

**図1 頭痛診療のアルゴリズム：この患者に神経画像検査は必要か？**
＊群発タイプの頭痛，神経学的診察で異常所見のある頭痛，神経学的診察で異常所見のある頭痛，分類不能な頭痛（偏頭痛，緊張型頭痛，群発頭痛のいずれでもない），前頂のある頭痛，労作でValsalva手技で悪化する頭痛，嘔吐を伴う頭痛
〔Detsky ME, McDonald DR, Baerlocher MO, Tomlinson GA, McCrory DC, Booth CM：Does this patient with headache have a migraine or need neuroimaging? JAMA 2006；296（10）：1274-1283〕

（文献1 p25より引用）

## STEP 1 画像診断に至るまでの流れ

頭痛は基礎疾患がなく慢性の経過をたどることの多い一次性頭痛と，脳あるいは全身の器質的疾患に伴う二次性頭痛に分類されます[2]．**救急外来で重要なのは，致死的な経過をたどる二次性頭痛を見落とさないことです．**頭痛の診断には前述のガイドライン等[1, 2]が広く使用されています．ただし多種多様な頭痛を診断するのに苦慮することも少なくありません．

また頭痛に加え，発熱，嘔吐，痙攣，意識障害，髄膜刺激症状などを伴う場合は感染症を疑います．中枢神経感染症のなかにも診断・治療の遅れにより致死的になりうる疾患があります．脳炎であれば意識障害は必発ですが，髄膜炎や脳膿瘍などでは特異的と言える症状はありません．成人で髄膜炎の古典的三徴（発熱，項部硬直，意識障害）が陽性となる例も半分程度しかありません．脳膿瘍の症状でも頭痛は70％，意識障害は65％，局所神経症状は60％，発熱は50％程度です．頭痛の鑑別においてはいくつかの確認事項を聴取する必要があります．そのなかで**危険な頭痛の鑑別ポイントとして「経験したことのない最悪の頭痛（最悪）」「増悪しているか（増悪）」「突然発症か（突然）」の3つの質問が有用**であるとする報告があります[3]．最も陽性的中率が高かったのは「増悪」で次が「突発」で，3つの質問にいずれも該当しない症例は危険な頭痛がなかったというデータも参考になります．

図1のアルゴリズム中の「急性の雷鳴頭痛」の原因疾患には致死的疾患が多く含まれています（表1）．これらは受診当日に必ず否定されなければならず，画像診断および腰椎穿刺を行ったうえで診断できなければ専門医への紹介を勧めています[2]．

また図2に危険な頭痛の簡易診断アルゴリズムを示しますので参考にしてください．

ほかにも一次性頭痛および二次性頭痛の鑑別や，危険な頭痛を見分けるための判断基準がいくつか提唱されていますので，詳細は成書等[1, 2]をご参照ください．

身体所見はバイタルサインの確認や発疹，全身の視診・聴診・触診・打診などを行って異常の有無を評価します．神経学的所見は意識レベルや痙攣，髄膜刺激症状，視力・視野異常，言語障害，麻痺歩行障害，感覚障害の有無を評価します．非典型的な頭痛の場合であればより詳細な身体所見の確認や神経学的診察を行います．髄膜炎に対する髄膜刺激徴候として項部硬直，Kernig徴候，Brudzinski徴候がよく知られています．これらは特異度は高いものの感度は低く，髄膜炎診断においては感度が高いJolt accentuationの有用性が報告されています[4]．

### 表1 急性の雷鳴頭痛で必ず否定したいもの

1. くも膜下出血（破裂動脈瘤）
2. 頭蓋内出血
3. 脳静脈血栓症
4. 未破裂脳血管奇形（多くは脳動脈瘤）
5. 動脈解離（頭蓋内および頭蓋外）
6. 下垂体卒中
7. 髄膜炎

（文献2を参考に作成）

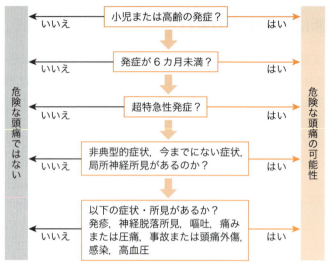

**図2　危険な頭痛の簡易診断アルゴリズム**
（文献1 p24より引用）

二次性頭痛の診断には画像診断が有用な疾患が多い一方で，一次性頭痛で異常を呈することは稀です．「画像診断ガイドライン2013年版」では，神経脱落症状を伴わない一次性頭痛に対してCTやMRIの有用性は非常に低く，推奨しない（グレードC2：科学的根拠がなく行わないように勧められる）と述べられています[5]．

問診や身体所見・神経学的所見にて危険な頭痛を疑う兆候があれば画像検査を検討します．

## STEP 2　画像診断の実際

頭部救急の画像診断においては，まず頭部CTが第一選択の検査となります．

原則的に腰椎穿刺前にも頭部CTを行い，脳ヘルニアの原因となる疾患を除外する必要があります．臨床的に脳の占拠性病変や神経所見を示唆する所見がなく，免疫不全のない症例，60歳未満であれば頭部CTは省略して腰椎穿刺が施行可能です[6]．

CTで原因が明らかでない場合でも，くも膜下出血や細菌性髄膜炎などの危険な頭痛を否定できなければ，頭部MRI/MR angiographyや腰椎穿刺が必要となります．脳腫瘍や脳膿瘍，脳炎などの可能性があれば造影MRIが望まれます．

一次性頭痛のなかで頻度が高く致死的になりうる疾患はくも膜下出血と細菌性髄膜炎です．二次性頭痛の原因となる疾患において画像で診断可能なものを**表2**，診断できないものを**表3**に示します．各疾患の画像所見に関しては他稿をご参照ください．

### 表2　画像検査で診断可能な二次性頭痛の原因疾患

**CTで診断可能**
- くも膜下出血
- 脳出血

**MRIなどの他の画像検査の追加で診断可能**
- 脳炎
- 脳動脈解離
- 脳動静脈奇形・硬膜動静脈瘻・もやもや病などの脳血管奇形
- 脳静脈血栓症
- 細菌性髄膜炎＊
- 脳膿瘍，硬膜下膿瘍
- 脳腫瘍
- 下垂体卒中
- 脳脊髄液減少症

＊ウイルス性髄膜炎では多くの場合所見はない
(文献7を参考に作成)

### 表3　二次性頭痛において画像診断が有用でない疾患

- 急性緑内障発作
- 甲状腺機能亢進症
- 帯状疱疹
- 心臓性頭痛 稀
- 褐色細胞腫 稀
- 側頭動脈炎（巨細胞性動脈炎）稀

## まとめ

- 頭痛には一次性と二次性があり，二次性のなかに緊急性が高いものがあります．頻度が高く致死的となりうるくも膜下出血と細菌性髄膜炎に特に留意が必要です．
- 緊急性の高い二次性頭痛のなかには画像検査が有用なものが多いですが，画像で診断できないものもあります．
- 問診，身体所見，神経学的所見により鑑別疾患を絞り込み，画像が有用な疾患が想定されればCT，MRIにて精査を行います．くも膜下出血や髄膜炎が疑われれば腰椎穿刺を行います．

### Pitfall

**Walk-in SAH[8]**

くも膜下出血 (subarachnoid hemorrhage：SAH) には急激な激しい頭痛や意識障害・嘔吐などをきたす典型例だけではなく，軽度の頭痛などで歩いて外来受診をする軽症型が存在します．受診直後に診断・加療できれば予後がよいですが，見逃されると致死的な転機をたどる場合があります．軽症SAHの頭痛はその痛みの程度ではなく，いつもと違う頭痛（突然発症）に注目する必要があります．

血腫が少量の場合はCTのみで診断ができないこともあり，腰椎穿刺の検討が必要です．発作から時間が経つほどCTでの感度は低くなります（CTの感度 発症0日：95％，3日：74％，1週：50％，2週：30％，3週：0％）．

なお，国内外問わずSAHの2割が見逃されており，本邦で裁判となったケースは100例を超えています．

■ **文献**

1) 「慢性頭痛の診療ガイドライン2013」（日本神経学会・日本頭痛学会/監，慢性頭痛の診療ガイドライン作成委員会/編），医学書院，2013
2) 「国際頭痛分類 第3版 beta版」（国際頭痛学会・頭痛分類委員会/著，日本頭痛学会・国際頭痛分類委員会/訳），医学書院，2014
3) 馬杉綾子，他：一般外来での頭痛診断における"最悪""増悪""突発"の問診の有用性．日本頭痛学会誌，33：30-33，2006
4) Uchihara T & Tsukagoshi H：Jolt accentuation of headache: the most sensitive sign of CSF pleocytosis. Headache, 31：167-171, 1991
5) 成人の一次性頭痛に対し，CTやMRI撮影は必要か？．「画像診断ガイドライン2013年版」（日本医学放射線学会，日本放射線科専門医会・医会/編），82-83，金原出版，2013
6) Brouwer MC, et al：Dilemmas in the diagnosis of acute community-acquired bacterial meningitis. Lancet, 380：1684-1692, 2012
7) 加藤大貴：頭痛診療に役立つ画像検査．Medicina, 52：1262-1267, 医学書院，2015
8) 間中信也：walk-in SAH（歩いてくるくも膜下出血）って？．Medicina, 52：1276-1281, 2015

Chapter 4　来院時の状況からのアプローチ

# 8 頸部痛・背部痛

藤間憲幸

## 所見からのアプローチ

**表　頸部痛・背部痛の原因疾患**

**頭部**
- 椎骨脳底動脈解離
- 後頭蓋窩の髄膜炎
- 後頭蓋窩の出血

**脊椎脊髄領域**
- 椎間板ヘルニア
- 圧迫骨折（脆弱性，腫瘍性）
- 特発性硬膜外血腫
- 石灰沈着性頸長筋腱炎
- crowned dens syndrome
- 硬膜嚢内の出血（特に動静脈奇形による）
- 脊髄腫瘍
- 脊髄炎・脊髄髄膜炎
- 脊椎炎
- 硬膜外膿瘍
- 環軸椎亜脱臼
- 環軸関節回旋位固定
- 小児頸椎椎間板石灰化症
- その他

 **はじめに** 〜頸部痛，背部痛の疾患概要〜

　救急における頸部痛，背部痛の原因となる脳・脊椎脊髄領域の疾患は非常に多岐にわたります（表）．臨床現場では，患者予後に大きくかかわる可能性のある疾患（骨折，腫瘍，感染症，出血，梗塞，炎症，動脈解離など）を確実に検出し診断することが重要です．本稿では診断の進め方，さらに各疾患の診断におけるポイントを中心に概説します．

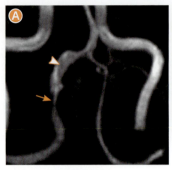 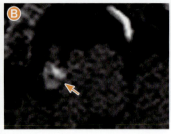 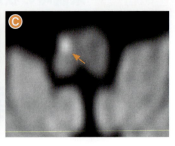

**図1 椎骨動脈解離**
MRAにて右椎骨動脈に狭小化（Ⓐ→）と拡張（Ⓐ▷）が認められ，MRA元画像ではスリット状の構造も同定できます（Ⓑ→）．延髄右側に小さな梗塞も認めます（Ⓒ→）．

## STEP 1 画像検査の進め方

- 頸部痛，背部痛をきたす疾患はMRIが第一選択となります（高エネルギー外傷後は除く）．
- 頸部痛の原因疾患は頭蓋内（主に後頭蓋窩）および頸椎，背部痛は胸椎がおおよその撮像範囲となります．
- 発熱や炎症所見がある場合は感染源検索が必要であり，脂肪抑制および造影の追加が望まれます．
- ただし病変の検出にCTが優れている疾患（後述する石灰化沈着性頸長筋腱炎，crowned dens syndromeなど）を鑑別に含む場合はCTの追加が必要です．

## STEP 2 どこに注目して読影するか：頭部疾患の場合

### 1）椎骨脳底動脈解離

- 急な頸部痛で第一に除外すべきは椎骨脳底動脈解離です．特に成人男性の場合は常に念頭におきます．
- 診断には拡散強調像とMR angiography（MRA）が必須です．拡散強調像は脳幹領域がターゲットのため薄いスライス厚（2 mm前後）が適しています．
- MRAでは椎骨脳底動脈の血管径の狭窄や拡張，内腔の線状構造を探します．拡散強調像では梗塞（特に延髄外側）を探します[1]（図1）．
- 脳幹梗塞は拡散強調像の高信号の出現が通常より遅れます．1回の陰性所見で安心せず必要に応じて経過観察を行います．
- MRAではごく軽微な血管径不整のみのこともあり注意深い読影が重要です．

**Pitfall**

**椎骨脳底動脈解離に有効な追加シーケンス**

椎骨脳底動脈解離の診断には脳槽撮影およびT1系の3D撮像（いわゆるplaque imaging）が有効です．脳槽撮影での血管外径の拡張，plaque imagingでの偽腔の血栓（典型的には強い高信号）が同疾患に特徴的です．

## 2）その他の疾患：後頭蓋窩の髄膜炎や出血

造影検査を含めると髄膜炎の診断は容易となります．外傷歴があるときは出血の解釈は容易ですが原因不明の場合は動静脈瘻による出血などを疑い異常血管の検索が必要です．

## どこに注目して読影するか：脊椎脊髄疾患（頸胸髄レベル）の場合

頸部痛をきたす疾患は多岐にわたり**表**および病歴情報もふまえ疾患を絞ることが重要です．背部痛の場合は胸椎の観察が重要ですが鑑別の種類は頸椎のものと類似します．疾患頻度は頸椎/胸椎レベルでそれぞれ異なるので疾患ごとの認識が重要です．

### 1）頻度の高い疾患

#### a）圧迫骨折

椎体のT1強調画像の高信号の消失および椎体の減高に着目すれば圧迫骨折の存在診断は容易です．頸椎は脆弱性骨折の頻度は低く，下位胸椎レベルではしばしば認められます．骨転移などの腫瘍性病変に伴った病的骨折も常に疑う必要があり椎体外腫瘤形成などの検索が重要です．

#### b）椎間板ヘルニア

正中後方や後外側型の椎間板ヘルニアは容易に診断できますが，外側型は見落としがちです．大抵は随伴する神経症状がありターゲットを絞った読影が必要です．

### 2）稀だが画像所見が特徴的であり意識すべき疾患

#### a）石灰沈着性頸長筋腱炎

頸長筋へのヒドロキシアパタイト沈着とその結晶の破綻によって炎症が生じ，①**椎体前方の軟部組織腫脹**，②**頸長筋に沿った領域（特に歯突起周囲）に石灰化**を生じます[2]．石灰化の検出にCTが重要な役割を示します（図2）．頸部痛の患者の際は常にこの2つの所見の確認が望まれます．

#### b）crowned dens syndrome

高齢女性に多く歯突起周囲にリング状に石灰化を生じます[3]（図3）．高齢者の場合，健常人でも歯突起周囲にしばしば石灰化がみられるので注意が必要です．ただし健常人に見られるものは石灰化が弱く，本疾患ほど目立たないことがほとんどです．こちらもCTによる診断が有用です．

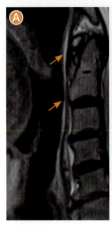
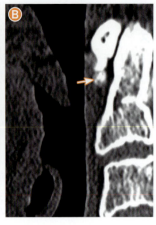

**図2　石灰沈着性頸長筋腱炎**
T2強調画像にて椎体前面に少量の液貯留があり炎症性変化が示唆されます（Ⓐ➡）．単純CTでは歯突起直下の頸長筋に石灰化巣を認めます（Ⓑ⇨）．

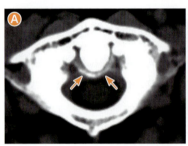
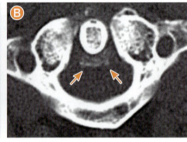

**図3　crowned dens syndrome**
歯突起辺縁に沿ってリング状の石灰化を認めます（Ⓐ➡）．健常人でも靱帯の石灰化がみられることがあり注意が必要です（Ⓑ➡）．

### 3）その他の疾患

表に記載したように多数の鑑別がありますが，病歴と合わせて画像所見を参照することが重要です．いくつか重要な疾患と所見をあげます．

#### a）頸胸椎硬膜嚢内の出血

外傷歴のない出血は動静脈奇形を念頭におきます．動静脈奇形では，拡張，蛇行した血管像や脊髄内の静脈性浮腫を認めます．異常血管が不明瞭な場合はCT angiography，血管造影を考慮します．

#### b）脊椎領域の特発性硬膜外血腫

硬膜外血腫は外傷後や術後がほとんどですが稀に特発性に生じます．軽微な外傷，抗凝固薬使用中，一過性の静脈圧上昇（咳やくしゃみ，いきみ）といった病歴に注意します．CTで高濃度に検出されますが，骨由来のアーチファクトで不明瞭な場合が多くMRIで評価すべきです．

#### c）脊髄炎，脊髄髄膜炎，脊椎炎，硬膜外膿瘍

いずれも造影検査の追加が必須です．病変の同定は容易な場合がほとんどです．硬膜外膿瘍は血腫との鑑別が難しい場合がありますが，発熱などの臨床情報も合わせて判断します．

■ 文献

1）「画像診断別冊KEY BOOKシリーズ　すぐ役立つ救急のCT・MRI」（井田正博，他/編著），pp24-25，学研メディカル秀潤社，2012
2）森　犖：石灰化頸長筋腱炎．「エキスパートのための脊椎脊髄疾患のMRI 第2版」（柳下　章，他／編），pp299-300，三輪書店，2010
3）Oka A, et al：Crowned Dens Syndrome: Report of Three Cases and a Review of the Literature. J Emerg Med，49：e9-e13，2015

# Chapter 4　来院時の状況からのアプローチ

## 9　めまい

北島美香

### 所見からのアプローチ

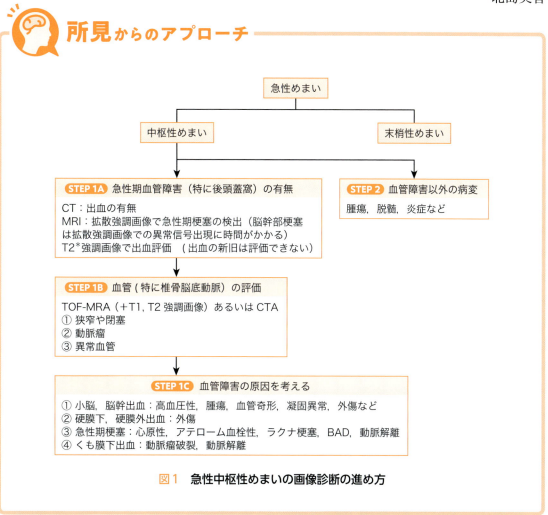

図1　急性中枢性めまいの画像診断の進め方

## はじめに

急性のめまいを主訴とする症例では，神経学的検査所見で中枢性めまいが疑われる場合に画像診断の対象となり，小脳・脳幹の急性期脳血管障害が原因の多くを占めます．

## STEP 1A 頭蓋内，特に後頭蓋窩に急性期血管障害がないかを確認する

- CTは急性期出血の検出に優れますが，MRIは頭蓋骨のアーチファクトが少ないため，**後頭蓋窩病変，特に急性期脳梗塞が疑われる場合は，MRIを積極的に行います．**
- 急性期脳梗塞の診断には拡散強調画像が必要です．急性期梗塞は拡散強調画像で高信号となり，ADC値（みかけの拡散係数：apparent diffusion coefficient）が低下します（図2ⒶⒷ）．しかし，脳幹梗塞は大脳半球の梗塞に比べ拡散強調画像で陽性所見となるまでに時間がかかることが知られています（Pitfall参照）．
- 脳幹は小さく，特に拡散強調画像では後頭蓋窩は磁化率アーチファクトの強い部位です．病変かアーチファクトか迷う場合には，冠状断の拡散強調画像が有用な場合があります．モニター診断では，適切なウインドウで観察します．
- 出血性病変の検出にはT2*強調画像が有用ですが，出血の新旧の判断はできません．

### ! Pitfall

**脳幹梗塞の拡散強調画像**

脳幹梗塞では大脳半球の梗塞に比べ拡散強調画像で陽性所見となるまでに時間がかかります．偽陰性梗塞はテント上梗塞に比して虚血強度の弱い脳幹梗塞，特に延髄梗塞で多いと報告されています．

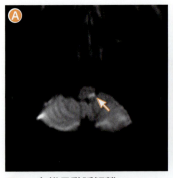 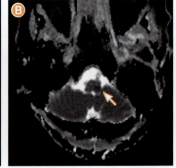 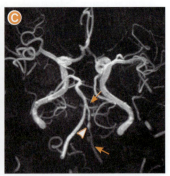

**図2　左椎骨動脈解離**

40歳代男性．頭痛とめまいにて受診．
Ⓐ拡散強調画像（b = 1,000）．延髄左背側に小さな急性期梗塞巣（⇨）を高信号で認めます．
ⒷADCマップ．急性期梗塞巣はADCが低下し，周囲より低信号（⇨）です．
ⒸTOF-MRA．左椎骨動脈は対側より径不整で細く（➡），一部に瘤状の拡張（▷）も認めます．

## STEP 1B 血管の評価を行う

- MRIではTOF法によるMR angiography（MRA）で動脈の評価を行います．CT angiography（CTA）が選択される場合もあります．
- 急性中枢性めまいの症例では特に，椎骨動脈，脳底動脈およびその分枝の閉塞や狭窄の程度・状態，動脈瘤の有無，異常血管の有無を評価します．動脈解離では，解離動脈の不整な狭窄やその近傍の拡張（pearl and strings sign）や閉塞などを認めます（図2 **C**）．MRはMIP像のみでなく，可能な限り元画像も観察します．
- T1，T2強調画像でも有用な情報が得られることがあります．閉塞した動脈はflow voidが消失し，脳動静脈奇形では異常な血管がflow voidとして描出されます．動脈解離では，壁内血腫がT1強調画像で高信号として認められる場合があります．

### Pitfall

**椎骨動脈の左右差**

正常でも一側の椎骨動脈が低形成の場合があり，MRAで低形成を閉塞と間違えないように注意します．MRAで描出の悪い椎骨動脈の外径がT2強調画像でも細ければ，低形成の可能性があります．

## STEP 1C 血管障害の原因を考える

- 画像所見と臨床症状から血管障害の原因を考えます．
- くも膜下出血では，動脈瘤の検索が重要です．脳実質内出血は高血圧性のほかに，腫瘍出血や，脳動静脈奇形を除外します．急性期では血腫にマスクされて，腫瘍やナイダスの検出が困難な場合があります．
- 小脳梗塞は心原性梗塞やアテローム血栓性梗塞が多く，脳幹部では穿通枝領域のラクナ梗塞が多くみられます．橋傍正中動脈の起始部から近位側の微小アテローム血栓性粥腫によってそれより末梢の動脈支配領域に梗塞を生じるbranch atheromatous disease（BAD）も起こります．BADは穿通枝起始部レベルから末梢側にかけ連続した梗塞巣を形成します．
- 椎骨動脈解離は，くも膜下出血，梗塞いずれの原因にもなります．

## STEP 2 血管障害以外の病変の検索を行う

- 腫瘍や脱髄病変なども急性めまいの原因となりうるため，血管障害以外の病変の検索，評価も必要です．
- 後頭蓋窩で頻度の高い腫瘍は神経鞘腫瘍や髄膜腫などの小脳橋角部腫瘍で，3D heavily T2強調画像が診断に有用です（図3）．脱髄病変や炎症を疑う場合は小脳，脳幹以外に病変がないかも検索します．

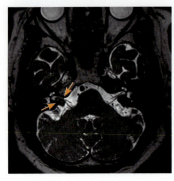

**図3　右聴神経腫瘍**
70歳代女性．聴力低下．
3D-heavily T2強調画像．右内耳道から小脳橋角部にやや突出する腫瘤（→）を認めます．

■ 文献

1) Oppenheim C, et al：False-negative diffusion-weighted MR findings in acute ischemic stroke. AJNR Am J Neuroradiol, 21：1434-1440, 2000
2) 山田　惠, 他：脳血管障害.「脳のMRI= MRI of the Brain」（細矢貴亮, 他/編), pp243-373, メディカル・サイエンス・インターナショナル, 2015
3) 井田正博：Ⅱ章 脳出血, Ⅲ章 くも膜下出血, Ⅳ章 脳梗塞.「ここまでわかる頭部救急のCT・MRI」（井田正博/著), pp112-373, メディカル・サイエンス・インターナショナル, 2013

# Chapter 5

# 常に頭においておく重要な疾患

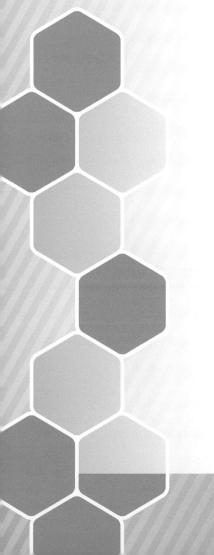

# Chapter 5 常に頭においておく重要な疾患

# 1 脳梗塞

関根鉄朗

## はじめに

　脳梗塞の治療を考えるうえで，病態の正しい理解が欠かせません．そのためには，画像から脳梗塞の発症機序を正しく理解することが必要です．本稿では，まず，代表的な脳梗塞の病型について典型像を述べながら解説を行います．その後，近年注目を浴びている経カテーテル的な血栓回収術の適応と画像診断の関係について詳述します．

## STEP 1 基本的な脳梗塞の病型を見極める

　脳梗塞の分類には複数ありますが，下記に代表的な分類と典型的な画像所見を提示します[1]（Chapter3-A-1 拡散強調画像で高信号 も参照のこと）．

### 1）心原性塞栓性梗塞（図1）

　心房細動により形成された心腔内の塞栓子が遊離して梗塞を起こします．比較的大きな塞栓子に伴う梗塞になりますので，重篤になりやすいです．

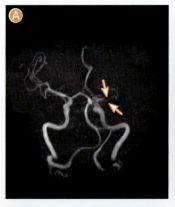
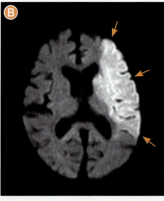

### 図1　心原性の塞栓性梗塞

80歳代女性．右下肢麻痺を主訴に来院しました．来院時心電図で心房細動を認めました．発症2時間後にMRIが撮像されました．
Ⓐ MRA．左M1近位部の高度閉塞を認めます（⇨）．
Ⓑ 拡散強調画像．左MCAの灌流域に合致して高信号域を認めます（→）．
比較的大きな血管の閉塞が存在すること，広汎な脳梗塞が急速に完成したこと，心房細動が存在することから，心原性の塞栓子に伴う脳梗塞と判断されました．
梗塞発症後の早期に来院しましたが，広い範囲に非可逆性の梗塞巣を認めることと虚血ペナンブラの領域が少ないことから，血栓溶解治療の適応はなしと判断されました．

## 2）アテローム血栓性脳梗塞（図2）

　　頸部-頭蓋内血管のアテローム硬化性変化に起因する脳梗塞です．アテローム血栓性脳梗塞の発症機序は大きく2つに分けられます．1つは血管狭窄に伴う末梢灌流圧の低下に起因し，血行力学梗塞や境界領域梗塞などと呼ばれます．もう1つはアテローム硬化を起こした血管に存在する不安定プラークが末梢に遊離して梗塞を引き起こすもので，動脈原性梗塞と呼称されます．灌流圧が低下しているところに飛んだプラークは線溶系の機序が働きにくいため，梗塞の原因となりやすいことから，両者にoverlapが存在します．

## 3）ラクナ梗塞（図3）

　　ラクナ梗塞は慢性的な高血圧により，深部穿通枝動脈末梢に変性・閉塞が生じて起こる脳梗塞です．機序として，高血圧性の脳出血と近いため，両者を合併していることも稀ではありません．

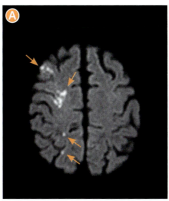
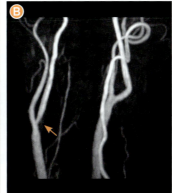
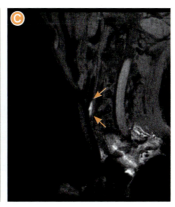

**図2　アテローム血栓性脳梗塞**
70歳代男性．昨日より左上下肢の動かしづらさ．本日朝より増悪したため精査目的で来院しました．
Ⓐ拡散強調画像．右前頭-頭頂葉の分水嶺領域に小結節様のDWI高信号域の散在を認めます（→）．
Ⓑ頸部MRA．右ICAの起始部に狭窄を認めます（→）．
Ⓒblack-blood MRI．狭窄部に合致して，高信号に描出されるプラークを認めます（→）．不安定プラークであることが示唆され，同プラークが末梢に遊離したために脳梗塞を引き起こしたと考えられました．

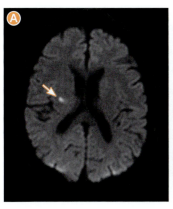
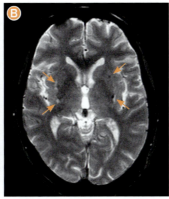

**図3　ラクナ梗塞**
50歳代男性．昨日よりの左手の動かしにくさを感じ受診しました．血圧200/108 mmHgでした．
Ⓐ拡散強調画像．右被殻領域に小結節様の高信号域を認めます（→）．穿通枝末梢域の脳梗塞であり，高血圧の病歴と合わせて，ラクナ梗塞と診断しました．
ⒷT2*強調画像．両側の基底核領域に点状の低信号域を認め，陳旧性の微小出血巣です（→）．高血圧性の穿通枝末梢の動脈硬化性変化は，ラクナ梗塞と微小出血の両者を引き起こします．

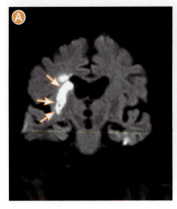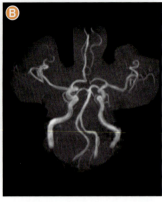

**図4　分枝粥腫型梗塞（BAD）**
80歳代女性．昨日より嚥下障害をきたしており来院しました．
Ⓐ拡散強調画像冠状断像．基底核穿通枝領域に沿って，比較的大きめの高信号域を認めます（⇨）．分布から，BADと診断しました．
ⒷMRA．穿通枝起始部のM1には動脈硬化性変化を同定できない場合が多いです．

### 4）分枝粥腫型梗塞（BAD，図4）

　上述のラクナ梗塞が穿通枝末梢の閉塞に起因する脳梗塞なのに対し，分枝粥腫型梗塞（branch-atheromatous disease：BAD）は穿通枝起始部に生じた粥状硬化により引き起こされる脳梗塞です．血管の長軸方向にわたって，比較的大きな病変となります．早期の治療介入をしても進行性であることがよく知られています．

### 5）動脈解離による脳梗塞（図5）

　動脈解離のなかでも椎骨動脈解離に伴う脳梗塞の頻度が高いですが，そのほかのいずれの血管でも起こりえます．中年の患者の後方循環系の梗塞では本疾患を念頭におくことが重要です．脳幹部梗塞は thin slice の拡散強調画像（DWI）でないと同定しづらいことがあります[2]．

### 6）腫瘍原性の脳梗塞[3]（図6）

　腫瘍が存在することにより，線溶系の異常をきたし，脳梗塞をきたします．複数の血管支配域にまたがり，小さな結節状の脳梗塞巣の多発が特徴的です．このような梗塞を見た際には，全身検索を行うことが必要です．

### 7）血管炎に伴う脳梗塞

　頻度は稀ですが，通常の脳梗塞のリスク因子がない患者では，血管炎に伴う脳梗塞を鑑別にあげることが大事です．従来は画像診断が困難でしたが，頭蓋内血管の black-blood imaging の画質向上により，診断が可能なものが出てきています．

### 8）塞栓源不明の脳梗塞（ESUS）[4]

　塞栓源不明の脳梗塞（embolic stroke of undetermined sources：ESUS）は，近年注目を浴びている疾患概念です．以下の4つの条件が診断に必要です．すなわち①主要な塞栓源の否定，②50％以上の血管狭窄なし，③ラクナ梗塞でない，④その他の特殊な脳梗塞の原因なし．画像で診断するタイプの脳梗塞ではありませんが，上記の1）〜7）の病型を確実に否定することが大事になります．このような脳梗塞においては，潜在性の心房細動に伴う塞栓子による脳梗塞が多いことがわかってきています．原因不明の脳梗塞に対しては，一般的には抗血小板療法が用いられていますが，このような観点から抗凝固療法が有用ではないかと考えられ，現在，大規模な前向き検討がなされています．

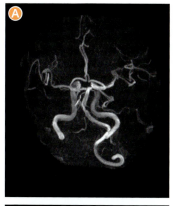
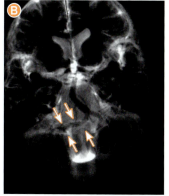
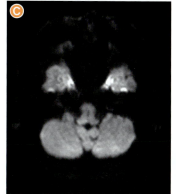
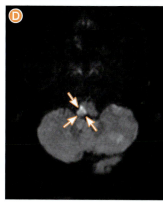

### 図5　椎骨動脈解離に伴う脳梗塞

60歳代男性．2時間前より突然の右後頸部痛と歩行障害をきたし，来院しました．

**Ⓐ** MRA．右椎骨動脈は描出されません．この画像のみですと，右椎骨動脈の閉塞と低形成の両者の可能性が考えられます．

**Ⓑ** BPAS．血管壁の外径を描出可能なBPAS画像では，右椎骨動脈の存在を確認できます（⇨）．すなわち，右椎骨動脈の低形成ではなく，閉塞と考えられます．突然の右後頸部痛とのエピソードと合わせて，椎骨動脈解離と診断しました．

**Ⓒ** 通常の拡散強調画像（4.5 mmスライス厚，2.5 mm gap）．信号変化を捉えることは困難です．

**Ⓓ** Thin sliceの拡散強調画像（3 mm厚，0.5 mm gap）．右延髄に高信号域を認め，急性期脳梗塞巣と考えられます（⇨）．脳幹部の梗塞巣は病変が小さいため，thin sliceの拡散強調画像でないと病変が不明瞭な場合があります．

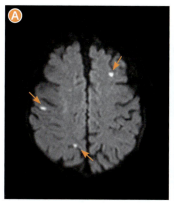
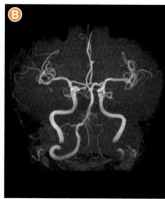

### 図6　腫瘍原性の脳梗塞

80歳代女性．2時間前よりの構音障害をきたし来院しました．血性Dダイマー 17.7 μg/mLと高値でした．

**Ⓐ** 拡散強調画像．複数の血管支配域に小結節様の高信号域を認めます（→）．

**Ⓑ** MRA．脳血管に粗大な狭窄は認めません．全身精査の結果，肺がん，肺動脈塞栓，下肢静脈血栓を認めました．脳梗塞の分布と合わせて，腫瘍原性の脳梗塞と診断しました．

## STEP 2　経カテーテル的な血栓回収療法の適応を画像所見から考える

　急性期脳梗塞において，rt-PA静注療法に加え，近年，経カテーテル的な血栓回収術の有用性が報告されています．本領域は新規デバイスの出現や大規模前向き研究により，エビデンスが次々に塗り替えられている分野であり，今後，大きく変遷する可能性があります（Chapter5-3 ニューロインターベンションの実際 参照）．ここでは適応を考える際の基礎となる画像診断の考え方について述べます．なお，本治療の適応や推奨については日本脳卒中学会ホームページ（http://www.jsts.gr.jp/）を参照してください．

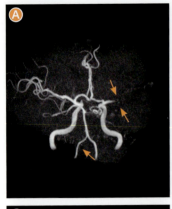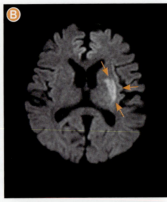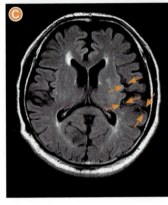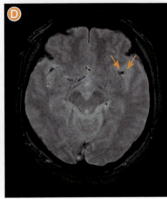

**図7 経カテーテル的な血栓回収療法が適応となる症例**

60歳代男性．右片麻痺・失語が出現し来院しました．心房細動を認めます．発症3時間後にMRIが撮像されました．

Ⓐ MRA．左M1起始部に高度の閉塞を認めます（➡）．心房細動との病歴と合わせて，塞栓性の脳梗塞が疑われました．

Ⓑ 拡散強調画像．左被殻領域に淡い高信号域を認めますが（➡），皮質領域の信号変化は認めていません．MRAの所見と拡散強調画像の所見にミスマッチを認めており，虚血ペナンブラ領域が広めであることが推測できます．

Ⓒ FLAIR．MCAの血管に対応して，線状の高信号域を認めます（➡）．Intraarterial signalと呼称され，側副路からのゆっくりな血流を反映していると考えられます．この血流により灌流圧が維持され，MRI撮像時点では小さな脳梗塞しか生じていないと推測されます．

Ⓓ T2*強調画像．左MCAに血管径より大きく描出される低信号域を認めます（➡）．塞栓子の信号を反映していると考えられます．T2*強調画像で低信号を示す塞栓子はrt-PAの静注のみでは溶解しにくいとされます．

梗塞部コアが比較的小さいこと，虚血ペナンブラ領域が比較的大きいと推測されること，rt-PAの静注では溶けづらい塞栓子と推測されたことから，経カテーテル的な血栓回収術が選択されました．

## 1）不可逆性の梗塞部コアが大きい場合，適応は乏しい

　脳梗塞が完成している部位は毛細血管が拡張しきっており，また，血管壁も脆弱です．同部に再灌流を起こすと，出血をきたし症状が増悪します．不可逆性の脳梗塞の範囲を計測するにはCT/DWI-ASPECTを用いるのが簡便です．ASPECT 4〜5点以下の梗塞部のコアが大きい症例については，血栓回収術の意義が小さいことが示唆されています（図1，7）[5]．

## 2）虚血ペナンブラ領域が多い方が，治療効果が見込まれる

　虚血ペナンブラとは血流再開により救済可能な領域を指します．虚血ペナンブラがほとんど存在しなければ，前述の通り，血栓回収術は出血性梗塞のリスクを助長するのみで適応はありません．歴史的には虚血ペナンブラの判断にCT perfusionやMR perfusionが有用とされていましたが，臨床現場ではより簡便な手法で代替されることもあります．例えば，CT angiography（CTA）やMR angiography（MRA）から類推される灌流異常域に対して梗塞部のコアの領域が小さければ，虚血ペナンブラの存在範囲が大きいと推測できます（図7Ⓑ）．

## 3）側副血行路の有無[5]

　血栓回収療法の適応は発症8時間以内の脳梗塞です．しかし，実際には血管閉塞が起こった際の側副血行路の発達具合により症例ごとの脳梗塞の進展リスクに異なりがあり，画一的なtime windowが適していないことが推測されています．この側副血行路評価のためにはCT perfusionやMR perfusionといった，灌流画像のほかにmulti-phaseのCTAやFLAIRのintraarterial signalを用います（図7 C）．ただし，FLAIRについては，描出能が撮像条件の差により，大きく異なることを知っておく必要があります[6]．

### 4）rt-PAの静脈内投与で溶解しにくい血栓が存在する

血栓回収療法の適応の1つにrt-PAの静脈内投与で再開通が見込まれない症例があげられます．M1近位部の塞栓やT2*強調画像で明瞭な低信号に描出される塞栓子については，rt-PA単独では，再開通が見込まれないことを知っておくとよいでしょう（図7 D）[7]．

### ■ 文献

1）「ここまでわかる頭部救急のCT・MRI」（井田正博/著），メディカル・サイエンス・インターナショナル，2013
2）Nakamura H, et al：Effect of thin-section diffusion-weighted MR imaging on stroke diagnosis. AJNR Am J Neuroradiol, 26：560-565, 2005
3）Finelli PF, Nouh A：Three-Territory DWI Acute Infarcts: Diagnostic Value in Cancer-Associated Hypercoagulation Stroke (Trousseau Syndrome). AJNR Am J Neuroradiol, 37:2033-2036, 2016
4）Hart RG, et al：Embolic strokes of undetermined source: the case for a new clinical construct. Lancet Neurol, 13：429-438, 2014
5）Yuh WT, et al：Revisiting Current Golden Rules in Managing Acute Ischemic Stroke: Evaluation of New Strategies to Further Improve Treatment Selection and Outcome. AJR Am J Roentgenol, 208：32-41, 2017
6）Ahn SJ, et al：Can FLAIR hyperintense vessel (FHV) signs be influenced by varying MR parameters and flow velocities? A flow phantom analysis. Acta Radiol, 57：580-586, 2016
7）Kimura K, et al：M1 susceptibility vessel sign on T2* as a strong predictor for no early recanalization after IV-t-PA in acute ischemic stroke. Stroke, 40：3130-3132, 2009

Chapter 5 常に頭においておく重要な疾患

# 2 脳動脈瘤破裂

坂本真一

## はじめに

　脳動脈瘤破裂によるくも膜下出血は日常臨床で遭遇する機会が稀ではない疾患です．患者全体の10〜25％は病院に到着する前に死亡し，適切な治療が施されたとしても20〜25％が入院後に死亡もしくは後遺症をきたす重篤な疾患です[1]．初診時CTでの見逃しは，さらに致命的で，死亡率が70〜90％とされる動脈瘤再破裂につながるために[2]，的確な画像診断が必要です．
　本稿では，脳動脈瘤破裂の代表的な断層画像としてCTを中心に提示し，見逃しを回避するために必要な画像診断の手順について解説します．

## 1 脳動脈瘤破裂の典型的な画像所見のポイント

　典型的な脳動脈瘤破裂に伴う急性期のくも膜下血腫は，CTで脳槽や脳溝に沿った高吸収域として描出されます．脳動脈瘤は脳底部の動脈に好発するために，破裂すると血腫は鞍上槽，橋前槽〜迂回槽，シルビウス谷等の脳底槽からシルビウス裂，大脳縦裂に広がることになり，**ペンタゴンと呼ばれる五角形の高吸収域**を形成します（図1）．しかしながら，この高吸収域の分布は，破裂動脈瘤の局在，血腫の量，破裂の方向などに影響されるために，後述するように，完全なペンタゴンを形成しないことも多いのに注意が必要です．
　MRIは体内金属などの禁忌事項，患者に付随するする医療機器，再出血時の対処などのため

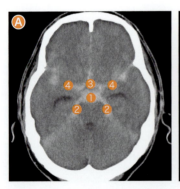 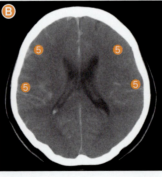

**図1　脳動脈瘤破裂によるくも膜下出血の典型的頭部CT画像**
脳底槽（橋前槽❶〜迂回槽❷，鞍上槽❸，シルビウス谷❹等）に，左右対称に五角形（ペンタゴン）の高吸収域が認められます（Ⓐ）．高吸収域はシルビウス裂および大脳縦裂に進展しています．両側大脳半球脳溝（くも膜下腔❺）にもびまん性に高吸収域が認められます（Ⓑ）．脳室は軽度拡大しています．
（文献3より転載）

に，救急での施行は制限されます．しかし，FLAIRはCTで血腫の吸収値が低下し不明瞭となる出血後4日〜2週間の亜急性期のくも膜下出血の診断に有用とされています[4, 5]（図2）．

## 2 異常所見の見つけ方

### STEP 1：脳槽の対称性の確認

**頭部画像診断の基本は左右対称性の確認です**．頭部が左右の傾きのない軸位断では，ほぼ左右対称に内部構造が描出されているはずです．左右非対称な画像には異常所見が含まれていることが多く，くも膜下出血においても，偏在する動脈瘤の場合は非対称性に血腫が分布するのが普通です．血腫の分布から動脈瘤局在を推測することも可能です．

### STEP 2：髄液と脳実質のコントラストの確認

正常では脳実質と髄液のCT値（hounsfield unit：HU）は離れており，視覚的評価は容易です（脳実質 20〜40 HU，髄液：0〜5 HU）．**読影時にはこの脳槽・脳室と脳実質のコントラストを注意深く観察するように心がける必要があります**．もし髄液と脳実質のコントラストが不明瞭な場合には髄液の吸収値が上昇していることが多く，くも膜下血腫の存在が疑われます（図3）．くも膜下出血を吸収値（高吸収）のみから評価することは，**厳に慎まなければなりません**．

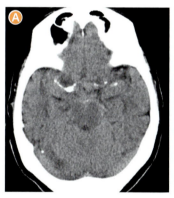
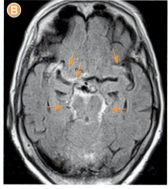

**図2 亜急性期のくも膜下出血**
80歳代女性．自宅で倒れているところを発見されました．
単純CTでは脳底槽の描出が不明瞭です（Ⓐ）．MRI（FLAIR）にて，脳底槽に高信号を認め，くも膜下出血と診断されました（Ⓑ）．
脳血管撮影にて，右内頚動脈後交通動脈分岐部に動脈瘤が認められました．
（馬場記念病院放射線科　山田哲也先生の御厚意による，文献3より転載）

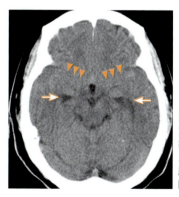

**図3 脳実質と等吸収を示すくも膜下出血（minor leak）**
70歳代女性．数日前からの頭痛を主訴として，外来受診となりました．鞍上槽および両側シルビウス谷〜シルビウス裂の描出が不明瞭です（▶）．第3脳室および側脳室の拡大も認められ，水頭症が疑われる所見です（⇨）．
脳血管撮影にて，前交通動脈に微小動脈瘤が確認されました．（馬場記念病院放射線科　山田哲也先生の御厚意による，文献3より転載）

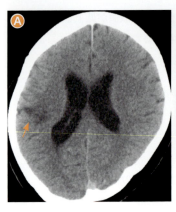
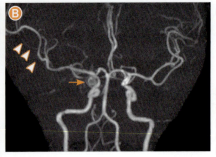

**図4　脳血管攣縮と脳梗塞**
50歳代女性．右動眼神経麻痺を主訴に受診．
初診時の単純CTで右シルビウス裂に沿った脳梗塞の所見が認められます（Ⓐ➡）．MRAでは右中大脳動脈の描出が左側と比較して不良です（Ⓑ▷）．右内頸動脈末梢部に動脈瘤が認められます（Ⓑ➡）．

### STEP 3：脳動脈瘤破裂に付随する所見の確認

くも膜下血腫の描出が不明瞭な症例でも，**付随所見から脳動脈瘤破裂を疑うことが可能な場合があります．**

脳動脈瘤破裂には水頭症を合併することがあります．異常な脳室拡大はくも膜下腔の血腫による脳脊髄液の循環障害を示唆しています．また，急性期〜亜急性期にかけての血管攣縮が引き起こす脳梗塞も，くも膜下出血の重要なサインの1つです（図4）．

## ❸ こんな所見のこともある

多くの教科書において，くも膜下出血の画像として脳底槽（ペンタゴン）が比較的均一に高吸収を示す画像が提示されています（図1）．しかし，下記に示すような非典型的な画像を示す症例も決して稀ではありません．

### 1）後頭蓋窩に限局したくも膜下血腫

椎骨動脈，脳底動脈近位部などの後方循環の動脈瘤の破裂の場合には，**脳底槽（ペンタゴン）に血腫を確認できないことがあります．**動脈瘤の破裂が疑われる場合には，後頭蓋窩の血腫や後頭蓋窩のくも膜下出血に高率に合併する水頭症の確認も必要になります．

### 2）脳室内穿破

前交通動脈瘤などの脳室に近接した部位の動脈瘤は，破裂の方向により脳室内に血腫をつくることがあります．ただし一般には，近傍のくも膜下腔にも血腫が認められます．

### 3）脳内血腫

脳実質に接した脳動脈瘤が破裂した場合には，主に脳内出血の画像所見を呈することがあります．**中大脳動脈瘤の破裂例では，ときに被殻出血類似の所見を呈します**（図5）．ただしこの場合においても純粋な脳内血腫であることは稀であり，くも膜下腔にも血腫を認めるのが普通です．

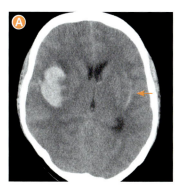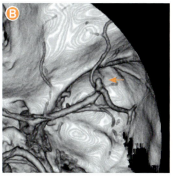

**図5　脳内血腫（中大脳動脈分岐部動脈瘤破裂）**

30歳代女性．倒れているところを発見されました．左片麻痺が認められました．
単純CTで，右被殻外側に血腫が認められます（Ⓐ）．両側大脳半球脳溝の描出は不明瞭で，左シルビウス裂末梢にくも膜下出血と考えられる高吸収域が認められました（Ⓐ➡）．CTA（CT angiography）で，右中大脳動脈分岐部に上向きの動脈瘤が認められました（Ⓑ➡）．動脈瘤破裂による脳内血腫およびくも膜下出血と考えられました．
（文献3より転載）

### 4）脳表ヘモジデリン沈着症（superficial siderosis）

　くも膜下出血の後に，ヘモジデリンが脳軟膜下や脳神経に沿って沈着することがあり，脳表ヘジデリン沈着症（superficial siderosis）と呼ばれます[6]．MRIではT2強調画像，特にT2*強調画像が有用です．出血の原因はさまざまですが，MRIでこの所見がみられた場合には，脳動脈瘤の検索が必須です．

### 💡 Pitfall

　典型的なくも膜下出血（大出血）の症状発現の前に，sentinel headache，minor leak，warning leakと呼ばれる頭痛（小出血）を生じることがあります[7]．大出血の前2週間以内に起こり，ピークは24時間以内にあります．小出血の55％はCTでの診断が不可能とされ，動脈瘤の増大や動脈壁内出血などのくも膜下出血を伴わない症例もありますが，CTを注意深く観察すれば，診断可能な症例も存在します（図3）．偏頭痛などと誤診しないように注意する必要があります．

## おわりに

　脳動脈瘤破裂に伴うくも膜下出血の断層画像所見には，一般的な教科書には提示されていない多くのバリエーションが存在します．頭痛を主訴に来院する患者に対しては，常にくも膜下出血の可能性を念頭においた慎重な画像診断が必要とされます．

### ■ 文献

1）日向野修一：くも膜下出血と脳動脈瘤．「脳MRI 3　血管障害・腫瘍・感染症・他」（高橋昭喜/編著），110-143，学研メディカル秀潤社，2010
2）飯原弘二：10章 脳血管障害　§2脳動脈瘤　1．破裂脳動脈瘤　G．治療方針．「脳神経外科学改訂12版」（太田富雄，他/編），892-915，金芳堂，2016
3）坂本真一：脳動脈瘤破裂の断層画像所見．「特集 わずかな異常も見逃さない！救急での頭部画像の読み方」（山田　惠/編），レジデントノート（増刊），16：1461-1470，2014
4）Mitchell P, et al：Detection of subarachnoid haemorrhage with magnetic resonance imaging. J Neurol Neurosurg Psychiatry, 70：205-211, 2001
5）Noguchi K, et al：Subacute and chronic subarachnoid hemorrhage: diagnosis with fluid-attenuated inversion-recovery MR imaging. Radiology, 203：257-262, 1997
6）Gomori JM, et al：High-field MR imaging of superficial siderosis of the central nervous system. J Comput Assist Tomogr, 9：972-975, 1985
7）de Falco FA：Sentinel headache. Neurol Sci, 25 Suppl 3：S215-S217, 2004

Chapter 5　常に頭においておく重要な疾患

# 3 ニューロインターベンションの実際～急性期血栓回収術

井手里美

　はじめに

　急性期脳梗塞に対する治療として，本邦では2005年にrt-PA（recombinant tissue plasminogen activator）静注療法が薬事承認されました．当初は発症3時間以内に投与開始という時間的制限がありましたが，2012年には発症4.5時間以内に適応時間が延長されました．2010年にはMerci Retriever system（Stryker社）が，2011年にはPenumbra system（Penumbra社），さらに2014年には新しいステント型血栓回収デバイスのSolitaire FR（Medtronic社）やTrevo ProVue（Stryker社）が認可されました．これらステント型血栓回収デバイスの再開通率は高く，5つのランダム化比較試験[1～5]や，これらのメタ解析の結果から，急性期主幹動脈閉塞に対しての血栓回収療法の有効性が示されました[6,7]．

　2017年に発表されたDAWN trial[8]では，発症6～24時間で症状と脳梗塞のサイズにミスマッチのある症例に対して血栓回収療法の有効性が検討されており，90日後のmodified Rankin Scale（mRS）は有意差をもって血栓回収群で良好な成績を示したことから，大きな注目を集めています．

　最近では，「脳卒中治療ガイドライン2015〔追補2017〕」[9]が公表され，発症8時間以内の血栓回収療法の推奨については従来と変わりなくグレードC1（行うことを考慮してもよいが，十分な科学的根拠がない）のままとなっていますが，発症6時間以内の血栓回収療法はグレードA（行うよう強く勧められる）として新たに記載され，血栓回収療法の臨床における重要性はより高まっています．

　使用デバイスについて理解する

　現在，本邦で使用可能な血栓回収機器は，主にステント型，吸引型の2種類に分かれます．最近ではステント型デバイスが多くの施設で第1選択として使用されていますが，吸引型デバイスも単独もしくはステント型デバイスと併用して使用されています．それぞれの道具の特徴を理解し，病態に応じた最適な道具でアプローチする必要があります．

### 1）ステント型血栓回収デバイスの特徴

　本邦で使用可能なデバイスは，Solitaire FR2（日本メドトロニック株式会社），Trevo XP

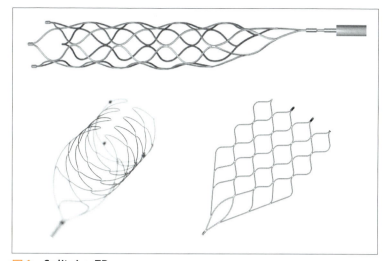

図1　Solitaire FR
（日本メドトロニック株式会社からの提供）

ProVue（日本ストライカー株式会社），Revive SE（ジョンソン・エンド・ジョンソン株式会社）の3種類あります．それぞれの特徴は以下の通りです．

### a) Solitaire FR2（図1）

網状にレーザーカットされたナイチノール製のシートがオーバーラッピングするように巻かれたオープンスリット構造で，自己拡張能をもつデバイスです．透視下に視認できるのはステントの遠位端と，ステントとプッシュワイヤーが接続されている近位X線マーカーのみで，血栓補足部位はマーカー長よりも短くなるため注意する必要があります．サイズは4種類で，径4 mmで有効長15 mm，20 mm，径6 mmで有効長20 mm，30 mmです．適応血管に応じてサイズ選択を行い，内頸動脈に血栓がある場合は6 mm/20～30 mmを，中大脳動脈M1では4 mm/20 mmを，M2以遠の血栓には4 mm/15 mmを選択します．

### b) Trevo XP ProVue（図2）

網状にレーザーカットされたナイチノールチューブを円筒形に形状記憶させた構造で，らせん状に配列されたセルによって，血栓の補足・把持力の向上が企図されています．ステントのストラットは透視下で視認可能で，ステントの開存状態を目視することができます．血栓補足部位はステント先端部から4～6 mm近位部から，ステントとコアワイヤー接続部の約10 mm遠位までとなっています．サイズは3 mm径/20 mm長，4 mm径/20 mm長，6 mm径/25 mm長の3種類です．ステント展開時にコアワイヤーを押しながら展開するPush and Fluff法血栓回収率が高いとされています[10]．

### c) Revive SE（図3）

Trevoと同様に網状にレーザーカットされたナイチノールチューブを円筒形に形状記憶させた構造ですが，先端に長さ6 mmのディスタルマーカーと5 mmのバスケットがついており，補足した血栓の遠位飛散を予防する効果が期待されています．透視下に視認できるのはデリバリーワイヤーと近位マーカーのみであり，血栓補足部位はこれよりも短くなるため，注意が必要です．サイズは4.5 mm径/22 mm長の1種類ですが，推奨血管径は1.5 mm～5 mmで，

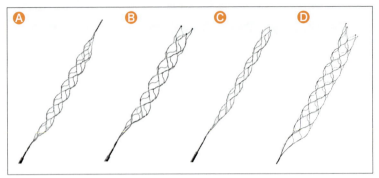

**図2　Trevo ProVue と XP ProVue**
Ⓐ Trevo® ProVue Retriever 4×20 mm
Ⓑ Trevo® XP ProVue Retriever 4×20 mm
Ⓒ Trevo® XP ProVue Retriever 3×20 mm
Ⓓ Trevo® XP ProVue Retriever 6×25 mm
（日本ストライカー株式会社からの提供）

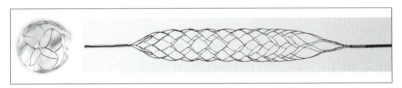

**図3　Revive SE**
（ジョンソン・エンド・ジョンソン株式会社からの提供）

血管径に応じて有効長は22〜28 mm長に変化します．

### 2）ステント型血栓回収デバイスの使用方法

　ステント型デバイスを前方循環の脳血管閉塞に使用する際には通常8〜9 Frのバルーン付きガイディングカテーテルを使用します．

　まず，0.014インチマイクロガイドワイヤーを先行させ，マイクロカテーテル（主にMarksman27 150 cm）を閉塞血管の遠位まで誘導します．マイクロカテーテル造影にて，先端が血栓遠位に誘導されたことを確認し，ステントをマイクロカテーテルに挿入し，ステント先端部のフルオロマーカーとマイクロカテーテル先端のマーカーを合わせ，血栓全体をステントの血栓補足部位でカバーできるよう展開します．ステント展開後に，ガイディングカテーテルから造影を行い，一時再開通を確認します．5分待機して再度撮影し，血栓補足部の血流の停滞や再閉塞を確認します．5分経過してもflowが変わらなければ数分待機するかステントを牽引するか選択します．

　ステント回収時には，9 Frガイディングカテーテルのバルーンを拡張し，ガイディングカテーテルから50 mLシリンジで用手吸引しながらマイクロカテーテルごとステントリトリーバーを一定のスピードで牽引します．ステントを体外に引き出し，血栓の補足を確認します．ガイディングカテーテルからはバルーン閉塞下に血液を吸引し，血栓がこぼれ落ちていないかを確認します．血液が吸引できない場合はガイディングカテーテル内に血栓の存在が疑われるため，抜去して血栓の有無を確認します．なお，2passまでにTICI2b以上の有効再開通が得

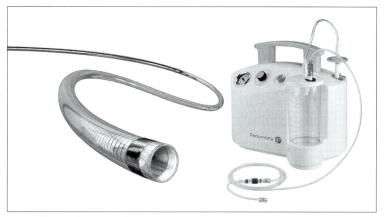

**図4 Penumbraシステム**
（株式会社メディコスヒラタからの提供）

られない場合は，他のステント型デバイスを使用するか，Penumbraシステム（後述）への変更を考慮します．

### 3）血栓吸引カテーテルの特徴

　Penumbraシステム（株式会社メディコスヒラタ，図4）は，唯一の吸引型デバイスで，本邦ではACEシリーズ（60, 68），MAXシリーズ（3MAX, 4MAX）が使用可能です．Penumbra再灌流カテーテルを血管閉塞部位まで挿入し，先端が紡錘状に拡張したセパレーターをカテーテルから出し入れすることで，閉塞をセパレーターで解除しながら吸引ポンプで血栓を回収するデバイスです．このセパレーターを用いた方法での治療成績は満足のいくものではありませんでしたが，2014年にTurkらによって考案されたADAPT（a direct aspiration fast pass thrombectomy）法によって，治療成績は劇的に向上し，現在の主流となっています．以下ではADAPT法について述べます．

### 4）血栓吸引カテーテルの使用法

#### a）ADAPT法

　使用するデバイスに応じて8～9 Frのバルーン付きガイディングカテーテルを選択します．0.014インチマイクロガイドワイヤーを先行させ，インナーカテーテル（ACEでは3MAXを，4MAXではPX SLIMをインナーとする）を閉塞血管の手前まで誘導します．Penumbraカテーテルを血栓近位まで誘導し，直接吸引ポンプ（もしくは用手的吸引）で吸引をかけた状態でno flowとなったことを確認後，カテーテルを抜去し血栓を回収します．

#### b）中間カテーテルとしての使用

　ステント型デバイスにPenumbra ACEを中間カテーテルとして使用し，同軸上にマイクロカテーテルを閉塞部に誘導後，ステントを展開します．展開したステントをアンカーとしてマイクロカテーテルを抜去し，Penumbraより吸引をかけながらステントとPenumbraとともに血栓回収を行うことで，血栓回収時に末梢側へ血栓が飛散することや，閉塞部と別領域の血管に血栓が移動するといった合併症の予防が期待されます．

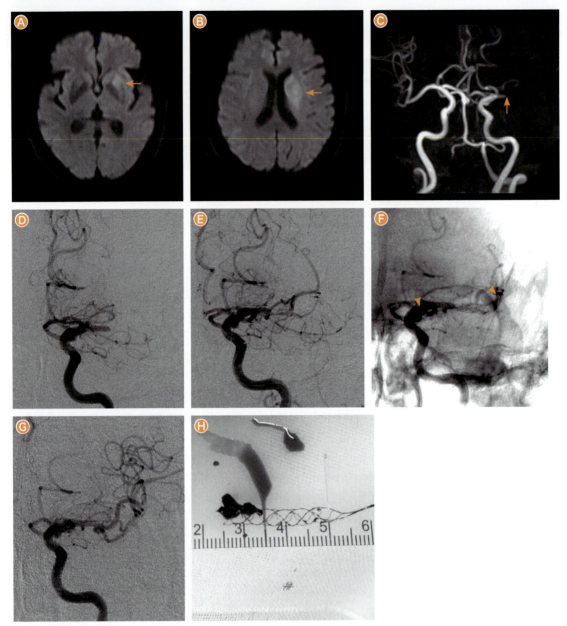

**図5 血栓回収デバイスを用いた症例**
70歳代女性，Trevo XP ProVue 4 mm/20 mmによる血栓回収療法を施行．
ⒶⒷ拡散強調画像．左被殻，放線冠に淡い高信号域（→）を認め，急性期脳梗塞が疑われました．
Ⓒ頭部MRA．左中大脳動脈M1の閉塞を認め（→），閉塞部以遠の描出は不良でした．
Ⓓ左内頸動脈造影（血栓回収療法前）．MRAと同様に左中大脳動脈M1の閉塞を確認しました．
ⒺⒻTrevo XP ProVue 4 mm/20 mm展開後．ステント展開後の造影で一時再開通を得た後，5分待機して再閉塞を確認しました．
　（▶：ステント展開部）
Ⓖ血栓回収療法後左内頸動脈造影．血栓を回収し，TICI3の完全再開通を得ました．
Ⓗ回収された血栓．ステントに赤褐色の血栓を補足しました．
〈Ⓗはp.9 Color Atlas❹ 参照〉

## STEP 2 実際の臨床現場では

急性期脳梗塞の診断および血栓回収療法の適応については「Chapter5-1 脳梗塞」を参照ください．

ここでは，血栓回収デバイスを用いて治療した代表症例を提示します．

● **血栓回収デバイスを用いた症例**（図5）

70歳代，女性．Trevo XP ProVue 4 mm/20 mmによる血栓回収療法を施行．

突然の意識障害，右片麻痺，失語で救急搬送されました．

NIHSS 22/42点，頭部CTにてASPECTS 10/10点，MRIの拡散強調画像（DWI）にて，DWI-ASPECTS 7/11点でした（図5ⒶⒷ）．MR angiography（MRA）では，左中大脳動脈M1閉塞を認めました（図5Ⓒ）．rt-PA静注療法を行いましたが症状は改善せず，血栓回収療法に移行しました．左内頸動脈造影では中大脳動脈M1の閉塞を認め（図5Ⓓ），TrevoXP ProVue 4 mm/20 mmを中大脳動脈M1で展開し，1 passでTICI3の完全再開通をえました（図5Ⓔ～Ⓗ）．治療後，右不全麻痺，失語症状の改善を認め，NIHSSは10/42点とすみやかに改善しました．入院後精査にて，発作性心房細動に伴う心原性脳塞栓の診断となりました．リハビリテーション病院へ転院後，自宅へ退院となりました．

### 🅿️ Pitfall

**脳塞栓症と鑑別を要する病態**

動脈解離に血栓症を合併した場合，しばしば脳塞栓症と類似したMRA，血管造影所見を呈します．このような場合はステント型デバイスでは血管損傷のリスクがあるため，吸引型デバイスを選択します．

### ■ 文献

1) Berkhemer OA, et al：A randomized trial of intraarterial treatment for acute ischemic stroke. N Engl J Med, 372：11-20, 2015
2) Goyal M, et al：Randomized assessment of rapid endovascular treatment of ischemic stroke. N Engl J Med, 372：1019-1030, 2015
3) Campbell BC, et al：Endovascular therapy for ischemic stroke with perfusion-imaging selection. N Engl J Med, 372：1009-1018, 2015
4) Saver JL, et al：Stent-retriever thrombectomy after intravenous t-PA vs. t-PA alone in stroke. N Engl J Med, 372：2285-2295, 2015
5) Jovin TG, et al：Thrombectomy within 8 hours after symptom onset in ischemic stroke. N Engl J Med, 372：2296-2306, 2015
6) Goyal M, et al：Endovascular thrombectomy after large-vessel ischaemic stroke: a meta-analysis of individual patient data from five randomised trials. Lancet, 387：1723-1731, 2016
7) Campbell BC, et al：Safety and Efficacy of Solitaire Stent Thrombectomy: Individual Patient Data Meta-Analysis of Randomized Trials. Stroke, 47：798-806, 2016
8) Nogueira RG, et al：Thrombectomy 6 to 24 Hours after Stroke with a Mismatch between Deficit and Infarct. N Engl J Med, 378：11-21, 2018
9)「脳卒中治療ガイドライン2015〔追補2017対応〕」（日本脳卒中学会，脳卒中ガイドライン委員会/編），協和企画，2017
10) Haussen DC, et al：Optimizing Clot Retrieval in Acute Stroke: The Push and Fluff Technique for Closed-Cell Stentrievers. Stroke, 46：2838-2842, 2015

# Chapter 5 常に頭においておく重要な疾患

# 4 感染症

鹿戸将史

## はじめに

中枢神経系の感染症における病原体は細菌，ウイルスなど多岐にわたります．また，健常者と日和見感染者とでも臨床像が異なります．多くの感染症が重篤になる可能性があり，早期の診断，治療が望まれます．早期の診断において画像診断の役割は非常に重要です．臨床的に脳病変の存在が疑われ画像診断が行われる場合が多いですが，ときに原因不明の神経症状の精査として画像診断が感染を示唆することもあります．

本稿では中枢神経系感染症の画像所見および画像診断の考え方を解説します．

## STEP 1 髄膜炎：髄膜肥厚のパターンを理解する

髄膜肥厚が髄膜炎の所見としてよく知られていますが全例で肥厚が見られるわけではありません．髄膜肥厚は造影T1強調画像や造影FLAIR画像で観察されます．髄膜肥厚パターンは2通り存在します．硬膜が肥厚する硬膜パターン（dural-arachnoid pattern：DA型，図1）と軟膜が肥厚する軟膜パターン（pia-subarachnoid pattern：PS型，図2）です（Chapter

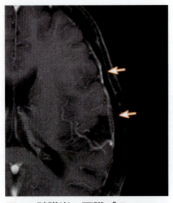

**図1 髄膜炎：硬膜パターン**
50歳代女性．結核性髄膜炎．造影T1強調画像で硬膜の局所的肥厚を認めます．

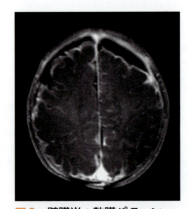

**図2 髄膜炎：軟膜パターン**
1カ月女児．大腸菌による髄膜炎．造影T1強調画像で，軟膜にびまん性肥厚を認めます．脳溝に入り込むような造影効果が特徴的です．

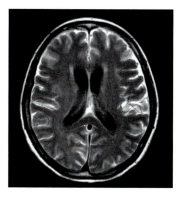

**図3　感染性髄膜炎**
50歳代女性．FLAIR画像でくも膜下腔にびまん性高信号を認めます．

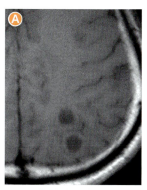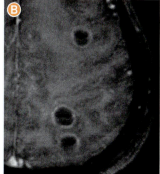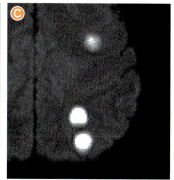

**図4　多発脳膿瘍**
20歳代男性．
Ⓐ T1強調画像では被膜が軽度高信号を示します．
Ⓑ 造影T1強調画像では辺縁均一な造影効果を示します．
Ⓒ 拡散強調画像では内容液は高信号を示し，粘稠度の高さが示唆されます．

3-A-5 髄膜の異常所見 参照）．髄膜炎は，FLAIR画像ではくも膜下腔が高信号を示すことがあります（図3）．造影FLAIR画像を用いると増強効果を見ることもあります[1]．

硬膜パターンの鑑別診断として，肥厚性硬膜炎，脳脊髄液漏出症，過度の脳室シャント，がん性髄膜炎などがあります．軟膜パターンの鑑別診断として，がん性髄膜炎があります．

## STEP 2 脳膿瘍：拡散強調画像とリング状造影効果に注目する

脳膿瘍は化膿性細菌が脳実質に感染して生じます．感染により壊死巣が生じ，周囲に多核白血球やマクロファージ，フィブリンが浸潤します．そして膿汁の周囲に被膜が形成され，膿瘍が完成します．要するに膿瘍（脳に限らず）は「膿の入った袋」です．このことを理解すると膿瘍の画像診断は容易です．

被膜はフィブリンを反映し，T1強調画像で軽度高信号，T2強調画像で低信号を示します．脳膿瘍は，前述のように膿の袋なので，**被膜部分は全周にわたって均一な造影効果を示し，周囲の炎症を反映し，被膜から周囲へのグラデーションがかったリング状造影効果を示します**．「均一」という点が腫瘍との鑑別点です．一方，内容は粘稠性の高い液体なので拡散制限が生じ**拡散強調画像で高信号を示します**[2]（図4）．

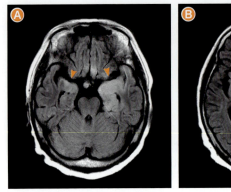
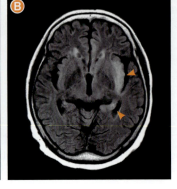

**図5 ヘルペス脳炎（疑い）**
60歳代女性．意識障害を主訴に外来受診．FLAIR画像で両側側頭葉内側，左島に高信号域を認めます（ⒶⒷ▶）．

脳膿瘍は重篤な状態です．被膜が破れ，周囲に炎症波及したり脳室穿破し脳室炎や水頭症をきたす症例もあります．発見し次第，脳神経外科医へのコンサルトが望まれます．

## 🅠 Pitfall

### 脳膿瘍と脳腫瘍の見分け方

稀に脳膿瘍のような所見を示す脳腫瘍に遭遇することがあります．鑑別において造影効果を詳細に観察することが大事です．膿瘍は前述のごとく「膿の袋」で，かつ周囲への炎症波及なので，壁は均一で外方性に造影効果が広がります．一方，腫瘍は壁の内側に不均一な造影効果を認めます．

## STEP 3 辺縁系脳炎：病変部位に注意

辺縁系脳炎は大脳辺縁系が何らかの原因で障害される疾患です．大きく感染性と自己免疫性に分けられます．感染性のものはヒトヘルペスウイルス1型あるいは2型によるものが多いです．単純ヘルペスウイルスは初感染後に三叉神経節に潜伏し，免疫低下などを契機に再活性化し，発症します．そのため，**側頭葉内側や前頭葉下面の皮質に初発します．片側あるいは両側の大脳皮質に沿って進展しますが，基底核は通常侵されません**[3]（図5）．

## STEP 4 日和見感染

HIV感染者は増加傾向にあり，救急現場で中枢神経系の日和見感染に遭遇する場合も想定可能です．最も多いのがトキソプラズマで膿瘍を形成する症例です．その際，**辺縁に点状の造影効果を認める"eccentric target sign"を特徴とします**[4]．そのほか，進行性多巣性白質脳症（progressive multifocal leukoencephalopathy：PML），HIV脳症などがありますが，救急で遭遇することは稀でしょう．

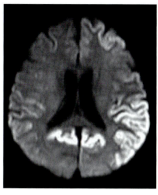

図6 クロイツフェルト・ヤコブ病
拡散強調画像で皮質にリボン状の高信号を認めます．

###  プリオン病：拡散強調画像の高信号に注目する

　クロイツフェルト・ヤコブ病を代表としたプリオン病は病理学的には皮質や基底核を中心とした海綿状変性を引き起こし，臨床的には進行性の認知機能障害，運動失調，歩行障害を引き起こします．**拡散強調画像が特徴的で皮質や基底核の高信号をきたします**[5]．**特に皮質のリボン状の高信号は特徴的です**（図6）．急性期脳梗塞と間違えないように注意してください．

#### ■ 文献

1) Ahmad A, et al：Differentiation of Leptomeningeal and Vascular Enhancement on Post-contrast FLAIR MRI Sequence: Role in Early Detection of Infectious Meningitis. J Clin Diagn Res, 9：TC08-TC12, 2015
2) Kim YJ, et al：Brain abscess and necrotic or cystic brain tumor: discrimination with signal intensity on diffusion-weighted MR imaging. AJR Am J Roentgenol, 171：1487-1490, 1998
3) 柳町徳春：10 感染症　1型単純ヘルペス脳炎（HSE-1），「よくわかる脳MRI 第3版」（青木茂樹，他/編），pp658-659，学研メディカル秀潤社，2012
4) Kumar GG, et al：Eccentric target sign in cerebral toxoplasmosis: neuropathological correlate to the imaging feature. J Magn Reson Imaging, 31：1469-1472, 2010
5) Mittal S, et al：Correlation of diffusion-weighted magnetic resonance imaging with neuropathology in Creutzfeldt-Jakob disease. Arch Neurol, 59：128-134, 2002

Chapter 5　常に頭においておく重要な疾患

# 5 代謝性疾患・中毒

岡崎　隆

 **所見からのアプローチ**

```
          ┌─ STEP 1　病変部位から見極める ─┐
                          ↓
   ┌─────────────────────────────────────────────┐
   │ ① 大脳基底核病変    ：一酸化炭素中毒（急性期）│
   │ ② びまん性白質病変  ：一酸化炭素中毒（慢性期）│
   │ ③ 脳梁膨大部病変    ：一過性脳梁膨大部病変    │
   │ ④ 橋病変            ：浸透圧性脱髄症候群      │
   │ ⑤ 脳室周囲病変      ：Wernicke 脳症           │
   │ ⑥ 小脳病変          ：熱中症                  │
   └─────────────────────────────────────────────┘

          ┌─ STEP 2　分布が多岐に渡る疾患を見極める ─┐
                          ↓
   ┌─────────────────────────────────────────────────────┐
   │ ① 大脳皮質や大脳基底核が中心の病変：低酸素脳症，低血糖脳症 │
   │ ② 後方循環が中心の病変：可逆性白質脳症（PRES）          │
   └─────────────────────────────────────────────────────┘
```

図1　代謝性疾患・中毒を見極めるためのアプローチ

 **はじめに**

　救急診療では代謝性疾患や中毒性疾患に遭遇することがあります．事前に原因や病歴がわかっている場合には早急な治療が可能ですが，原因がはっきりしない場合には現場で診断を行いながら同時並行で治療を行うため，画像診断の役割はとても重要です．
　ここでは救急診療で遭遇しうる頻度の比較的高い代謝性疾患・中毒の画像について，そのアプローチのしかたを呈示します（図1）．

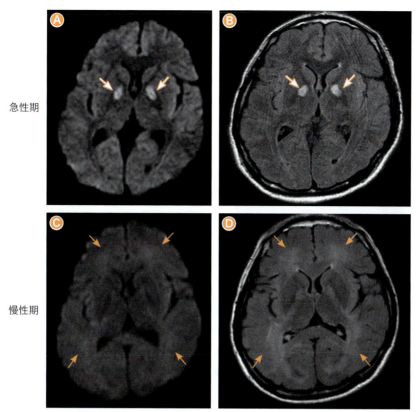

**図2 一酸化炭素中毒の急性期と慢性期**
30歳代男性．意識障害にて救急搬送されました．
急性期では拡散強調画像（Ⓐ）とFLAIR画像（Ⓑ）にて，両側の淡蒼球に高信号を認めます（⇨）．
慢性期では拡散強調画像（Ⓒ）とFLAIR画像（Ⓓ）にて，両側の大脳白質に高信号を認めます（→）．

## STEP 1 病変部位から見極める

　代謝性・中毒性疾患は非特異的所見を反映するものが多く，しばしば診断に苦慮しますが，まずは病変の局在が特徴的なことの多い疾患から解説します．

### 1）大脳の基底核と白質病変

#### ● 一酸化炭素中毒（急性期・慢性期，図2）

　一酸化炭素は鉄に結合しますので，鉄の多い脳組織（淡蒼球や黒質網様部）や，鉄を含むヘム蛋白質との結合に伴う低酸素脳症による組織障害，そして脳の脂質過酸化による遅発性神経障害が引き起こします．

　**画像所見は急性期と慢性期で変化する**のがポイントです．急性期には淡蒼球の対称性腫大と拡散低下やT2強調画像での高信号域を認めます．慢性期には拡散強調画像やT2強調画像において大脳白質にびまん性の高信号域を認めます．

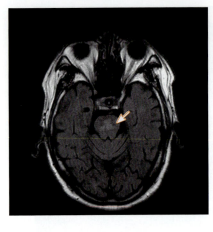

**図3　浸透圧性脱髄症候群**
30歳代女性．全身性エリテマトーデス（SLE）の既往があります．視野障害が出現しました．生化学検査所見では低蛋白血症の診断となりました．
FLAIR画像にて橋に三叉矛状の高信号域を認めます（⇨）．

## 2）脳梁膨大部の病変

### ● 一過性脳梁膨大部病変

　その名前の通り，一過性の画像所見を呈する病変で小児に多いですが，成人にも認めます．臨床症状は軽度の意識障害が多く，経過観察にて症状や画像所見の改善を認めます．原因としては薬剤性，感染性，アルコール中毒，低栄養，血管炎，電解質異常，腎不全，外傷，痙攣重積など多岐にわたります．**画像所見は脳梁膨大部に卵円形の病変を認め，拡散強調画像で高信号を呈し，ADC値の低下を伴います．数日〜2カ月以内に異常信号の縮小や消失を認めます．**病型は2つあり，1型は脳梁に限局，2型は脳梁〜皮質下白質に分布します．

## 3）橋病変

### ● 浸透圧性脱髄症候群（図3）

　低ナトリウム血症に対する急速補液を行った場合や細胞外液が高張な場合に生じる疾患です．橋に病変を認める場合と橋以外の部位に病変を認める場合があります．この疾患が疑われる場合は，Naを含む電解質の異常値がないか確認することが重要です．原因としては慢性アルコール中毒や低栄養状態，Wernicke脳症，肝・腎障害，熱傷，感染症，電解質異常などがあります．画像所見としては**T2強調画像で橋中央部に対称性の高信号域を認めます．**橋以外の病変として，**大脳基底核や外包，内包，視床，前障，皮質下白質にT2強調画像での高信号域を認めます．**

## 4）脳室周囲の病変

### ● Wernicke脳症（図4）

　ビタミンB₁（チアミン）の不足による細胞障害で生じる脳症です．特に第3，第4脳室周囲はビタミンB₁に関連した代謝が多く，障害が生じやすい場所です．三主徴は意識障害，眼球運動障害，失調性歩行ですが，すべて揃うことはあまりなく，診断が遅れがちです．**病変の好発部位は第3脳室周囲白質，中脳水道周囲，第4脳室底，乳頭体です．T2強調画像やFLAIR画像にて対称性の高信号域を認めます．**造影増強効果を呈することもあります．また中心溝周囲の皮質や皮質下白質の病変を呈する症例もあります．アルコール性Wernicke脳症では，乳頭体の萎縮や大脳皮質病変が生じると報告されています．

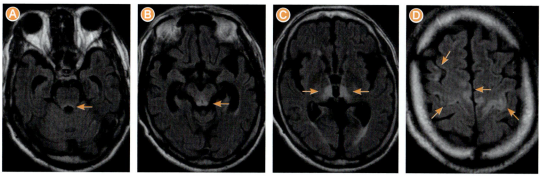

**図4　Wernicke脳症**
60歳代男性．全身性強直間代性痙攣を認めました．アルコール依存症の既往歴があります．
FLAIR画像にて第4脳室周囲（Ⓐ→）や中脳水道周囲（Ⓑ→），第3脳室周囲（Ⓒ→）に高信号域を認めます．中心前回などの大脳皮質～皮質下白質にも高信号域を認めます（Ⓓ→）．

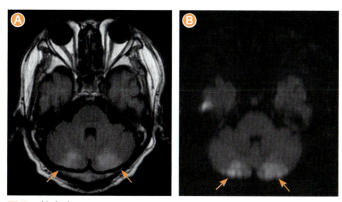

**図5　熱中症**
70歳代男性．8月夕方に閉め切った高温の部屋の中で倒れているところを発見されました．
FLAIR画像（Ⓐ）や拡散強調画像（Ⓑ）では両側の小脳半球に高信号域を認めます（→）．

## 5）小脳の病変

### ● 熱中症（図5）

　熱中症の画像所見は小脳で多く報告されています．小脳には熱障害に対して修復的に働くheat shock proteinの発現が多く，もともと熱に弱い器官であると考えられています．

　画像所見としては**急性期に両側の小脳半球に拡散強調画像で高信号を認める**ほか，小脳歯状核や海馬，外包，被殻外側，視床，前頭葉や側頭葉の皮質にも高信号を呈することがあります．慢性期には小脳萎縮をきたします．

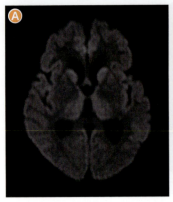
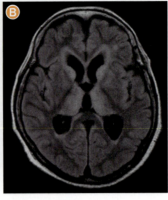

**図6　低酸素脳症**
70歳代女性．心肺停止からの蘇生後の症例です．
Ⓐ拡散強調画像．大脳皮質や尾状核，被殻，淡蒼球，視床に両側対称性の高信号域を認めます．
ⒷFLAIR像．拡散強調画像と同部位に高信号域を認めます．

## STEP 2　分布が多岐にわたる疾患を見極める

次に，広範囲に画像所見が分布する疾患を見ていきます．これらの診断を行う際に注意すべき点は以下の疾患群で画像所見のオーバーラップが存在することです．

### 1）大脳皮質や基底核が中心の病変

#### a）低酸素脳症（図6）

低酸素脳症は低酸素や血流障害により生じます．急性期の画像所見としては灰白質の障害が主で，大脳皮質や基底核，視床に拡散強調画像で高信号，ADC値の低下を認めます．T2強調画像やFLAIR画像では高信号を認めます．

#### b）低血糖脳症

背景因子として，糖尿病治療薬の過剰量投与や，インスリノーマ，肝・腎障害，敗血症などがあげられます．画像所見としては広範な大脳皮質，内包，大脳基底核，放線冠，脳梁膨大部，海馬の病変を認めます．CTでは低吸収域を，MRIでは拡散低下やT2強調画像で高信号を呈します．視床は正常域を保たれやすいとされています．

すみやかな血糖補正により，画像で一過性所見を呈する予後良好群（脳室周囲深部白質や内包後脚，脳梁膨大部などの病変）と，非可逆的な脳障害へ進行する予後不良群（大脳皮質や海馬の病変）があります．

### 2）後方循環が中心の病変

#### ● 可逆性白質脳症（PRES）

可逆性白質脳症（posterior reversible encephalopathy syndrome：PRES）は後頭葉白質を中心に一過性の浮腫をきたす疾患群です．頭痛や意識障害，痙攣，視力障害が症状として多く，原因疾患の治療により予後良好なことが多いですが，小脳梗塞や出血を起こすことがあります．

原因となるのは本態性高血圧，子癇，片頭痛，腎血管性高血圧，自己免疫性疾患，内分泌疾患，薬剤，中毒性疾患，肝不全，幹細胞移植，脳手術後，熱傷，高カルシウム血症など多岐にわたります．

画像所見は頭頂後頭葉優位の分水嶺領域の皮質・皮質下白質，大脳基底核を中心にT2強調画像での高信号域を認めます．後頭蓋窩を含むその他の領域に広がることもあります．ADC値は上昇することが多いですが，非可逆的な病変では低下します．出血を伴う場合もあります．

 Pitfall

**高濃度酸素投与に注意！**

　救急外来では意識障害や呼吸障害などにより，高濃度酸素が投与されている状態でMRIを行うことがあります．高濃度酸素にはT1短縮効果があるためFLAIR画像や造影T1強調画像において，髄液の高信号を認めることがあります．このような場合は髄膜炎やがん性髄膜炎と勘違いしてしまう可能性があります．

### ■ 文献

1) 日本中毒情報センター　http://www.j-poison-ic.or.jp/
2) 「ここまでわかる頭部救急のCT・MRI」（井田正博/著），メディカル・サイエンス・インターナショナル，2013.
3) Bartynski WS：Posterior reversible encephalopathy syndrome, part 1: fundamental imaging and clinical features. AJNR Am J Neuroradiol, 29：1036-1042, 2008
4) 「よくわかる脳MRI 第3版」（青木茂樹，他/編），学研メディカル秀潤社，2012
5) Albukrek D, et al：Heat-stroke-induced cerebellar atrophy: clinical course, CT and MRI findings. Neuroradiology, 39：195-197, 1997

## ● 略語一覧 ●

| ACA | anterior cerebral artery | 前大脳動脈 |
|---|---|---|
| AchA | anterior choroidal artery | 前脈絡動脈 |
| Acom | anterior communicating artery | 前交通動脈 |
| ADC | apparent diffusion coefficient | 見かけの拡散係数 |
| AICA | anterior inferior cerebellar artery | 前下小脳動脈 |
| AVM | arteriovenous malformation | 脳動静脈奇形 |
| BA | basilar artery | 脳底動脈 |
| BAD | branch-atheromatous disease | 分枝粥腫型梗塞 |
| BPAS | basi-parallel anatomical scanning | |
| CTA | CT angiography | CTアンギオグラフィー |
| DWI | diffusion weighted image | 拡散強調画像 |
| FLAIR | fluid-attenuated inversion recovery | |
| ICA | internal carotid artery | 内頸動脈 |
| iNPH | idiopathic normal pressure hydrocephalus | 特発性正常圧水頭症 |
| LSA | lenticulostriate artery | レンズ核線条体動脈 |
| MCA | middle cerebral artery | 中大脳動脈 |
| MELAS | mitochondrial myopathy, encephalopathy, lactic acidosis and stroke-like episodes | ミトコンドリア脳筋症 |
| MIP | maximum intensity projection | 最大値投影 |
| MRA | MR angiography | MRアンギオグラフィー |
| MRV | MR venography | MR静脈造影 |
| MSA | medial striate artery | 内側線条体動脈 |
| PACS | picture archiving and communication systems | |
| PCA | posterior cerebral artery | 後大脳動脈 |
| Pcom | posterior communicating artery | 後交通動脈 |
| PICA | posterior inferior cerebellar artery | 後下小脳動脈 |
| PRES | posterior reversible encephalopathy syndrome | 可逆性後頭葉白質脳症／可逆性白質脳症 |
| PWI | perfusion-weighted image | 灌流画像 |
| RCVS | reversible cerebral vasoconstriction syndrome | 可逆性脳血管攣縮症候群 |
| rt-PA | recombinant tissue plasminogen activator | |
| SCA | superior cerebellar artery | 上小脳動脈 |
| SWI | susceptibility-weighted imaging | 磁化率強調画像 |
| TOF | time of flight | |
| VA | vertebral artery | 椎骨動脈 |

# 索 引

## 数 字

3D heavily T2強調画像 259

## 欧 文

### A・B

ACA（anterior cerebral artery） 42, 161
AChA（anterior choroidal artery） 161
ACR appropriateness Criteria 138
ADC（apparent diffusion coefficient） 161
AHT（abusive head trauma） 238
AICA（anterior inferior cerebellar artery） 161
ALARA 26
ANCA関連血管炎 184, 189
ASL（arterial spin labeling）法 207, 221
Autopsy imaging 154
AVM（arteriovenous malformation, 脳動静脈奇形） 45, 67, 70, 150
BAD（branch atheromatous disease） 108, 259, 264
blistering 92
BOLD効果 172
BPAS（basi-parallel anatomical scanning） 44
BPP（Bloembergen, Purcell and Pound）理論 200

### C・D

CCF（carotid-cavernous fistula） 229
CHALICE rule 24
Choosing Wisely 18
contrecoup injury 84, 227
coup injury 227
CPM（central pontine myelinolysis） 108
crowned dens syndrome 255
CSF/vascular cleft 92
CT crescent sign 92
CTDIvol 25
CT線量指標 25
cytotoxic edema 72
DA型（dura-arachnoid pattern） 189, 207, 278
distraction injury 231
dolichoectasia 213
DRL（diagnostic reference level） 25
DSC（dynamic susceptibility contrast）法 221
dual process model 59
dural tail 189
duret hemorrhage 119
DWI（diffusion-weighted image） 207
DWI/PWIミスマッチ 207, 222

### E～G

eccentric target sign 280
epidermoid cyst 186
Erdheim-Chester病 184, 189
ESUS（embolic stroke of undetermined sources） 264
Evans index 111
FLAIR（fluid-attenuated inversion recovery） 167
flow void 173, 198
fogging effect 195
functional MRI 33
Gd（ガドリニウム） 206, 221

### H～K

hangman骨折 230
HIV 280
hyperperfusion 224
ICER（incremental cost-effectiveness ratio） 21
IgG関連炎症 189, 191
Image Gently 26
isolated sulcal dilatation 115
J-RIME 26

### L～N

Lemierre症候群 192
Liliequist膜 55
LR＋/LR− 14
LSA（lenticulostriate artery） 161
lucid interval 195
mass effect 90
MCA（middle cerebral artery） 42, 161
MELAS 78, 224
minor leak 271
MIP（maximum intensity projection） 213
missing rectum sign 235, 236
Monro孔 51
MR cisternography 215
MRA（MR angiography） 211, 259
MRV（MR venography, MR静脈造影） 216
MSA（medial striate artery） 161
negative predictive value 14
null point 167

289

## O〜R

- open ring ... 94
- pars nervosa ... 41
- pars vascularis ... 41
- partial volume effect ... 61
- PCA（posterior cerebral artery） ... 42, 161
- PC（phase contrast）法 ... 47
- pearl and string sign ... 214
- PECARN rule ... 24
- PICA（posterior inferior cerebellar artery） ... 161
- PoA（pontine artery） ... 161
- popcorn ball appearance ... 93
- positive predictive value ... 14
- PRES（posterior reversible encephalopathy syndrome） ... 44, 77, 98, 164, 224, 286
- pseudonormalization ... 195
- pseudo-SAH sign ... 158
- PS型（pia-subarachnoid pattern） ... 189, 278
- PWI（perfusion-weighted image） ... 207
- QALY（quality adjusted life year） ... 21
- RCVS ... 44
- remote effect ... 198
- Rosai-Dorfman病 ... 184, 189
- rotation/translation injury ... 233
- rt-PA静注療法 ... 207, 267, 272
- rule in/rule out ... 12

## S〜W

- SBS（shaken baby syndrome） ... 238
- SCA（superior cerebellar artery） ... 161
- SDM（shared decision making） ... 20
- sensitivity ... 14
- sentinel headache ... 271
- SLIC system ... 231, 232
- specificity ... 14
- subdural window ... 84
- superficial siderosis ... 271
- SWI（susceptibility-weighted imaging） ... 172
- T1緩和曲線 ... 168
- T2 shine-through ... 165
- T2*強調画像 ... 172
- tear drop sign ... 235, 236
- TOF（time of flight）-MRA ... 212
- vasogenic edema ... 72
- VDT症候群 ... 29
- wall imaging ... 211, 215
- warning leak ... 271
- Wernicke脳症 ... 107, 205, 243

## 和　文

### あ〜お

- アーチファクト ... 45, 134, 201, 212, 213
- 悪性神経膠腫 ... 224
- 悪性リンパ腫 ... 68, 104
- 圧迫骨折 ... 231, 255
- アテローム血栓性脳梗塞 ... 162, 259, 263
- アミロイドアンギオパチー ... 70
- アミロイド血管症 ... 147
- 意識障害 ... 241, 249
- 意識清明期 ... 195, 227
- 萎縮 ... 95
- 位置決め画像 ... 129
- 一過性脳梁膨大部病変 ... 106, 284
- 一酸化炭素中毒 ... 243, 283
- 医療被ばく ... 23
- 陰性的中率 ... 14
- 陰性尤度比 ... 14
- 陰性予測値 ... 14
- ウインドウレベル/ウインドウ幅 ... 129
- ウエルニッケ野 ... 34
- 運動性言語野 ... 34
- 運動領域 ... 35
- 遠隔効果 ... 198
- 延髄 ... 51
- 延髄背側 ... 38
- 延髄腹側 ... 38
- 折り返しアーチファクト ... 202

### か

- 外眼筋損傷 ... 236
- 開口障害 ... 235
- 外耳道 ... 130
- 外傷性くも膜下出血 ... 104, 169
- 回旋・並進損傷 ... 233
- 回転性めまい ... 138
- ガイドライン ... 28
- 海綿状血管奇形 ... 176
- 海綿状血管腫 ... 93, 176
- 解離 ... 148
- 下角 ... 53
- 下顎骨頭 ... 132
- 過灌流 ... 224
- 可逆性血管攣縮症候群 ... 214
- 可逆性後頭葉白質脳症（PRES） ... 44, 77, 98, 164, 224, 286
- 架橋静脈 ... 47
- 顎下腺 ... 131
- 拡散強調画像 ... 160, 207, 258, 279
- 拡散係数 ... 161
- 拡散テンソル画像 ... 33
- 拡張 ... 213
- 過屈曲損傷 ... 233
- 確定診断 ... 15
- 下行性天幕切痕 ... 117
- 過伸展損傷 ... 232
- 下垂体腺腫 ... 87
- 下垂体卒中 ... 87, 104, 105

| | | |
|---|---|---|
| 画像診断ガイドライン……………24 | 橋出血……………104 | 検査後確率……………13 |
| 画像表示端末……………30 | 橋中心髄鞘崩壊症……………108 | 検査適応……………12 |
| ガドリニウム（Gd）……………206, 221 | 橋底部……………38 | 検査特性……………13 |
| 化膿性脳室炎……………170 | 橋動脈……………161 | 検査前確率……………13 |
| 眼窩……………130 | 共有意思決定……………20 | |
| 眼窩下壁骨折……………235 | 局所神経学的異常……………139 | **こ** |
| 感覚障害……………245 | 虚血ペナンブラ……………207, 222 | 抗MOG抗体関連疾患……………189 |
| 感覚性言語野……………34 | 金属アーチファクト……………136 | 後角……………53 |
| 眼窩吹き抜け骨折……………131 | くも膜下腔……………51, 81 | 後下小脳動脈……………40, 161 |
| 眼窩壁骨折……………236 | くも膜下出血 85, 104, 113, 155, 158, 169, 228, 259 | 高価値医療……………20 |
| 眼球……………130 | くも膜下槽……………55 | 高血圧性脳血管病変……………174 |
| 眼球運動障害……………235 | くも膜顆粒……………48 | 高血圧性脳出血……………67, 169 |
| 眼球突出……………229 | くも膜小柱……………55 | 咬合不全……………235 |
| 環軸関節亜脱臼……………131 | クロイツフェルト・ヤコブ病……………281 | 梗塞部コア……………266 |
| 環軸椎脱臼……………230 | | 後大脳動脈……………42, 161 |
| 感染症……………278 | **け** | 後大脳動脈末梢……………215 |
| 感染性髄膜炎……………279 | 頸静脈孔……………41 | 交通性水頭症……………111 |
| 感染性塞栓……………99 | 軽微な頭部外傷……………23 | 行動異常……………139 |
| 感染性動脈瘤……………169 | 頸部痛……………253 | 後頭蓋窩……………38, 258 |
| 感度……………14 | 痙攣……………139 | 後頭骨……………41 |
| カンファレンス……………31 | 痙攣後脳症……………163, 243 | 高濃度酸素投与……………287 |
| 顔面部外傷……………235 | 血液就下……………155 | 項部硬直……………249 |
| 顔面変形……………235 | 結核性髄膜炎……………191, 278 | 硬膜外血腫……………83, 256 |
| 灌流画像……………207, 221 | 血管炎……………264 | 硬膜外・硬膜下膿瘍……………86 |
| | 血管奇形……………45, 169 | 硬膜下液体貯留……………85 |
| **き・く** | 血管支配域……………122 | 硬膜下血腫……………83, 238 |
| 偽性髄膜瘤……………247 | 血管周囲腔……………79 | 硬膜下出血……………155 |
| 基底核……………33 | 血管障害……………259 | 硬膜下蓄膿……………185, 186 |
| 虐待……………238 | 血管性浮腫……………72, 75, 156 | 硬膜動静脈瘻……………77, 151 |
| 急性期血管障害……………258 | 血管造影……………149 | 鼓室……………130 |
| 急性期血栓回収術……………272 | 血管内悪性リンパ腫……………98 | 骨過形成……………92 |
| 急性期静脈血栓症……………220 | 血管壁……………215 | 骨折……………228 |
| 急性期脳梗塞……………161, 174, 258, 272 | 血管攣縮……………270 | コミュニケーション……………31 |
| 急性硬膜外血腫……………227 | 血栓回収療法……………272 | |
| 急性硬膜下血腫……………104, 227 | 健康管理……………29 | **さ** |
| 急性散在性脳脊髄炎……………99 | 言語領域……………34 | 最大値投影……………212 |
| 橋……………51 | 検査オーダー……………16 | 最適化……………23 |
| 狭窄……………43, 213 | | 再破裂……………268 |

| 細胞内浮腫 | 72, 73 |
| --- | --- |
| 作業環境管理 | 29 |
| 作業管理 | 29 |
| 左右差 | 214 |
| サルコイドーシス | 189 |
| 三角部 | 53 |

## し

| シェーグレン症候群 | 131 |
| --- | --- |
| 視覚領域 | 36 |
| 耳下腺 | 131 |
| 磁化率アーチファクト | 202 |
| 磁化率強調画像 | 172 |
| 四丘体 | 39 |
| 軸索損傷 | 246 |
| 軸椎関節突起間部骨折 | 230 |
| 軸椎歯突起骨折 | 230 |
| 死後画像 | 154 |
| 死後変化 | 154 |
| 視床 | 33 |
| 歯状核 | 40 |
| 視床出血 | 170 |
| 視床線条体静脈 | 48 |
| 視神経脊髄炎 | 98, 107 |
| 失調 | 138 |
| 質調整生存年数 | 21 |
| 死亡時画像診断 | 154 |
| 脂肪腫 | 88 |
| 脂肪塞栓症 | 98 |
| 斜台 | 40 |
| 出血 | 100 |
| 出血性梗塞 | 147 |
| 出血性脳梗塞 | 69 |
| 出血性病変 | 242 |
| 腫瘍 | 259 |
| 腫瘍原性の脳梗塞 | 264 |
| 腫瘍内出血 | 242 |
| 腫瘤 | 89 |

| 松果体腫瘍 | 112 |
| --- | --- |
| 上行性天幕切痕 | 118 |
| 上肢麻痺 | 245 |
| 上小脳動脈 | 161 |
| 正中病変 | 102 |
| 小脳 | 39, 51 |
| 小脳橋角部腫瘍 | 259 |
| 小脳梗塞 | 259 |
| 小脳虫部 | 39 |
| 小脳・脳幹出血 | 170 |
| 小脳片葉 | 39 |
| 静脈 | 47 |
| 静脈性梗塞 | 49, 98, 106 |
| 静脈洞血栓症 | 76, 106, 146, 152, 155, 192 |
| 少量のくも膜下出血 | 216 |
| 除外診断 | 15 |
| 視力障害 | 235 |
| 真陰性率 | 14 |
| 伸延損傷 | 231 |
| 神経サルコイドーシス | 191 |
| 神経鞘腫 | 87 |
| 神経鞘腫瘍 | 259 |
| 神経症状 | 249 |
| 神経ベーチェット病 | 191 |
| 心原性（脳）梗塞 | 213, 259 |
| 心原性塞栓性梗塞 | 262 |
| 心原性脳塞栓症 | 162 |
| 進行性多巣性白質脳症 | 99 |
| 身体的虐待疑い | 139 |
| 診断参考レベル | 25 |
| 浸透圧性髄鞘崩壊症 | 108 |
| 浸透圧性脱髄症候群 | 284 |
| 深部灰白質 | 33 |
| 深部静脈 | 47 |
| 深部静脈洞血栓症 | 243 |
| 真陽性率 | 14 |

## す

| 髄質静脈 | 49 |
| --- | --- |
| 髄質動脈 | 98, 101 |
| 水晶体 | 130 |
| 水頭症 | 95, 109 |
| 髄膜 | 184 |
| 髄膜炎 | 113, 185, 207, 217, 249, 278 |
| 髄膜腫 | 87, 259 |
| 髄膜播種 | 185, 186 |
| 髄膜肥厚 | 278 |
| 頭痛 | 248 |
| ステント | 272 |
| ストリークアーチファクト | 136 |

## せ・そ

| 正当化 | 23 |
| --- | --- |
| 石灰化 | 100, 146, 173 |
| 石灰沈着性頸長筋腱炎 | 255 |
| 舌下神経管 | 41 |
| 舌下腺 | 131 |
| 前角 | 51 |
| 前下小脳動脈 | 41, 161 |
| 前交通動脈瘤破裂 | 105 |
| 前大脳動脈 | 42, 161 |
| 穿通枝 | 124 |
| 穿通性外傷 | 236 |
| 前脈絡動脈 | 161 |
| 造影CT | 138 |
| 造影TOF（time of flight）法 | 47 |
| 造影後FLAIR | 216 |
| 造影剤 | 138, 206 |
| 増強効果 | 90 |
| 増分費用効果比 | 21 |
| 側頭骨岩様部 | 41 |
| 側頭骨錐体 | 41 |
| 側脳室 | 51 |
| 側副血行路 | 215 |

## た・ち

|  |  |
|---|---|
| 第3脳室 | 53 |
| 第4脳室 | 54 |
| 大後頭孔ヘルニア | 118 |
| 対称性病変 | 102 |
| 大脳鎌下ヘルニア | 117 |
| 大脳脚 | 38 |
| 大脳白質 | 33 |
| 大脳皮質 | 33 |
| 体部 | 52 |
| タイミング | 195 |
| 多巣性 | 94 |
| 脱髄病変 | 259 |
| 多発性 | 94 |
| 多発性硬化症 | 98 |
| 多発病変 | 96 |
| 単純ヘルペス脳炎 | 73 |
| 単発性 | 94 |
| 中小脳脚 | 40 |
| 中心型ヘルニア | 117 |
| 中大脳動脈 | 42, 161 |
| 中脳蓋 | 38 |
| 中脳水道 | 51 |
| 中脳水道狭窄 | 112 |
| 中脳被蓋 | 38 |
| 鳥距溝 | 36 |
| 聴神経腫瘍 | 260 |
| 聴力低下 | 138 |
| 直撃損傷 | 227 |

## つ～と

|  |  |
|---|---|
| 椎間板ヘルニア | 255 |
| 椎骨動脈 | 40 |
| 椎骨動脈解離 | 44, 214, 258, 259 |
| 椎骨動脈損傷 | 234 |
| 椎骨脳底動脈解離 | 254 |
| ティーチングファイル | 32 |
| 低血糖脳症 | 163, 243, 286 |
| 低酸素性虚血性脳症 | 74, 163, 242 |
| 低酸素脳症 | 286 |
| 低髄液圧症候群 | 242 |
| 鉄沈着 | 173 |
| 転移性腫瘍 | 99 |
| てんかん | 139 |
| てんかん発作 | 224 |
| テント切痕ヘルニア | 242 |
| 頭蓋内出血 | 240 |
| 頭蓋内静脈 | 47 |
| 頭蓋内病変 | 227 |
| 動静脈奇形 | 256 |
| 頭部外傷 | 138, 226 |
| 動脈解離 | 150, 213, 264 |
| 動脈瘤 | 43, 150 |
| 動脈瘤性くも膜下出血 | 214 |
| 動脈瘤破裂 | 169 |
| トキソプラズマ | 280 |
| 特異度 | 14 |
| 読影室 | 30, 31 |
| 特発性正常圧水頭症 | 113, 114 |

## な～ね

|  |  |
|---|---|
| 内頸動脈海綿静脈洞瘻 | 229 |
| 内耳道 | 41 |
| 内側線条体動脈 | 161 |
| 内分泌異常症 | 139 |
| 二次性頭痛 | 249 |
| 二次性脳出血 | 67 |
| 乳突蜂巣 | 130 |
| ニューロインターベンション | 272 |
| 認知症 | 139 |
| 熱中症 | 285 |

## の

|  |  |
|---|---|
| 脳アミロイド血管症 | 175 |
| 脳萎縮 | 109 |
| 脳炎 | 224 |
| 脳幹梗塞 | 195, 258 |
| 脳血管障害 | 138 |
| 脳血流パラメータマップ | 222 |
| 脳溝 | 110 |
| 脳梗塞 | 43, 73, 207, 242, 262 |
| 脳溝の孤立性拡大 | 115 |
| 脳挫傷 | 76, 103, 104, 176 |
| 脳室 | 51 |
| 脳実質内 | 71 |
| 脳室穿破 | 157, 169 |
| 脳室内出血 | 157 |
| 脳脂肪塞栓症 | 176 |
| 脳腫脹 | 156 |
| 脳出血 | 169 |
| 脳腫瘍 | 75, 146 |
| 嚢状動脈瘤 | 213 |
| 脳静脈洞血栓症 | 176, 207 |
| 脳神経症状 | 138 |
| 脳深部静脈血栓症 | 218 |
| 脳脊髄液 | 54, 167 |
| 脳脊髄液腔の拡大 | 50 |
| 脳脊髄液減少症（低髄液圧症候群） | 184, 189, 242 |
| 脳槽 | 51, 55, 110 |
| 脳槽撮像 | 215 |
| 脳底動脈 | 40 |
| 脳動静脈奇形 | 45, 67, 70, 150 |
| 脳動脈 | 42 |
| 脳動脈解離 | 44 |
| 脳動脈支配域 | 161 |
| 脳動脈瘤 | 43 |
| 脳動脈瘤破裂 | 268 |
| 脳膿瘍 | 76, 249 |
| 脳表ヘジデリン沈着症 | 271 |
| 脳ヘルニア・シフト | 117 |
| 脳梁 | 111 |
| 脳梁膨大部悪性リンパ腫 | 105 |

## は・ひ

背部痛 ………………………………… 253
発がんリスク ………………………… 23
発熱 …………………………………… 248
破裂骨折 ……………………………… 231
反衝損傷 ………………………… 84, 227
反転回復法 …………………………… 167
ビームハードニングアーチファクト
　…………………………………………… 136
被蓋部 ………………………………… 38
被殻出血 ……………………………… 68
引き抜き損傷 ………………………… 246
鼻腔 …………………………………… 130
非高血圧性脳出血 …………………… 169
皮質枝 ………………………………… 123
微小出血 ……………………………… 174
ヒトヘルペスウイルス ……………… 280
皮膚病変 ……………………………… 132
びまん性血管損傷 …………………… 49
びまん性軸索損傷 ……… 104, 176, 228
ビューワーソフトウェア …………… 30
日和見感染 …………………………… 280

## ふ〜ほ

副鼻腔 ………………………………… 130

浮腫 …………………………………… 72
部分容積効果 ……………… 61, 133, 134
プリオン病 …………………………… 281
フローアーチファクト ……………… 171
ブローカ野 …………………………… 34
ブロードマン野 ……………………… 33
プロブレムリスト …………………… 13
分解能 ………………………………… 197
分枝粥腫型梗塞 …………………108, 264
閉塞 ……………………………… 43, 213
閉塞性水頭症 ………………………… 55
壁不整 ………………………………… 43
辺縁系脳炎 …………………………… 280
片頭痛発作 …………………………… 224
ペンタゴン ……………………… 268, 270
紡錘状 ………………………………… 213

## ま〜も

麻痺 …………………………………… 245
右内頸動脈起始部狭窄 ……………… 214
脈絡叢 ………………………………… 53
脈絡叢乳頭腫 / がん ………………… 111
脈絡裂 ………………………………… 53
めまい ………………………………… 257
モーションアーチファクト …… 137, 204

モニタ ………………………………… 28
もやもや病 …………………………… 46

## や〜よ

有連続性損傷 ………………………… 246
揺さぶられっこ症候群 ……………… 238
陽性的中率 …………………………… 14
陽性尤度比 …………………………… 14
陽性予測値 …………………………… 14

## ら〜ろ

雷鳴頭痛 ……………………………… 249
ラクナ梗塞 ………… 108, 162, 259, 263
両側急性硬膜下血腫 ………………… 104
両側視床傍正中部梗塞 ……………… 106
リング状造影効果 …………………… 279
類表皮嚢胞 …………………………… 186
レクチャー …………………………… 31
レポーティングシステム …………… 31
レンズ核線条体動脈 ………………… 161
漏斗陥凹 ……………………………… 111

## わ

腕神経叢損傷 ………………………… 245

● 編者プロフィール

## 山田　恵（やまだ　けい）

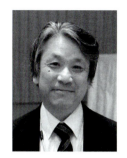

1963年，大阪府に生まれ，幼少時の一部をアメリカとドイツで過ごす．1年浪人の後に京都府立医科大学に入学し，1989年（平成元年）に卒業，同放射線科入局．1991年，聖マリアンナ医科大学へ国内留学．1994年ECFMGライセンス取得後に4年間米国留学（メリーランド大学，ロチェスター大学，トロント小児病院，ハーバード大学マサチューセッツ総合病院），1998年に帰国し母校で修練医，助手，講師を経て2012年に同大学の教授となる．以上，簡単な略歴を記載しましたが30年のキャリアの最初の10年は上記の6カ所を転々とすることで研鑽を積みました．帰国後は留学中に学んできた教育方法を可能な限り元形に近い型で再現しようと思い運営をしてきました．朝8時からのモーニングレクチャー（月〜金）と夕方4時半からデイリーカンファレンス（月〜木）はそのあらわれの1つです．これらカンファレンスと質の高いOJTにより超一流の教育環境を実現したいと考えています．

## 画像所見から絞り込む！頭部画像診断 やさしくスッキリ教えます

2018年9月20日　第1刷発行
2021年3月25日　第2刷発行

編　集　山田　恵
発行人　一戸裕子
発行所　株式会社 羊 土 社
　　　　〒101-0052
　　　　東京都千代田区神田小川町2-5-1
　　　　TEL　03（5282）1211
　　　　FAX　03（5282）1212
　　　　E-mail　eigyo@yodosha.co.jp
　　　　URL　www.yodosha.co.jp/
装　幀　Malpu Design（宮崎萌美）
印刷所　図書印刷株式会社

© YODOSHA CO., LTD. 2018
Printed in Japan

ISBN978-4-7581-1188-1

本書に掲載する著作物の複製権，上映権，譲渡権，公衆送信権（送信可能化権を含む）は（株）羊土社が保有します．
本書を無断で複製する行為（コピー，スキャン，デジタルデータ化など）は，著作権法上での限られた例外（「私的使用のための複製」など）を除き禁じられています．研究活動，診療を含み業務上使用する目的で上記の行為を行うことは大学，病院，企業などにおける内部的な利用であっても，私的使用には該当せず，違法です．また私的使用のためであっても，代行業者等の第三者に依頼して上記の行為を行うことは違法となります．

JCOPY ＜（社）出版者著作権管理機構　委託出版物＞
本書の無断複写は著作権法上での例外を除き禁じられています．複写される場合は，そのつど事前に，（社）出版者著作権管理機構（TEL 03-5244-5088，FAX 03-5244-5089，e-mail：info@jcopy.or.jp）の許諾を得てください．

乱丁，落丁，印刷の不具合はお取り替えいたします．小社までご連絡ください．

## プライマリケアと救急を中心とした総合誌
# レジデントノート

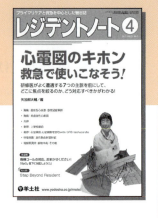

**月刊** 毎月1日発行　B5判　定価（本体2,000円＋税）

## 日常診療を徹底サポート！

### 医療現場での実践に役立つ研修医のための必読誌！

**特徴**
1. 医師となって**最初に必要となる"基本"**や**"困ること"**をとりあげ，ていねいに解説！
2. **画像診断，手技，薬の使い方**など，すぐに使える内容！日常の疑問を解決できる
3. 先輩の経験や進路選択に役立つ情報も読める！

詳細はコチラ▶ www.yodosha.co.jp/rnote/

☐ **年間定期購読料**（国内送料サービス）
- 通常号（月刊）　　　　　　　　　　　：定価（本体24,000円＋税）
- 通常号（月刊）＋WEB版（月刊）　　　　：定価（本体27,600円＋税）
- 通常号（月刊）＋増刊　　　　　　　　：定価（本体52,200円＋税）
- 通常号（月刊）＋WEB版（月刊）＋増刊：定価（本体55,800円＋税）

---

## 画像診断に絶対強くなるツボをおさえる！

診断力に差がつくとっておきの知識を集めました

扇　和之，東條慎次郎／著

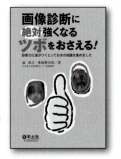

著者が選び抜いた，画像を読むために「必要な知識」を解説！pseudo-SAHの見分け方，注意すべきイレウス，骨の正常変異など，知っているだけで周りと差がつく28個の"ツボ"で，一歩上の診断を進めよう！

- 定価（本体3,600円＋税）　■ A5判
- 159頁　■ ISBN 978-4-7581-1187-4

---

## 救急超音波診

救急診療にエコーを活用する

森村尚登／監，本多英喜／編，J-POCKEYS開発ワーキングチーム／著

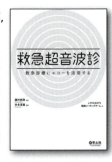

エコーで全身を診察し，迅速に判断を下すための必須ポイントがわかる！緊急度・重症度の評価・診断やマイナーエマージェンシー，穿刺補助，モニタリング…等，救急医が押さえたい各場面での活かし方を1冊に凝縮！

- 定価（本体4,600円＋税）　■ B5判
- 176頁　■ ISBN 978-4-7581-1799-9

---

**発行　羊土社 YODOSHA**
〒101-0052　東京都千代田区神田小川町2-5-1　TEL 03(5282)1211　FAX 03(5282)1212
E-mail：eigyo@yodosha.co.jp
URL：www.yodosha.co.jp/

ご注文は最寄りの書店，または小社営業部まで